非遗项目「李氏飞经走气针刺法」工作室

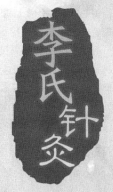

李氏针灸 组穴

临床实战应用

◎李志道　主审

◎李兰媛　高靓　任树天　主编

中国健康传媒集团

中国医药科技出版社

内容提要

组穴是将2个或2个以上腧穴组合，并与特定刺法结合，以提高临床疗效的穴位组合形式。李志道教授在传承家学经验的基础上，根据临床实践，创立了101个常用组穴，治疗各类疾病效果良好。本书分两部分：理论篇主要讲解组穴的基本知识，并详列101个组穴，以便读者理解。临床篇分释治疗各类疾病的组穴应用，详述主证、兼证的处方和操作要领，并详细说明处方依据，以供读者学习。本书可供中医、中西医、针灸相关从业者及中医爱好者阅读参考。

图书在版编目（CIP）数据

李氏针灸组穴临床实战应用 / 李兰媛，高靓，任树天主编 . -- 北京：中国医药科技出版社，2025. 2.

ISBN 978-7-5214-5189-4

Ⅰ. R224.2

中国国家版本馆 CIP 数据核字第 2025KJ0336 号

美术编辑 陈君杞

版式设计 南博文化

出版　**中国健康传媒集团** | 中国医药科技出版社

地址　北京市海淀区文慧园北路甲 22 号

邮编　100082

电话　发行：010-62227427　邮购：010-62236938

网址　www.cmstp.com

规格　710×1000 mm $^1/_{16}$

印张　22 $^1/_2$

字数　413 千字

版次　2025 年 2 月第 1 版

印次　2025 年 2 月第 1 次印刷

印刷　河北环京美印刷有限公司

经销　全国各地新华书店

书号　ISBN 978-7-5214-5189-4

定价　**69.00 元**

获取新书信息、投稿、为图书纠错，请扫码联系我们。

编委会

前言

　　组穴是将2个或2个以上腧穴组合，并与特定刺法结合，以提高临床疗效的穴位组合形式。其历史源远流长，在《黄帝内经》中已初见组穴端倪，如《素问·水热穴论》中"气街、三里、巨虚、上下廉，此八者，以泻胃中之热也"，描述的既是处方，又是组穴。此外，《黄帝内经》中也记载了很多刺法，从穴位组合角度看，其中不少内容就属于组穴，如《灵枢·官针》中"齐刺者，直入一，傍入二"，就是由3个穴组成以治疗局部病证的组穴。明代徐凤《针灸大全》的"八脉交会穴"可为组穴代表："公孙冲脉胃心胸，内关阴维下总同。临泣胆经连带脉，阳维目锐外关逢。后溪督脉内眦颈，申脉阳跷络亦通。列缺任脉行肺系，阴跷照海膈喉咙。"历代医家整理编纂多篇针灸歌赋，其中组穴内容颇多，如明代高武《针灸聚英·百症赋》："囟会连于玉枕，头风疗以金针。悬颅、颔厌之中，偏头痛止；强间、丰隆之际，头痛难禁。原夫面肿虚浮，须仗水沟、前顶；耳聋气闭，全凭听会、翳风。"诸多例子，不一一赘述，窥斑知豹。近年来徐宗等人的《针灸组合穴》、吕景山的《吕景山对穴》、靳瑞等人的《靳三针疗法》等书的出版，使组穴的内容不断丰富。

　　本书主编李志道教授之父李中和先生研究组穴颇有心得。李中和先生总结的运中气法、足阳明四穴，调理脾胃每获良效，其对丘墟透照海的应用，享誉天津市。

李志道教授继承家学，总结其父经验，于1982年撰《丘墟透照海临床应用》一文，获天津市科学技术协会优秀论文三等奖。之后，他进一步深研古籍，将古籍作为探索组穴的源泉之一，如调冲四穴，就是基于《灵枢·海论》"冲脉者为十二经之海，其腧上在于大杼，下出于巨虚之上下廉"而成，胆经四透就是由《针灸聚英·百症赋》"悬颅、颌厌之中，偏头痛止"发展而来。他又将中医理论与西医解剖学有机结合，探索出全新的组穴，如股前九针就是基于解剖学理论而成的。脏腑器官投影处组成的组穴，即是将俞募穴的理念与现代解剖学有机结合，如胞宫七穴、净府五穴等。这些全新的组穴内涵丰富，实用性强，临床中多收显效。

本书分两部分：理论篇主要讲解组穴的基本知识，并详列101个组穴，以便读者理解。临床篇分释治疗各类疾病的组穴应用，详述主证、兼证的处方和操作要领，并详细说明处方依据，以供读者学习。本书虽反复修改，但不妥之处在所难免，恳请各位读者斧正。

编者

2023年12月20日

目录

理论篇

临床篇

理论篇

第一节　李氏组穴创立历程

《李志道组穴》出版于2019年，集组穴研究之大成，将传统和现代结合，继承并发扬了传统针灸理论。本书自李志道教授之父李中和的临床经验起，历经李志道教授主编的《针灸处方学》思路打磨，再到李志道教授及其两代学生共同编写的《腧穴明理与实践心得》《针灸临床应用发挥》奠定组穴理论基本内容，期间不断完善补充，内容逐渐丰富，最终书稿完成，凝聚了四代人智慧的结晶。

（一）传承家学经验

李志道教授之父李中和，从医近60年，汇通针药，尤善针灸，为天津市著名老中医。李志道教授自幼受其熏陶，传承了其父许多针灸临床经验，组穴的治疗思路就是其中之一。

李中和根据临床经验提出将穴位组合使用，并配以适当的针刺手法，应用于临床，疗效可观。如阑尾四穴包括梁丘、足三里、上巨虚、下巨虚，无论阑尾炎是急性发作，还是迁延反复发作，均可用此4穴治疗。针刺时要求先针右侧四穴，重刺重捻，后刺左侧四穴，待腹部压痛已不明显时，再先后刺左侧天枢、右侧天枢，留针1~2小时，期间每隔10分钟捻针1次。《李志道组穴》中阑尾四穴已更名为"足阳明四穴"，在之前的基础上进一步扩大了治疗范围。此外李中和还总结出补三气穴和调心神三穴，临床应用卓有成效。补三气穴，由膻中、中脘、气海组成，同补清气、谷气、元气，是补气调气的基础方；调心神三穴由内关透间使、郄门组合，治心胸、神志疾病及本经肢体疾病。

李中和临床认真观察每个腧穴的作用，做到选穴少而精，从而筛选出一批特效腧穴。如针刺环跳治疗坐骨神经痛时，他提出针刺关键在于要做到针感沿下肢外侧或下肢后侧不同部位往下传导。再如，他根据临床经验和古籍记载确定子宫穴应该在中极旁开1.5寸处，之后《李志道组穴》根据现代解剖进一步扩展出胞宫七穴，对临床有显著疗效。

（二）初见于《针灸处方学》

《针灸处方学》由李志道主编，于2007年获全国高等中医药院校教材建设研究会颁发的"全国高等中医药院校优秀教材奖"。

《针灸处方学》和其他针灸教材不同，其以部位为纲，病证为目，经络为据，符合腧穴治病位、刺灸法治病性的针灸治病规律，走在了时代前列。李志道教授继承李中和针刺环跳可以得到两种针感的临床经验，在书中列臀部病证处方，包括环跳、秩边、居髎、腰阳关、大肠俞、阳陵泉、委中；在治疗坐骨神经痛时，大腿后侧放射痛者配承山，小腿前外侧放射痛者加委阳、悬钟，可见李志道教授组合穴位的一条重要思路，即按神经解剖组成组穴。书中许多处方可见后来组穴的原型，如《针灸处方学》中活血化瘀方包括膈俞、血海、合谷，《李志道组穴》将其完善为化瘀四穴，包括膈俞、血海、地机、合谷，更添活血化瘀之效。

在选穴原则中，除近部选穴、远部选穴、对症选穴外，还提出了新的选穴思路。书中新增了按穴名选穴，即有些穴名含义具有主治意义，可按穴名的含义选穴，以及根据解剖学选穴，包括按腧穴所在部位的局部解剖选穴、按神经节段选穴和按神经干走向和分布选穴。这两条选穴原则在组穴的组成中也起到了指导作用。

此外，《针灸处方学》重视经典，单列古方选读一章，也对组穴起到了一定的指导作用。如选录《针灸大成》"心胸痛，曲泽、内关、大陵"一系列心胸痛方，《李志道组穴》中再加极泉、郄门、间使组成正中神经六穴，除原本主治心系疾病外，还根据解剖增加了治疗上肢肢体不利的作用，扩大了治疗范围。

（三）发展于《腧穴明理与实践心得》

《腧穴明理与实践心得》由李志道、李平主编，本书最大的特点是基于临床谈针灸，着重介绍了腧穴的特定功能及特定穴的应用，凝练古今选穴刺灸规律，完善了现代选穴方法与取穴原则，阐述了单穴和穴组（当时尚无组穴概念）应用体会及70余种常见病的成熟治疗方案，其中穴组内容是他书所未及的。本书继承了《针灸处方学》以部位为纲的思想，有关组穴的治疗思路也在本书中得以发展。

在介绍各论"腧穴明理"时，本书一改他书按经络介绍的体例，而是按部位分类，分为头部、面部、颈部、胸腹部、背腰部、上肢、下肢、阿是穴八节，体现了腧穴治疗病位的针灸治疗规律。

《腧穴明理与实践心得》在各论中没有单独介绍各穴，而是将单穴和穴组按临床经验交替介绍，创新性地把作用相近的穴组合介绍，这就是组穴的雏形。环跳穴虽在本书中单独介绍，但在刺法中详细描述了针刺环跳可出现两种针感，分别按坐骨神经-胫神经和坐骨神经-腓总神经走行，为后面提出胫神经五穴和腓总神经四穴提供了理论基础。

其中首次提出的一些组穴，在临床实践中很具有参考价值，如肱二头肌三针，用于治疗前臂屈曲无力、上肢痿痹疗效显著。本书首次将肌腹刺法和组穴结合，虽未具体提及肌腹刺法，但已可看出治疗思路的雏形。

（四）完善于《针灸临床应用发挥》

《针灸临床应用发挥》由李志道主编，该书从基础理论、针灸技术、疾病治疗三方面更加详尽地介绍了李志道教授的临床经验。本书虽然出版晚于《李志道组穴》，但构思及完稿早于《李志道组穴》，其中单列组穴一节，奠定了组穴理论的基本内容，是组穴历史性的发展，并提出了更为成熟的组穴概念和组穴思路。

本书明确提出组穴概念：组穴是李志道教授根据腧穴的功效、经络的循行分布及神经肌肉解剖位置，将2个及2个以上起协同作用的腧穴，包括同一经脉循行通路上某一段或不同经脉上某一局部的邻近腧穴（部位）进行组合使用，结合不同的病证特点辅以特定的刺法，旨在提高临床疗效的一种穴位组合应用形式。

在基础理论中，组穴一节与《腧穴明理与实践心得》将组穴零散地穿插在单穴介绍中不同，本书将组穴或按解剖位置或按治疗作用重新命名，增添数十组前书未提及的组穴，并按部位分为头面部、胸腹部、背腰部、上肢、下肢组穴，共介绍了54组组穴。每组组穴分别介绍组成、主治、刺灸法，配以穴位定位图例，图文并茂，并根据临床及古籍内容加以发挥，便于读者理解。

如在下肢组穴中，根据坐骨神经和周围肌肉群，本书创坐骨神经四穴，即环跳、殷门、承扶、秩边。并明确提出坐骨神经痛分为足阳明少阳型（小腿外侧及足背疼痛，即腓总神经痛）、足太阳少阴型（小腿后及足底疼痛，即胫神经痛），并根据神经走行创腓总神经四穴、胫神经五穴，其中腓总神经四穴包括浮郄、委阳、阳陵泉、陵下，胫神经五穴包括委中、合阳、承山、三阴交、太溪。

（五）成书于《李志道组穴》

《李志道组穴》由李志道主审出版。总论介绍李志道组穴的来源及其与针灸处方的关系，以及李志道组穴的取穴特点、组成规律、针刺特色，更针对性地介绍了组穴的理论基础，强调不同刺法和组穴配合应用。

各论沿用《针灸临床应用发挥》的体例，分列条目，按"头身分部，四肢分经"的顺序介绍了93组组穴，在重视腧穴和脏腑关系的同时，强调了神经肌肉的分布。除按部位分类外，另加"其他组穴"一节，纳入一批不便于按部位分类的组穴。每组组穴除前书内容外，另加腧穴定位、解剖位置、特殊取穴方法、随证配穴内容，并将主治分列为部位主治、经络主治、脏腑主治、功效主治，更便于理解记忆和临床使用，再配合示范操作视频，视听结合，更好地服务于临床。

之前几部书记录了组穴相关内容，组穴思想虽已初见雏形，但不成体系，不够全面。《李志道组穴》升华完善组穴理论，更加全面、系统、详尽地整理了李志道教授的组穴理论。从家传经验到完稿成书，凝结了四代人的智慧结晶。为更直观地说明组穴发展渊源，我们以环跳为例介绍，见图1-1-1。

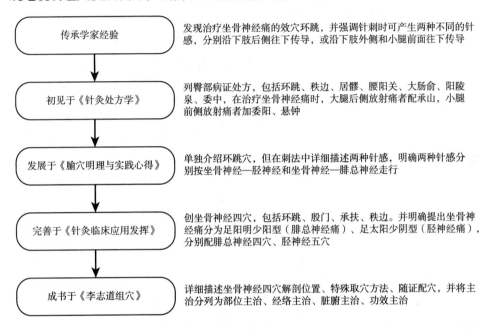

传承学家经验	发现治疗坐骨神经痛的效穴环跳，并强调针刺时可产生两种不同的针感，分别沿下肢后侧往下传导，或沿下肢外侧和小腿前面往下传导
初见于《针灸处方学》	列臀部病证处方，包括环跳、秩边、居髎、腰阳关、大肠俞、阳陵泉、委中，在治疗坐骨神经痛时，大腿后侧放射痛者配承山，小腿前侧放射痛者加委阳、悬钟
发展于《腧穴明理与实践心得》	单独介绍环跳穴，但在刺法中详细描述两种针感，明确两种针感分别按坐骨神经—胫神经和坐骨神经—腓总神经走行
完善于《针灸临床应用发挥》	创坐骨神经四穴，包括环跳、殷门、承扶、秩边。并明确提出坐骨神经痛分为足阳明少阳型（腓总神经痛）、足太阳少阴型（胫神经痛），分别配腓总神经四穴、胫神经五穴
成书于《李志道组穴》	详细描述坐骨神经四穴解剖位置、特殊取穴方法、随证配穴，并将主治分列为部位主治、经络主治、脏腑主治、功效主治

图1-1-1　以环跳为例看组穴发展源流

第二节　针灸治病的特色和要素

一、针灸治病特色

（一）中药、针灸治疗作用不同

中医治病，主要用中药与针灸两种治疗方法。中药治病，说到底是化学疗法。针灸治病，说到底是物理疗法。既然是两种截然不同的方法，运用的中医理论当然各有侧重，治疗规律也各有不同。

1.中药是单向调节，病位病性同治

中药具有单向调节作用，治病位病性固定。通过辨证，在确定疾病的病位病性后，依据中药的药性（四气五味、升降浮沉、归经、有毒无毒）和功效，通过外源性物质的补充，实现对机体的整体调节以治疗疾病。如人参是补元气要药，治脾肺气虚，适用于虚证，不适用于实证。胃脘疼痛，气虚用党参，阴虚用麦冬，虚寒用干姜，实热用黄连，气滞用香附。

2.针灸是双向调节，腧穴治病位，刺灸方法治病性

腧穴具有双向调节作用，与中药的单向调节作用迥然不同。通过辨证，确定疾病的病位，以经络为指导，根据李志道教授"经脉所过，主治所在；腧穴所在，主治所在"的规律，选取相关腧穴对病位进行治疗。腧穴也有穴性，但想以"解表""清热""泻下"的标准简单地对腧穴进行分类是不现实的。用病位概括腧穴功能更符合针灸的临床治疗。

腧穴对病性的治疗，是通过不同的刺灸方法以促进机体的自我调节能力而实现的。比如大椎纯阳属表，泻之退热泻火，补之温阳散寒。所有腧穴通过不同的刺灸方法既能治疗病位的虚证，又可治疗病位的实证，即为双向调节。

（二）中药、针灸组方规律不同

中药治病，遵循理法方药组方原则。《中医内科学》将感冒分成风寒束表、风热犯表、暑湿伤表、气虚感冒、阴虚感冒5型，均有相应的方剂治疗，可谓丝丝入扣，充分体现中医辨证论治的精华。

针灸治病，用理法方穴术组方原则。"术"是中药处方中没有的内容，是重要区别之一。同样以感冒为例，第5版《针灸学》将感冒分为两型，风寒取列缺、风门、风池、合谷，风热取大椎、曲池、合谷、鱼际、外关；在最早的第2版《针灸治疗学》教材中，感冒分3型，风寒证用列缺、迎香、支正、风门、风池、合谷，风热证用尺泽、鱼际、曲池、内庭、大椎、外关，暑湿证用孔最、合谷、中脘、足三里、支沟；而最新版《针灸治疗学》治疗感冒立一基础方"列缺、合谷、风池、大椎、外关"治疗病机属外邪伤肺、肺卫失宣、皮毛受损者，再根据不同的分型及兼症配伍腧穴，选择刺灸法，风寒证配风门、肺俞，并加灸法；风热证配曲池、尺泽，大椎行刺络拔罐等。从教材的变迁可见针灸某一处方可治疗多证，不同的是需配以不同的针刺手法，而中药治病的一方对一证思路并不适用于针灸治病。

方药治病与针灸治病各有各的规律。不能用方药治病规律拟定针灸处方，也不能用针灸治病规律拟定中药处方。

（三）针灸治病的方法

针灸治病规律总结为腧穴治疗病位，刺灸方法治疗病性。

1.远端选穴以经络学说为依据

1949年后针灸学术界出现了"经脉所过，主治所及"一词，文字优雅而具有很强的临床指导意义，为同道广泛接受。经脉虽为经络主体，但经筋、经别、皮部的作用也不可或缺，对临床的指导意义也是经脉不能代替的。如丘墟透照海治疗胸痹心痛以及各种神志病，就是因为足少阴肾经络心，足少阳之别上贯心，而足少阳经脉并未联络到心，阴陵泉治疗腰疼，就是依据足太阴经筋结于尻，而足太阴经脉没有分布到尻。故李志道教授把上文改为"经络所过，主治所在"。

一般而言，手足部腧穴以治疗头面五官病证为主，腕踝至肘膝之间腧穴以治疗躯干内脏病证为主。四总穴："肚腹三里留，腰背委中求，头项（颈）寻列缺，面口合谷收。"续四总穴："胁肋支沟取，心胸内关谋，小腹三阴交，疼痛取阿是"都证明了这一点。李教授总结为手足头相应，前臂小腿躯干相应。

2.局部选穴基于俞募穴、阿是穴治病原理

对应"经络所过，主治所在"，局部取穴以"腧穴所在，主治所在"为指导。这个规律基于俞募穴和阿是穴治疗局部病证原理。俞募穴基本在脏腑的投影区，阿是穴更是明确说明所有腧穴都有局部治疗作用。据此规律，《李志道组穴》组合了许多临证疗效确切的组穴，如胆经四透治疗偏头痛，净府五穴治疗膀胱病，胞宫七穴治疗妇科病，股前九针治疗膝关节病等，都属于局部选穴法。

3.刺灸方法治疗病性

所有疾病，无外虚实两端，虚证用补法，实证用泻法。

《针灸学》教材都载有基本补泻手法：提插补泻，捻转补泻。不同版本虽有出入，但总的来说，补法的刺激量小，针感弱，泻法的刺激量大，针感强。而且每种方法，只有原则，没有定量，这是对的，比如同一操作方法与针感，对张三来说是补法，对李四来说就是泻法，这是由于身体素质不同，病情不同。

在《飞经走气发挥》一书中，载有局部酸胀法（包括强针感法与弱针感法）、遗留针感法、分经得气法、阴性出针法、阳性出针法等，将这些方法统称为驾驭针感法，旨在表明术者应该掌握多种针刺方法与针感，以适应不同的人，不同的病。如果只用一种针刺方法，一种针感，会大大影响疗效。

二、腧穴是针灸治疗的基础

腧穴是针灸治病的基础。李志道教授根据家传经验及临床实践，多年来致力于腧穴研究，在腧穴定位、腧穴功能方面都有自己独特的见解。

（一）腧穴定位

准确定位腧穴是针刺治疗取效的第一步。腧穴定位参照物的客观性，是定位是否准确的一个关键因素，李志道教授重视体表解剖标志定位法取穴，提出指寸定位法应适用于骨度折量定位法和体表解剖标志定位法难以定取部位的腧穴。

1. "三间三边"取穴

李志道教授倡导"三间三边"法取穴。所谓"三间三边"，"三"是肌腱、肌肉、骨骼、血管、纹头等解剖标志的泛称，"间"指"之间"，"边"指"旁边"。即腧穴多位于肌腱、肌肉、骨骼、血管、纹头之间或旁边，有突出的体表标志，或凹陷，或突出，或结节，或动脉应手。《标幽赋》曰："（取穴之法）在阳部筋骨之侧，陷下为真；在阴分郄腘之间，动脉相应。""三间三边"法是对古代腧穴定位的发展，明确指出腧穴的位置总在边（旁边）或间（之间），每穴均以坐标定位。举例如下：

（1）骨骼边缘：足三里，教材以"犊鼻下3寸，胫骨前嵴外1横指处，犊鼻与解溪连线上"定位，犊鼻常在屈膝位取穴，而在伸膝位取穴时会被髌韧带掩盖，定位不准确。采用胫骨粗隆来确定横线，其与外侧一横指交点处取足三里，此定位法不受体位影响。

（2）骨缝间：阳溪，教材以"腕背侧远端横纹桡侧，桡骨茎突远端，解剖学'鼻烟窝'凹陷中"定位，但"凹陷"内结构较复杂，由桡骨茎突、舟骨、大多角骨及两侧拇短伸肌腱和拇长伸肌腱构成，不易定位准确，且临床中手指活动不利的患者不能跷起拇指定位"鼻烟窝"。腧穴定位时取在凹陷内舟骨与桡骨茎突所形成的骨缝中，临床上可不必跷起拇指，只需沿桡骨桡侧向下推至与舟骨交界处的骨缝，即是穴。

（3）动脉搏动处：冲门，教材定位于"腹股沟斜纹中，髂外动脉搏动处的外侧"，范围较大，三间三边取穴可以有两种定位方式。①在腹股沟斜纹中的股动脉搏动处外侧1cm处；②在腹股沟斜纹上方，髂外动脉搏动处外侧1cm处。太溪，教材定位于"内踝尖与跟腱之间凹陷中"，范围较大，很难定位准确，用三间三边法可以取穴于平内踝尖，内踝尖与跟腱前缘中点，动脉应手处。

（4）肌腱与缝隙之间：完骨，教材以"耳后乳突的后下方凹陷中"定位，这是一个很大的范围，只有一条坐标向定位，临床不能具体定位，更准确地定位在耳后乳突尖的后下缘与胸锁乳突肌所形成的缝隙之间。

（5）皱纹头：合谷，教材以"第2掌骨桡侧的中点处"定位，一般认为中点是指掌骨小头与掌骨底之中点，但在体表上它们的体表标志是不明显的，不易确定掌骨小头与掌骨底。故合谷定位时以五指并拢，从虎口后纵纹头向第2掌骨作垂直连线，此线与第2掌骨交点处向掌面取穴。

2."循按、劲推、重扣"定穴

想找到"三间三边"的体表标志，李教授强调"要想摸一点，首先摸一片""穴位是用手抠出来的，不是用眼看出来的"，故倡导"循按、劲推、重扣"，由面至点的定穴方法。《针灸大成》曰："凡点穴，以手揣摸其处……以大指爪切掐其穴，与庶中，方有准也。"凡点四肢部腧穴必先根据其经络在体表的走形划线定经，然后用骨度分寸的方法定位，结合体表标志和腧穴"三间三边"的特性在穴位附近反复推按，缩小范围，加重力量，细细揣寻，扣其凹陷而得之，再来回数次细心体会腧穴在手下的感觉。

如《腧穴学》记载，环跳穴在股外侧部，当股骨大转子最凸点与骶管裂孔连线的外1/3与中1/3交点处，而环跳穴定位于肌肉凹陷处，可从股骨大转子最凸点向骶管裂孔循按，然后劲推至凹陷处，重扣即得环跳穴位置，以此为据取穴可谓简便精准。

3."经纬划部"点穴

李教授在教学点穴时常按部点穴。按部点穴多建立纵横坐标定经纬，并参考邻近腧穴。《标幽赋》曰："取五穴用一穴而必端，取三经用一经而可正。"如点腹部腧穴以任脉为纵轴，脐中为原点，平脐为横轴，整体介绍所有腹部腧穴定位。飞扬、外丘、阳交同为小腿外侧外踝上7寸，3穴相平，取穴可相互参考。足踝前部腧穴从内至外依次为商丘、中封、解溪、丘墟、申脉，以便记忆。

按部点穴方法既有利于直观记忆和准确定位，也是把腧穴"共性"和"个性"的作用较好地结合在一起，同时开阔了临床治疗思路。如治疗局部病变时可一针多穴，相近腧穴可用透刺直至病所，或选用邻近腧穴替换，避免单一腧穴过频使用而致疲劳等。

"经纬划部"点穴也影响了组穴的发展，如运中气穴、肩胛四穴、肩五穴等，都是由不同经络但位于相同部位的腧穴组合而成的；顶灵三穴和外四神聪透百会位置相近，临床中可交替使用治疗头部病证。

（二）腧穴功能

1.重视腧穴功能

腧穴功能是指某个腧穴针对机体病机所产生的调整作用，研究腧穴的功能有助于深入理解、灵活运用和扩充腧穴的主治证。腧穴的功能比主治证更精炼、更具有指导作用，它既可以帮助理解腧穴的各个主治证，又可以根据这个功能突破文献记载的主治证，从而扩大其应用范围。如《腧穴学》载合谷主治31个病证，而李志道教授之父李中和用"开闭、泻热、镇惊、止痛"八个字来概括合谷穴的功能。这对组穴的构成也有启发，如手食指三穴、齿病四穴中的合谷都运用了泻热的功能，化瘀四穴、逍遥五穴、开四关、汗证四穴中的合谷都体现了开闭的功能。

重视腧穴的双向调节作用与特异性作用。很多腧穴的功能与机体的状态有关，针刺同一腧穴，对实证可起到泻的作用，对虚证可起到补的作用，这就是腧穴的双向调节作用。腧穴的特异性功能是指腧穴对某一个脏腑、某一个病证或某一个病理机制有特殊的、专一的作用，也称作腧穴特异性作用。组穴中也有双向调节作用和特异性作用，理解这一点可以更好掌握组穴的适应证。如针对补泻手法，运中气穴虚可补、实可泻，对虚实不同的脾胃系疾病均可治疗，而补气养血四穴专用补法，清热凉血四穴专用泻法。

2.腧穴局部作用

腧穴的局部作用规律是"腧穴所在，主治所在"。任何腧穴都治疗腧穴所在部位的局部病证和邻近病证，胸腹腰背部的腧穴还有治疗相应部位脏腑病的作用，头部腧穴还治疗神志五官病证。

躯干部的腧穴以治疗该穴内部的脏腑病为主，与腧穴的经属基本无关。十四经脉中有十三条经脉的腧穴分布于躯干部，只有手少阴心经的腧穴不分布于躯干部。经穴共361个，位于躯干部的经穴共121个。逐个阅读《针灸甲乙经》在躯干部腧穴的主治证可发现，其与这些腧穴的经属无关，基本上是由这些腧穴的位置而决定的。即这些腧穴的内部是什么脏腑，就治疗什么脏腑的疾病。

俞穴、募穴是"腧穴所在，主治所在"的突出体现。俞募穴与经属无关，俞募穴一是治疗相应的脏腑病，二是治疗脏腑病变所导致的组织、器官及全身病。根据脏腑体表投影选用的"心肺区""肝胆区""脾胃区""肾区"等背腰部组穴，以及运中气穴、胞宫七穴、净府五穴等胸腹部组穴都体现了这一规律。

头面部腧穴具有治疗头、神志、五官疾病的作用。《素问·脉要精微论》曰：
"头者精明之府，头倾视深，精神将夺矣。"头的内部为脑，脑为髓海。李时珍
说："脑为元神之府"。汪昂说："人之记性，皆在脑中。"说明人之头脑为精神意
识所在。王清任说："灵机记性在脑者，因饮食生气血，长肌肉，精汁之清者，化
而为髓，由脊骨上行入脑，名曰脑髓。两耳通脑，所听之声归于脑；两目系如线，
长于脑，所见之物归于脑；鼻通于脑，所闻香臭归于脑；小儿周岁脑渐生，舌能
言一二字。"他的这一认识，已把忆、听、嗅、言等感官功能归于脑。研究学习
《针灸大成》《针灸甲乙经》等古籍可见，头部腧穴几乎都有治疗神志、五官疾病
的作用。因此顶灵三穴、外四神聪透百会等头部组穴可以治疗神志、五官疾病。

阿是穴是"腧穴所在，主治所在"的典型代表。在《灵枢·经筋》篇中，治
疗经筋病都是"以痛为腧"，晋代陈延之在《小品方》中指出"但逐病所在便灸
之"为针灸治病的"良法"之一。唐代孙思邈《备急千金要方》载："有阿是之
法，言人有病痛，即令捏其上，若果当其处，不问孔穴，即得便快或痛处，即云
阿是，灸刺皆验，故曰阿是穴也。"必须指出的是，《备急千金要方》所说的阿是
穴的含义指的是一种找穴方法，并不是专指目前所说的阿是穴的概念。文中"不
问孔穴"即明确指出，这个反应点可能是经穴，也可能是奇穴，也可能以上二者
都不是，其中心思想是找出反应点。这种思想对临床治疗肌肉、经络病变有广泛
的指导意义，也对后来产生的位于肌腹部位的数组组穴有指导作用。

3.腧穴远治作用

人体任何脏腑、器官、部位都有一条或多条经络分布。当这一部位发生病变
时，凡是与这一部位有联系的经络上的腧穴，基本上都有治疗这一病变部位的作
用，这个规律即为"经络所过，主治所在"。

"经络所过，主治所在"拓展了"经脉所过，主治所及"的范围，将原来的
十二经脉拓展成整个经络系统，包括十二经脉、奇经八脉、十二经别、十二经筋、
十二皮部、十五络脉、浮络、孙络。如经别对组穴主治也有影响：手阳明经别
"上循喉咙"为手阳明四穴治疗咽喉肿痛提供依据；足阳明胃经"上通于心"为
足阳明四穴治疗失眠提供依据；胆经经别"上贯心"和肾经经脉"络心"为丘墟
透照海治疗心痛心悸提供依据。

"经络所过，主治所在"包括本经作用和接经作用。十二经脉是互相衔接的，
形成了一个周而复始，如环无端的循环体系。所以当某一脏腑或器官功能失调时，
除了选用与该脏腑器官直接连系的经脉上的腧穴治疗外，还可以选用与该脏腑器
官间接相通经脉上的腧穴治疗，如表里经、同名经以及其他循行分布相关的经络。

"经络所过，主治所在"主要适用于距病位较远的腧穴。头面五官、咽喉部疾病，多用手足部的腧穴治疗，如"头项寻列缺"，梅核气五穴中有列缺、劳宫、照海；躯干部和内脏病，多用前臂和小腿部的腧穴治疗，如"心胸内关谋"，调心神三穴中有内关透间使、郄门；肢体的病证，应在病位的远心端或近心端选穴，如"两足肩井搜"，用条口透承山施互动式针法可以治疗肩凝症。

4.穴名启发腧穴功能

《素问·阴阳应象大论》："论理人形，列别脏腑，端络经脉，会通六合，各从其经；气穴所发，各有处名。"孙思邈说："凡诸孔穴，名不徒设，皆有深义。"可见研究腧穴的命名是十分有价值的。

腧穴的命名，是根据阴阳五行、脏腑气血、经脉流注、腧穴功能、解剖位置、取穴方法、骨度分寸、天文地理、八卦算术、乐器音律、土木建筑、活动场所、物象形态、文字字形等，用比喻、假借、会意、影射、象形、写实等方法来命名的。对于腧穴主治作用有启发者主要为腧穴功能类、脏腑类、气血类、经脉流注类等，这一规律也体现在组穴的构成中，现举例如下。

散风四穴由风池、风府、大椎、风市组成，风池、风府、风市穴名中均有"风"字，不仅可以内外风病证同治，还对风类疾病有一定的预防作用；丹田三穴由气海、石门、关元组成，此三穴都别称"丹田"，丹田与人体生命活动的关系最为密切，也是男子藏精、女子养胎之所，故取丹田三穴可以治疗元气不足或肾气亏虚所致诸症。

5.解剖体现腧穴功能

研究腧穴的局部解剖学特点宜从针刺应用的角度出发，即把腧穴的功效、主治，所需针感、针刺法以及针刺所刺激的解剖结构联系起来，从此视角观察和分析腧穴深层结构（神经、骨骼、肌肉、肌腱、血管）之间的相对位置关系及人体姿势变化对其的影响，更有利于将传统针灸学的内涵与现代解剖学的直观形象结合起来，能为针灸临床疗效的提高提供进一步的支持。

组穴的主治病证也能体现解剖学对其的影响。除治疗本经相关疾病外，躯干部的组穴，还可以治疗解剖位置下的脏腑疾病；对于肢体部的组穴，还可治疗局部的肢体活动不利及感觉障碍。还有一部分组穴的组成不是由经穴构成，而是通过解剖结构定位，如臀三穴位于股骨大转子最凸点与骶管裂孔连线的内1/4与外3/4的交点、连线中点、内3/4与外1/4的交点处，主要作用于臀大肌、臀中肌及梨状肌肌腹，可以治疗臀上皮神经炎等臀部及腿部病证，以及慢性腰背痛。

6.腧穴的对应治疗作用

腧穴都有治疗与其相对应部位病痛的功能，这种功能即是腧穴的对应治疗作用。一般分为上下对应作用、左右对应作用、前后对应作用3种。对应治疗作用对组穴的构成和临床治疗选择组穴都有指导作用。

上下对应治疗作用包括四肢上下对应和躯干、四肢上下对应作用。四肢上下对应指手足相应、腕踝相应、肘膝相应、肩髋相应。还可理解为整个上肢与整个下肢是相对应的，即前臂与小腿相应，上臂与大腿相应。躯体、四肢上下对应指手足与头相应、腕踝与颈相对应、前臂小腿与躯干相应、肘膝与腰相应。如腕背侧三穴阳谷、阳溪、阳池配合互动式针法用来治疗颈椎病、落枕等颈项部病证；内踝三穴照海、商丘、中封治疗舌咽部病证。

左右对应治疗作用包括标准左右对应作用和上下左右交叉作用。标准左右对应作用是以人体正中矢状线为对称轴，左侧有病，在右侧对应的部位上施术；右侧有病，在左侧对应的部位上施术。上下左右交叉作用为左右对应与上下对应作用的集合。是指上肢的左侧穴位有治右侧下肢相应部位病痛的作用，或者下肢左侧穴位有治右侧上肢相应部位病痛的作用。

前后对应治疗作用指针对躯体前（后）侧患位，可选其后（前）侧相应部位的腧穴位治疗。俞募穴配合使用就是基于前后对应治疗作用的例子。

三、针刺手法是针灸治疗的关键

针刺手法是针灸治病的要素之一，也是组穴治疗的关键。"刺之要，气至而有效"，气至即得气或有针感，由施术者和患者的感觉构成。对于施术者而言，用什么样的手法、让患者产生什么样的针感，是决定疗效的关键。

已故国医大师师怀堂先生研创"新九针"，旨在引导医者根据不同病证采用不同针具。他多次对李志道教授表示"反对一支针主义"，即反对不论什么病都用毫针。李志道教授指出，当选用毫针时"不赞成一种针感治百病"，倡导驾驭针感法。他们二人从不同角度诠释中医治病应该因人制宜，因病制宜。

医者必须根据患者情况选择合适的针刺深度、方向、强度、行针方式、留针时间、出针方式等以得到适合患者的针感，我们总结为"驾驭针感"。驾驭针感法既强调与患者互动的治病理念，又重视技法的应用。

（一）针刺方法是针灸治疗的组成部分

不同的组穴有不同的针刺方法，应根据组穴位置、主治作用等决定。选择合适的针刺方法是驾驭针感的第一步。

1.针刺深度

（1）浅刺法：浅刺法遵循《黄帝内经》（简称《内经》）"凡刺之道，气调而止"的原则，即根据病情需要和机体对针刺的反应，通过补泻使脏腑经络气血趋于平衡。关于浅刺法对"浅"的定义，各专著、教科书的描述皆有出入，临床可因人、因时、因地灵活应用。如太溪在临床使用时，针刺0.2~0.3寸即可有针感。

（2）深刺法：当针刺深度超过一般常规针刺深度时，即为深刺法。深刺四肢部的腧穴可促进得气，尤其是分经得气。深刺躯干部腧穴时可穿透腹壁，刺激内脏，现在临床较为少用。如坐骨神经四穴治疗坐骨神经痛时，环跳、殷门针刺深度可达2.5~3.0寸。

2.针刺方向

（1）斜刺法：针体与腧穴表面呈45°~80°进针即为斜刺法。应直刺的腧穴而改为斜刺其目的有三：一是扩大刺激范围，如股前九穴、股后五穴、三风市等，这些腧穴都呈45°斜刺，长期临床实践证明，这种斜刺法确实优于直刺法；二是顺应脏腑生理功能特性，如针刺运中气穴等腹部腧穴时呈80°角向下斜刺，因为大肠小肠皆属于胃，胃以通降为顺，向下斜刺正是顺应了胃的这一生理特性，从而提高针刺效果；三是配合按压行气法等驾驭针感法延长针感，如斜刺净府五穴、胞宫七穴使针感传至会阴，再配合按压行气法以延长针感。

（2）透刺法：从某一腧穴进针，针尖达到另一个腧穴，即为透刺法，或是从一个腧穴进针，向另一个腧穴斜刺，也称为透刺法。透刺分同经透刺和异经透刺，同经透刺指同一经脉上不同穴位之间的透刺，如胆经四透；异经透刺指不同经脉上穴位之间的透刺，如透四关。

透刺时取一针二穴或一针多穴，选穴范围包括相表里、位置相对应的经络等，可使脏腑与经络、经络与经络、腧穴与腧穴之气得以沟通，营卫气血得以疏导，加强多经间的联系，减少用针量，增加刺激量和刺激面。

（二）驾驭针感是针灸治疗的重要环节

同一组穴，行针手法不同，可产生不同针感，从而治疗不同疾病。李志道教授创驾驭针感法以指导针刺应用于临床。

针感有不同性质、不同强弱和不同的得气部位。针感的性质主要分为局部酸胀、疼痛、以麻为主的复合针感3种；针感的强弱指患者的自身感觉，包括强针感和弱针感,即酸麻胀痛的感觉强弱;不同的得气部位可以通过分经得气法、按压行气法取得。

1.针感的性质

(1)局部酸胀感:局部酸胀感是最常见的针感,大部分腧穴进针到肌肉层时容易出现酸胀感,若感觉不明显可留针或行针催气,酸胀的程度因患者体质、疾病性质的不同而有所差异。

(2)疼痛:疼痛也是针感的一种,针刺一部分腧穴时,患者只有疼痛的感觉,如十宣、十二井穴等。现在许多研究都证明,虽然只有疼痛,但却可出现明显的循经感传。临床实践更证明,对只有疼痛感觉的穴位,针刺确有明显的临床疗效。

(3)复合针感:许多腧穴在针刺时,会出现麻、胀、痛等复合针感,这种感觉沿经络或神经方向传导称之为循经得气,表现主要以电击样的"麻"为主。

同一组穴得以发挥不同功能是通过不同针感实现的。以臂丛四穴为例,治疗颈项部局部疼痛时,针感取局部酸胀即可,治疗桡神经和尺神经损伤时,则使复合针感放射至手指为宜;调心神三穴治疗神志疾病时出现局部酸胀即可,不可出现走窜的针感,治疗中风后上肢不遂时宜产生上肢酸麻走窜感的强烈针感。

2.针感的强弱

通过不同的针刺手法,根据不同病情和体质,可以选择强针感或弱针感。

(1)强针感:大幅度、高频率、长时间的捻转或提插手法可以使局部得气感强烈。适用于体壮、剧痛、顽疾、耐受力强的患者,如剧烈的头痛、三叉神经痛、坐骨神经痛、急性胃炎、急性腰扭伤等。

(2)弱针感:小幅度、低频率、短时间的捻转或提插手法使患者产生较弱的酸麻肿胀感,得气感较为柔和。适用于体弱、耐受力差的患者,如抑郁症、失眠、围绝经期综合征,强针感反而容易诱发加重症状。

针感的强弱不仅与术者的操作有关,还与患者的体质和所患疾病有关。即使施术者采用相同的针刺方法,在不同的患者身上也会产生明显不同的针感,当根据实际情况灵活选择。

3.得气部位

《灵枢·九针十二原》曰:"气至而有效。"不同的病需要的得气部位不尽相同。分经得气法可以使针感沿医者预期的经络分布路线传导。多针针刺与神经走行一致经络上的腧穴,触电感(放射感)会循经传导至病处,针刺时可出现两条或者两条以上不同经脉的传导现象。要想做到分经得气,必须掌握合适的针刺深度和角度，可采用苍龟探穴法或赤凤迎源法使针刺部位得气后，施以青龙摆尾法或白虎摇头法，使得气感沿施术者预期的经络传导路线到达相应部位。

分经得气法是驾驭针感治疗疾病的关键环节，多用于四肢部腧穴，治疗周围神经系统和运动系统疾病疗效确切，因为四肢部位的周围神经定位较为准确，并且也容易刺到周围神经。此外，胸腹的部分腧穴也能采用分经得气法实现"气至病所"。

如采用坐骨神经四穴治疗坐骨神经痛时，环跳、殷门的针感可有两种，分别对应足太阳足少阴型和足阳明足少阳型，一种是沿下肢后侧向下传导，自臀部正后方传至腘窝，再传至足跟和足底；另一种是沿下肢外侧向下传导，自臀部正后方传至腘窝，再沿腘窝外侧缘向外下方行，至小腿前面，并传至足背。

再如针刺净府五穴等腹部腧穴治疗泌尿生殖疾病时，要求针感扩散到外生殖器。

需要注意的是，在治疗过程中医者要用心体会，应多次和患者沟通，找出最适合患者的针感。但并非所有的患者都适合分经得气的针刺方法，比如年老体弱或惧怕针灸者往往不能耐受产生的触电感和放射感，而治疗效果不佳。针对此类人群，在针刺穴位处如果出现放射感或触电感，宜停止行针或减轻刺激量。

（1）本经得气：本经得气法又称"循经得气法"，是指使得气感沿着针刺腧穴所在的经脉走行传导的方法。此法多应用在四肢部腧穴，其得气感多与经脉的循行路线基本一致。

（2）异经得气：异经得气法是在本经得气的基础上，利用经络间的表里关系或相邻关系，通过掌握针尖方向，施以青龙摆尾法或白虎摇头法控制针感传导，使经气传至相应部位的针刺方法。据此又可将异经得气法具体分为表里经得气法、相邻经得气法。表里经得气法是基于表里经经气相通的原理，相邻经得气法基于相邻经络的经气相通原理。

（3）多经得气：多经得气法是指针刺部位得气后，加强行气，使针感出现在与针刺局部相关的远端多部位的方法。该法多以西医学的神经解剖生理学为基础。坐骨神经四穴的两种针感即是此法。

（三）实现驾驭针感的具体操作

1.互动式针法

互动式针法是指针刺得气后，术者操作的同时指导患者活动相关部位以及进行精神活动，以共同治神的一种针刺方法。互动式针刺法术者催气，使气至病所，而患者通过活动患处，或者集中精神，达到"守神"状态，加速气至病所，从而提高疗效。患者活动患处，还有助于经络的疏通，气血的通畅。

如落枕四穴操作时，针刺后术者边行针边嘱患者活动颈部，可收较好疗效。

2.阻力针法

阻力针法是指在针刺得气后，拇指朝单方向捻转，使针体被肌纤维缠绕，接着做大幅度提插手法，快速出针的一种针刺方法。在操作过程中前两次提插时阻力很大，有时甚至是针体带动局部肌肉运动，经过2~3次这样的提插，肌纤维就被拉断，再做3~6次边捻转边提插的手法，至此行针手法完毕。可根据病情的需要，或留针，或不留针。此法主要适用于肌病，如腰痛、肩周炎、颈椎病、落枕、腓肠肌痉挛、扭伤等。

如针刺肩五针治疗肩部病证时配合阻力针法，可缓解肌肉粘连，疏通局部气血。

3.按压行针法

本法古称努法，又称弩法。针刺得气后，将针柄顺着或者逆着经气的循行方向按压，保持针柄与皮肤平行。本法主要应用在腹部，针刺时针体与皮肤约成45°向下进针，针刺后，顺势按压针体，用患者的内衣覆盖即可。针刺腹部腧穴时，针体应以微向下斜刺为佳，因为腹部为六腑所居，腑气以通降为顺，而针尖的方向往往是针感传导的方向，故当穴位选定之后，使用本法有增加疗效的作用。

如补三气穴、运中气穴、丹田三穴、净府五穴等均可应用本法。

4.分步针刺法

把一个完整的处方分成几组，根据患者的具体情况，将每一组穴分步操作，即为分步针刺法。

分步针刺法中第一针的功效常有影响全局的作用，先针的穴位常可影响后针的效果，而选穴的精简熟练亦是通过对针序的了解而渐次深入的，熟练掌握分步针刺法的精髓可大大提高针刺的临床疗效。

临床中应根据疾病不同和患者情况联合使用多种手法以驾驭针感。如治疗心悸时，采用互动式针法配合分步针刺法治疗，共分三步：①透刺患者背部心肺区，不留针。②针刺调心神三穴、丘墟透照海，行互动式针法后留针30分钟。③针刺补三气穴，配合按压行气法，留针30分钟。

5.肌腹针刺法

肌腹针刺法根据疼痛所在的关节部位及具体病变，结合患者所改变的运动姿势，分析出受累关节以及发生病理性力学变化的肌肉，并在这些肌肉的肌腹上进行针刺。

选穴时，根据肌肉的长度进行等分，相对较长的肌肉可作四等份，如股四头肌（股前九穴）、腓骨长肌（小腿前外侧六穴）等；相对较短的肌肉可以作二等份或三等份，如肱三头肌（肱三头肌三穴）等。在每个等分线上选择进针点进行针刺，并根据不同的病情施以不同的行针手法：若病变相关的肌肉松弛，则予捻转手法以促进肌肉收缩，使其紧致；若肌肉拘急则主要予轻度提插手法，不能强施捻转手法。

6.遗留针感法

遗留针感是指出针之后，患者仍然有酸麻胀痛的感觉，临床分为加强遗留针感和消除遗留针感，根据具体情况采取不同方法可提高临床疗效。

（1）加强遗留针感法：通过医者施术使患者延长出针后遗留针感的方法称为加强遗留针感法。本法适用于疼痛剧烈而身体强壮者，如坐骨神经痛、肩周炎等。针感遗留的时间很难预测，在治疗过程中要不断和患者沟通，调整刺激量，达到患者既能忍受，又能提高疗效的遗留针感。①强刺激，不留针法。产生遗留针感的方法之一是强刺激、不留针，即在用手法强刺激取得较强针感后立刻出针。如用肱二头肌三穴在治疗中风后肌无力时，使用只刺不留针可以使针感更长时间遗留，加强治疗效果。②间歇行针法。间歇行针法又称"动留针法"，即将针刺入腧穴先行针待气至后，留置一定时间，在留针时间内反复运针。本法除可以遗留针感外，临床还用于针后经气不至者，可边行针催气、边留针候气，直待气至。③阳性出针法。阳性出针法，即留针至规定时间后，出针时施以提插、捻转等行针手法，使患者针感如初针之时立即出针。本法源于《内经》之"疾刺疾出"，该针法只是增加了留针环节，可使出针后有针感遗留。据临床观察，用阳性出针法的患者多针感遗留几小时至十几小时不等，或更长时间，必须注意的是，一定要根据患者下次就诊的反应，或仍坚持本法，或改用阴性出针法。

（2）消除遗留针感法：通过医者施术使患者减弱或消除出针后遗留针感的方法称为消除遗留针感法。本法适用于神志类疾病或体质较弱的患者，如不寐、郁证等。若错误地应用了加强遗留针感法，可能会导致疾病没有缓解，反而恶化。①弱刺激，久留针法。弱刺激是在针刺穴位时避免刺中穴位所在部位的神经，使之产生较弱的针感，使患者酸麻胀痛的感觉很轻。静留针法是指针刺得气后留针一定时间，让其自然地留置穴内，中间不行针，到时出针。临床多用于对针感耐受性较差的慢性、虚弱性患者。如用调心神三穴治疗失眠时，应采用弱刺激法，避免强刺激使症状加重。②阴性出针法。阴性出针法，即留针至规定时间后，出针时不施以任何手法，动作缓慢轻柔，尽量使出针后局部没有遗留针感。

在临床应用时，遗留针感法常配合其他针刺法共同使用。治疗同一疾病时，根据具体情况，加强遗留针感法和消除遗留针感法可在不同部位或不同时期使用，如治疗关节、肌肉的劳损和扭伤性疾病时，常采用阻力针法配合静留针；治疗重症肌无力、中风病软瘫期和肌张力低的部位，常采用提插捻转、重刺激、不留针或静留针的方法；治疗中风病硬瘫期和肌张力高的部位，常采用缓慢进针、轻刺激、静留针、长留针的方法治疗。

7.飞经走气法

李志道教授驾驭针感常用飞经走气法，即龙虎龟凤四法，包括青龙摆尾、白虎摇头、苍龟探穴、赤凤迎源。

古人在描述生理病理和药物作用时，用了很多比喻，语言优美，意义深刻。如心为君主之官；经犹大地之江河，络犹原野之百川；扬汤止沸，莫若釜底抽薪；水能浮舟，亦能覆舟等。而在针灸文献中多为朴实直白的语言，用龙虎龟凤形容针刺操作，实属罕见。既蒙上神秘面纱，又为后学留下广阔的思考理解空间。

毫针刺入机体，使针体旋转，即捻转手法；或使针体上下移动，即提插手法；或使针柄左右摆动，即摇法，或曰拨法。其中针尖的活动甚微。在这种认识的基础上，试对龙虎龟凤四法的操作方法试述己见。

（1）青龙摆尾

原文：如扶船舵，不进不退，一左一右，慢慢拨动。

操作：以拨动为主，是对摇法的发挥。进针得气后，小幅度、慢频率拨动针体。

（2）白虎摇头

原文：似手摇铃，退方进圆，兼之左右，摇而振之。

操作：以提插和摇法的复合针法为主，针刺至一定深度后，前后左右摇动针柄，并进行小幅度提插。

（3）苍龟探穴

原文：如入土之象，一退三进，钻剔四方。

操作：以提插为主，配合多向刺法，分天人地三部操作。针刺至地部得气后，提至天部，依次在天人地三部用提插手法刺向前后左右四个方向。

（4）赤凤迎源

原文：展翅之仪，入针至地，提针至天，候针自摇，复进其原，上下左右，四围飞旋，病在上吸而退之，病在下呼而进之。

操作：以提插和捻转的复合针法为主，将针直接插入地部，边捻转边往上提针至天部，然后再边捻转边刺入地部。

龙虎龟凤四法主要应用于尚未得气时，应用飞经走气可以寻觅得气层与得气点。若已经得气，应用飞经走气可以催气、行气，加强针感或延长针感时间。

第三节 组穴的配穴与应用方法

一、组穴的组成方式

组穴是根据腧穴所在部位、神经肌肉解剖位置、经络循行分布，将两个及以上腧穴与特定刺法相结合应用，以提高腧穴功效、增加腧穴主治病证为目的的一种穴位组合应用形式。组穴组合方式大致可分为三类，一是同经组合，二是同部组合，三是远近组合。

（一）同经组合

同经组合指将同一条经脉的经穴组合成组穴。

1.组穴渊源

同经透刺为同经组合穴的主要依据，即使针卧倒沿皮刺，或直立深刺，从一穴刺入，针尖刺至另一穴，达到一针二穴或一针多穴的目的。透刺法是在《黄帝内经》合谷刺的基础上发展而来的，如"合谷刺者，左右鸡足，针于分肉之间。"金元时期的医家王国瑞所著的《扁鹊神应针灸玉龙经》记载"口眼斜最可嗟，地仓妙穴连颊车"，即是同经透刺的应用。一针两穴的透刺法为提高临床疗效提供了新思路，对于改善局部或全身症状及治疗远端病证效果较好。

2.作用

同经组合的组穴可以治疗本经的脏腑病，也可以治疗腧穴局部的病证，但以治疗脏腑病为主。如调心神三穴同属手厥阴心包经，心包代心受邪，又位于前臂内侧，故既可以治疗心悸、怔忡等心系病，以及失眠、健忘等神志病，又可以治疗中风后上肢不遂或手臂疼痛麻木等局部病证。

3.组穴

项中四穴、胆经四透、补三气穴、丹田三穴、手食指三穴、调心神三穴、手阳明四穴、阴股三穴、腘下四穴、足阳明四穴、三合穴、足背胆经三穴。

（二）同部组合

同部组合指将邻近部位的腧穴组合成组穴。体现了"腧穴所在，主治所在"的治疗规律。

1.组穴渊源

（1）源于透刺法：同部组合的透刺法可追溯到金元时期王国瑞《扁鹊神应针灸玉龙经》中"偏正头风最难医，丝竹金针亦可施，沿皮向后透率谷，一针两穴世间稀"，即是透刺同部穴位的具体应用。透刺法中包含的表里经透刺、向邻近经脉透刺等方法为组穴同部组合奠定基础，如手掌对刺三穴。一针二穴或一针多穴可扩大针刺范围，通经接气，使相表里、相对应的经络得以协调，并可使脏腑与经络、腧穴与腧穴之气得以沟通，营卫气血得以疏导，加强多经间的联系，增加刺激量和刺激面，从而达到一穴多效、一针数功、扩大主治范围、提高疗效的目的。

（2）源于扬刺法：《灵枢·官针》有"扬刺者，正内一，傍内四，而浮之，以治寒气之博大者也""入一傍四处，治寒热"，扬刺是在病变正中刺一针，而后在上下左右各浅刺四针，五针同用，类似目前临床上的围刺法。扬刺法针刺部位较为分散轻浅，有祛寒止痛、行气活血、散瘀消肿之功。该刺法与特定组穴配合应用，可增强腧穴主治作用。这些穴都处于相邻部位，故对同部组合组穴产生一定影响。如"外四神聪透百会"配合百会可达清利头目、止痛止晕、健脑益智宁神、升达清阳之功。

（3）源于齐刺法、傍刺法：《灵枢·官针》云："齐刺者，直入一，傍入二，以治寒气小深者。或曰三刺，三刺者，治痹气小深者也。"齐刺法是正中先刺一针，并于两旁各刺一针，三针齐用，故名齐刺、三刺，治疗病变范围较小而部位较深的痹痛等症。《灵枢·官针》云："傍针刺者，直刺、傍刺各一，以治留痹久居者也。"傍刺法是先直刺一针，再在近旁斜向加刺一针，多应用在压痛比较明显，而且固定不移、久治不愈的痹证中，由于正旁配合而刺，所以称"傍针刺"。这种刺法与齐刺相似，都是以增加刺激量为目的，在患部施行多针刺的方法，既可治疗局部病证，又可适用于远端病证。如"鱼际四穴"能通过直接刺激鱼际部肌肉群以调节恢复拇指内收、外展的功能。

临床应用时，上述两种针刺方法除在病痛处施针外，还将功能主治相仿的一组穴位集中在一起，从而达到加强某一局部或是某一经刺激量的作用。因此，在其他病证处的局部施行多针刺，或是在远离患部的某一经上施行多针刺，都可以视为齐刺或是傍刺，这也是组穴应用的主要依据之一。其针刺数不必限于规定的三针或二针，酌情亦可多针刺。三风市就是仿齐刺取风市穴及其上下各2寸处，取其疏散风邪之功，主治腰尻疼痛等病证。净府五穴、胞宫七穴等皆属上述刺法的发挥应用。

（4）源于接气通经法：接气通经法是传统针刺方法之一，金·何若愚在《流注指微针赋》中说："接气通经，短长依法。"主要目的就是使被针穴位处的针感通过"催而运之"和"上接下引"两种操作手法，以接力赛的方式在本经或附近穴位以续接经气，传导至预定的部位以疏通经络、畅行气血。其中"上接下引"法对组穴的发展影响更深远，即通过经穴的层次接力传递，使经气或针感沿经脉循行，直达病所。坐骨神经四穴、腓总神经四穴、胫神经五穴分别位于坐骨神经及其分支腓总神经、胫神经走行线上，针对少阳阳明型、太阳少阴型等不同类型的坐骨神经痛，可通过分经得气，并结合"接气通经"有的放矢。

2. 作用

同部组合的组穴主要治疗腧穴局部的病证，或改善局部肌肉、神经的功能。如肩周炎可在肩五针（骨髃、肩髎、肩头、肩前、肩后）处用毫针施以阻力针法，以缓解局部的疼痛；针刺股前九穴对股四头肌肌腹进行刺激，以治疗下肢屈伸不利；针刺坐骨神经四穴可直接刺激坐骨神经，分经得气治疗坐骨神经痛。还可对组穴所在解剖位置下的脏腑器官进行治疗，如净府五穴解剖位置下是膀胱、生殖器，可治疗泌尿生殖系统疾病；胞宫七穴解剖位置下是子宫，可治疗妇科疾病等。

3. 组穴

（1）按部位：外四神聪透百会、顶灵三穴、脑空透风池、头目双透、耳病六穴、耳屏前三穴、眼病六穴、颈夹脊、咽喉四穴、运中气穴、通便三穴、心肺区、肝胆区、脾胃区、肾区、肩五穴、腕掌侧三穴、腕背侧三穴、手掌对刺三穴、足三阴七穴、平衡阴阳二穴、内踝三穴、利趾三穴、丘墟透照海、八邪、八风。

（2）按现代解剖学组合：三叉神经四穴、臂丛四穴、净府五穴、胞宫七穴、肩胛冈三穴、肩胛四穴、肱二头肌三穴、肱三头肌三穴、前臂掌侧六穴、前臂背侧六穴、鱼际四穴、正中神经六穴、尺神经五穴、桡神经浅支五穴、桡神经深支三穴、冲门三穴、股前九穴、股后五穴、臀三穴、坐骨神经四穴、三风市、小腿前外侧六穴、腓总神经四穴、腓深神经五穴、胫神经五穴、小腿后七穴。

（三）远近组合

某些腧穴既不在同一条经脉，也不在相邻部位，但根据经络与脏腑的联系和临床需要将其组合。这些腧穴之间往往距离较远，或和病位距离较远，故称为远近组合。体现了"经络所过，主治所在"的治疗规律。

1. 组穴渊源

远部选穴是指在距离病变部位较远的部位选穴，《黄帝内经》中称之为"远道刺"。它是依据腧穴的远治作用而制定的选穴方法。远道选穴紧密结合经络的循行，体现了"经络所过，主治所在"的治疗规律。如四肢肘膝关节以下腧穴，善于治疗头面、五官、躯干、内脏病证。历代医家积累了丰富的经验，《灵枢·终始》说："病在上者下取之，病在下者高取之，病在头者取之足，病在足者取之腘。"《素问·五常政大论》："病在上，取之下；病在下，取之上；病在中，傍取之。"《针灸聚英·肘后歌》云："头面之疾针至阴，腿脚有疾风府寻，心胸有病少府泻，脐腹有病曲泉针。"

远部取穴配以局部取穴可达到更好的治疗效果。如鼻病六穴中迎香位于鼻翼两侧，印堂位于鼻根部，为局部选穴，是治疗鼻部病证常用穴；迎香、三间属手阳明经，大肠经"还出挟口，交人中，左之右，右之左，上挟鼻孔"；陷谷属足阳明经，"胃足阳明之脉，起于鼻，交頞中"，三穴通过经脉与鼻相通。印堂、上星同属督脉穴，督脉"上系两目之下中央"即鼻根处，既为局部选穴，又有经脉所属关系；胆经风池可治疗一切头面五官病。鼻病六穴远近组合，经脉相通，可通治鼻部病证及其所伴发的头痛等症。

2. 作用

远近组合通常根据具体的病位或病因病机设立，选以局部腧穴配合病变部所属经络上的腧穴或具有特殊治疗作用的腧穴，从组穴名称就能看出治疗的部位或原则。

3. 组穴

敛疮二穴、消食三穴、落枕四穴、肩凝症五穴、胁肋二穴、滋阴二穴、痛证三穴、鼻病六穴、齿病四穴、清口气四穴、梅核气五穴、胃病三穴、中腹部四穴、调冲四穴、乳病六穴、前阴病四穴、腰痛二穴、散风四穴、退热三穴、补元气穴、补气养血四穴、清热凉血六穴、化瘀四穴、汗证四穴、祛痰化浊四穴、利水消肿五穴、和中蠲饮四穴、固精四穴、逍遥五穴、四关穴、透四关、回阳固脱三穴、胁肋二穴。

二、组穴的应用方法

针灸处方是针对某一疾病或某一证设立的处方，由此产生的针灸处方学是研究针灸治法、腧穴配伍、组方规律及其临床应用的一门学科，是针灸的重要基础课程之一。

两千多年来，历代医家经过反复实践、不断总结，积累了大量的针灸处方。从历史各个时期的发展来看，针灸处方萌芽于春秋战国时期，形成于秦汉时期，积累于晋隋唐时期，发展于宋金元时期，成熟完善于明清时期。

1949年以来，针灸处方学也有了长足的发展，同时积累了大量有效的针灸处方。以本科教材《针灸学》和《针灸治疗学》为例，其中对每一病证都有专一的处方。

处方是针灸治病的关键步骤。处方的组成是否合理，直接关系到治疗效果，故处方必须在中医学基本理论和治疗原则的指导下，根据经络的循行分布、交叉交会和腧穴的分布、功能，结合疾病涉及的脏腑、病情的标本缓急进行严密组合。做到理、法、方、穴、术的有机结合。

李志道教授首倡的组穴是针灸处方选穴的基础组成部分，根据组穴临床选穴的不同，可以分脏腑、器官、经络与神经、物质（气、血、精、津液，以及病理产物，如痰浊、水饮等）、病因病机、部位、功能等若干类。根据分类不同选择不同的组穴，是针灸处方的核心内容。

（一）组穴的选取原则

针灸处方中组穴的选取原则包括近部选穴、远部选穴、对症选穴、按穴名选穴和按解剖学选穴。

1.近部选穴

近部选穴，是指在病位局部和邻近部位选取组穴进行治疗。如耳病选耳周六穴，肩部病证选肩五穴，坐骨神经痛选坐骨神经四穴。本法也常用于全身性疾病，背俞穴治疗全身性疾病即为其典范。

2.远部选穴

在临床具体应用时，又分本经选穴、表里经选穴、同名经选穴等。

（1）本经选穴：本经选穴是指在病变所在的经脉上选取组穴。本法既适用于肢体病，又适用于内脏病。如胆经循行过头面部，故足背胆经三穴可以治疗偏头痛等头面部病证；足阳明四穴可以治疗本经的胃肠疾病。

（2）表里经选穴：表里经选穴是指某经或其所属的脏腑组织器官发生病变时，选取与其相表里的经脉上的组穴进行治疗。它是根据表里经相通的规律而制定的选穴方法。表里经取穴在《内经》中即有相关记载，如《灵枢·厥病》："厥心痛，腹胀胸满，心尤痛甚，胃心痛也，取之大都、太白。"如治疗肺部疾病时可取手阳明四穴。

（3）同名经选穴：同名经选穴是指某经或其所属的脏腑组织器官发生病变时，选取与其经络名称相同经脉上的经穴进行治疗。它是根据相同名称的经络相通规律而制定的选穴方法。此法在临床应用广泛，如手阳明四穴可以治疗脾胃疾病。

3.对症选穴

症状是疾病的病理反应，一种疾病可以出现多种症状，一个症状也可以在多种疾病中出现，所以对错综复杂的症状应加以分析，在明确辨证后，对某些症状，选择有效的腧穴进行治疗，即为对症选穴。例如，发热者选退热三穴，痰多者选祛痰化浊四穴，气血虚者选补气养血四穴，瘀血者选化瘀四穴，食积者选消食三穴，汗多者选汗证四穴，水肿者选利水消肿五穴等。

对症选穴应属治标的范畴，但个别症状的解除，可以为治本创造有利的条件。本法的产生，是根据脏腑经络学说和腧穴的特异性而得来的。临床应用时，根据病情的标本缓急，适当采用对症选穴，是针灸治疗中不可忽视的环节。

4.按穴名选穴

按组穴名称的含义进行选穴即为按穴名选穴法，腧穴的命名原则在前文中提及，组穴的命名同理。对于组穴主治作用有启发者主要为腧穴功能类、脏腑类、气血类、经脉流注类等。如肩五穴可以治疗一切肩部疾病，散风四穴、丹田三穴等皆属此类。

5.按解剖学选穴

（1）按局部解剖选穴：按局部解剖选穴是指在病变脏器或器官的附近选取组穴。如头痛、头晕或脑的病证可选用外四神聪透百会；眼病可选眼病六穴；泌尿生殖疾病可选净府五穴；下肢痿软无力，若小腿活动受限，病在大腿，可取股前九穴、股后五穴，若足下垂，病在小腿，可取小腿前外侧六穴。背俞穴也体现了按局部解剖选穴这一原则，在某一脏腑投影区的腧穴，都可以治疗相关的脏腑病证，而不必一定拘泥于某一个背俞穴，如肺部病证选心肺区。

此方法看上去与局部选穴近似，但由于中医与西医在解剖、生理病理等方面均存在着不同，在此主要强调西医解剖部位，如心病指西医的心脏病，而不包括癫狂、失眠等，失眠与大脑皮质的生理功能失调有关，故治疗时可选取外四神聪透百会。

（2）按神经干走向和分布选穴：神经干有固定的分布，所以在针灸临床中，可以在辨证的基础上，结合神经干刺激进行治疗，对某些病，尤其是神经系统的病证，有一定的疗效。如三叉神经痛配合三叉神经四穴，可以刺激到三叉神经第Ⅰ、Ⅱ、Ⅲ支，达到治疗三叉神经痛的目的；正中神经损伤可选用正中神经六穴刺激正中神经。

（二）组穴的配伍

组穴的配伍，是在选穴的基础上，根据不同病证的治疗需要，将有协同作用的两组或两组以上的组穴进行配伍应用的方法。配伍方法很多，常用的配伍方法有以下几种。

1.局部配伍

局部配伍是指在病位的局部选取两个以上的组穴配合应用，体现了腧穴的近治作用，加强了局部治疗作用。如治疗头痛、眩晕、烦躁不安时可用外四神聪透百会和脑空透风池相配。

2.远近配伍

远近配伍是指以病变部位的局部和远端组穴配合应用，体现了腧穴的远治作用。本法在应用时，局部多位于头部、胸腹及背腰等躯干部，远部多位于四肢肘膝以下部位。如落枕时既要取局部的颈夹脊，也要配合上肢部的落枕四穴。

远近配伍是标本根结理论的具体应用，为历代医家所重视，如《灵枢·四时气》："腹中常鸣，气上冲胸，喘不能久立，邪在大肠，刺肓之原、巨虚上廉、三里。"又《百症赋》："项强多恶风，束骨相连于天柱。"再如《席弘赋》："睛明治眼未效时，合谷光明安可缺。"

3.对应配伍

对应配伍是指将左右、前后等相互对应的组穴配合应用。腧穴都有治疗与其相对应部位病痛的功能，对应配穴在《黄帝内经》中已有相关论述，如巨刺、缪刺、偶刺等。

（1）左右配伍：左右配伍是指左侧组穴与右侧组穴配合应用。因右为阴，左为阳，左右阴阳的调节与平衡，对全身气血的运行，气机的升降有很大的影响。因此左右配穴的目的，就是达到左右阴阳相对平衡。如右侧踝扭伤，健患侧丘墟透照海同用。

（2）前后配伍：前后配伍是指躯干前的腧穴与躯干后的组穴配合应用。如治疗胃病选脾胃区、运中气穴。在《灵枢·官针》中称前后配穴为"偶刺"："偶刺者，以手直心若背，直痛所，一刺前，一刺后，以治心痹，刺此者傍针之也。"此法以一手按前心，相当于胸部募穴等处，一手按其后背，相当于相应的背俞穴处，在前后有压痛处进针。可达调节阴阳、通畅经络、调和脏腑的目的。前后配伍是这种刺法的发展，"前"指胸腹，"后"指背腰，临床以胸腹部募穴和背腰部背俞穴相配同刺用于治疗脏腑病变即属本法，又称"俞募配穴法"。根据脏腑体表投影选用的"心肺区""肝胆区""脾胃区""肾区"等背腰部组穴是这一刺法的扩展应用。

4.特定穴配伍

十四经穴中有一部分腧穴被称为特定穴，它们除具有经穴的共同主治特点外，还有其特殊的应用方法。特定穴共分为五输穴、原穴、络穴、郄穴、下合穴、背俞穴、募穴、八会穴、八脉交会穴和交会穴十类。在临床应用中，根据组穴中是否是特定穴，也可以相互配伍。如足阳明三合穴中足三里、上巨虚、下巨虚分别为胃、大肠、小肠的下合穴，胃肠疾病均可配伍本组穴。

第四节　常用组穴

一、头面部组穴

外四神聪透百会

1.穴位组成

外四神聪　百会（图1-4-1）

2.腧穴定位

外四神聪　经外奇穴，在头部，百会前后左右各旁开1.5寸，共4穴。

百会　督脉穴，在头部，前发际正中直上5寸。

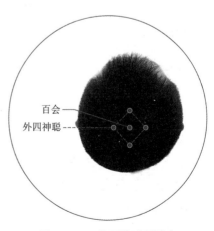

图1-4-1　外四神聪透百会

3.主治

（1）头痛、眩晕等头部病证。

（2）耳鸣、耳聋、鼻塞、鼻衄等五官科病证。

（3）失眠、记忆力减退、痴呆等神志病证。

（4）中气下陷所致内脏下垂、久泻久痢、重症肌无力诸疾。

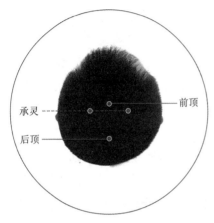

图1-4-2　顶灵三穴

顶灵三穴

1.穴位组成

前顶　后顶　承灵（图1-4-2）

2.腧穴定位

前顶　督脉腧穴，在头部，前发际正中直上3.5寸。（百会与囟会连线的中点）

后顶　督脉腧穴，在头部，后发际正中直上5.5寸。（百会向后1.5寸处）

承灵　胆经腧穴，在头部，前发际上4寸，瞳孔直上。（正营后1.5寸，横平通天）

3.主治

（1）头痛、眩晕等头部病证。

（2）面肿、目痛、鼻渊、鼻衄等五官科病证。

（3）癫狂、郁证、失眠等神志病证。

（4）腰脊痛、尾骨痛等腰骶部病证。

脑空透风池

1.穴位组成

脑空　风池（图1-4-3）

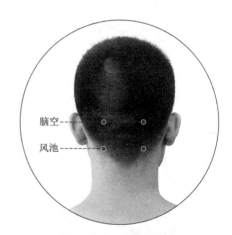

图1-4-3　脑空透风池

2.腧穴定位

脑空　胆经腧穴，在头部，横平枕外隆凸的上缘，风池直上。（横平脑户、玉枕）

风池　胆经腧穴，在项部，枕骨之下，胸锁乳突肌上端与斜方肌上端之间的凹陷中。（项部枕骨下两侧，横平风府，胸锁乳突肌与斜方肌两肌之间凹陷中）

3.主治

枕神经痛、眩晕、颈椎病。

头目双透

1.穴位组成

头临泣 目窗（图1-4-4）

2.腧穴定位

头临泣 胆经腧穴，在头部，前发际上0.5寸，瞳孔直上。

目窗 胆经腧穴，在头部，前发际上1.5寸，瞳孔直上。

3.主治

（1）头痛、眩晕等头部病证。

（2）流泪、目赤肿痛、视物模糊、眼睑下垂、眼睑痉挛等眼部病证。

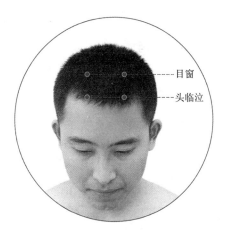

图1-4-4 头目双透

耳周六穴

1.穴位组成

曲鬓透角孙 率谷透角孙 颅息 瘛脉 耳门（图1-4-5）

2.腧穴定位

率谷 胆经腧穴，在头部，耳尖直上入发际1.5寸。

曲鬓 胆经腧穴，在头部，鬓角发际后缘与耳尖水平线的交点处。

角孙 三焦经腧穴，在头部，耳尖正对发际处。

颅息 三焦经腧穴，在头部，角孙与翳风（耳垂后方，乳突下端前方凹陷中）沿耳轮弧形连线的上1/3与下2/3的交点处。

瘛脉 三焦经腧穴，在头部，乳突中央，角孙与翳风沿耳轮弧形连线的上2/3与下1/3的交点处。

耳门 三焦经腧穴，在面部，耳屏上切迹与下颌骨髁状突之间的凹陷中。

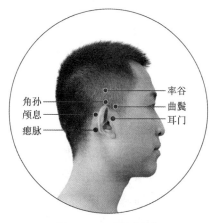

图1-4-5 耳周六穴

3.主治

（1）偏正头痛、头项僵硬等头部病证。

（2）耳鸣、耳聋、目赤肿痛等五官病证。

耳屏前三穴

1.穴位组成

耳门　听宫　听会（图1-4-6）

2.腧穴定位

耳门　三焦经腧穴，在面部，耳屏上切迹与下颌骨髁突之间的凹陷中。

听宫　小肠经腧穴，在面部，耳屏正中与下颌骨髁状突之间的凹陷中。

听会　胆经腧穴，在面部，耳屏间切迹与下颌骨髁状突之间的凹陷中。

3.主治

（1）耳鸣、耳聋等耳部病证。

（2）下颌关节紊乱。

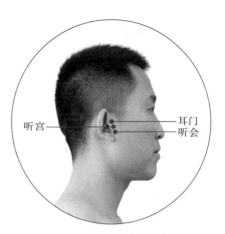

图1-4-6　耳屏前三穴

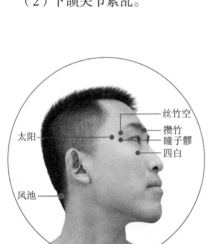

图1-4-7　眼病六穴

眼病六穴

1.穴位组成

风池　太阳　攒竹　四白　丝竹空透瞳子髎（图1-4-7）

2.腧穴定位

风池　胆经腧穴，在项部，枕骨之下，胸锁乳突肌上端与斜方肌上端之间的凹陷中。（项部枕骨下两侧，横平风府，胸锁乳突肌与斜方肌两肌之间凹陷中）

太阳　经外奇穴，在头部，眉梢与目外眦之间向后约一横指（中指）的凹陷中。

攒竹　膀胱经腧穴，在面部，眉头凹陷中，额切迹处。

四白　胃经腧穴，在面部，眶下孔处。

丝竹空　三焦经腧穴，在头部，眉梢凹陷中。

瞳子髎　胆经腧穴，在头部，目外眦外侧0.5寸凹陷中。

3.主治

目赤肿痛、眼睑下垂、视物不清、迎风流泪等眼部病证。

三叉神经四穴

1.穴位组成

鱼腰　四白　大迎　太阳（图1-4-8）

2.腧穴定位

鱼腰　经外奇穴，在头部，瞳孔直上，眉毛中。

四白　胃经腧穴，在面部，眶下孔处。

大迎　胃经腧穴，在面部，下颌角前方，咬肌附着部的前缘凹陷中，面动脉搏动处。

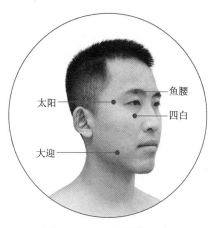

图1-4-8　三叉神经四穴

太阳　经外奇穴，在头部，眉梢与目外眦之间向后约一横指（中指）的凹陷中。

3.解剖位置

鱼腰在眶上神经外侧支分布处，同时还布有面神经颞支和眶上动静脉外侧支。四白在眶下孔处，眼轮匝肌和上唇方肌之间，有面动、静脉分支，眶下动、静脉，面神经颧支。大迎穴在咬肌附着部前缘，前方有面动、静脉，布有面神经及下颌支颊神经。太阳穴浅层有上颌神经颧颞支和颞浅动脉分布，深层有下颌神经肌支和颞浅动脉肌支分布。

4.主治

三叉神经痛。

颈夹脊

1.穴位组成

颈夹脊（图1-4-9）

2.腧穴定位

定位1：第2颈椎到第7颈椎棘突下旁开0.5寸，共6对，12穴。

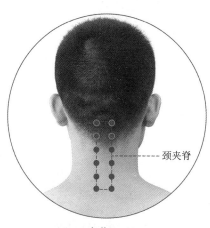

定位1

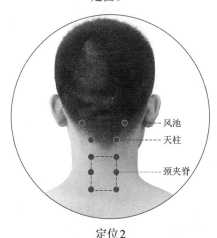

定位2

图1-4-9　颈夹脊

定位2：在颈部，每侧5穴，其中风池、天柱分别为第1和第2颈夹脊穴，过天柱穴做正中线的平行线，到第7颈椎棘突下旁开1.3寸，即第5颈夹脊穴。第3、4颈夹脊二穴，在斜方肌隆起上，将过天柱至第5颈夹脊的线，平均分成3等份。

3.解剖位置

由胸锁乳突肌后缘、斜方肌前缘和肩胛舌骨肌下腹上缘围成的枕三角区域是颈夹脊穴的主要解剖位置。其浅面由浅入深依次为皮肤、浅筋膜和颈筋膜浅层，深面为椎前筋膜及其覆盖下的头夹肌、肩胛提肌和中、后斜角肌等。该三角区内主要有副神经、颈丛及其分支、臂丛的分支（肩胛背神经、肩胛上神经和胸长神经等）。

4.主治

头痛、眩晕、颈项疼痛、落枕、颈椎病等头项部病证。

项中四穴

1.穴位组成

大椎　崇骨　风府　哑门（图1-4-10）

2.腧穴定位

大椎　督脉腧穴，在颈后部，第7颈椎棘突下凹陷中，后正中线上。

崇骨　经外奇穴，在项部，第6颈椎突下凹陷中，后正中线上。

风府　督脉腧穴，在颈后部，枕外隆凸直下，两侧斜方肌之间凹陷中。

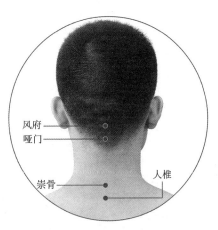

图1-4-10　项中四穴

哑门　督脉腧穴，在颈后部，第2颈椎棘突上际凹陷中，后正中线上。

3.主治

喑哑、构音障碍、吞咽困难、咽喉不利等咽喉部病证。

敛疮二穴

1.穴位组成

枕外隆凸　大椎（图1-4-11）

2.腧穴定位

枕外隆凸　枕骨外面中部的隆起，位

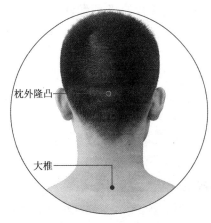

图1-4-11　敛疮二穴

于后头部下方正中部位。

大椎　督脉腧穴，在颈后部，第7颈椎棘突下凹陷中，后正中线上。

3.主治

臁疮、甲沟炎、伤口不愈或愈合不良、耳部溃疡、疖肿等各类炎性病证。

臂丛四穴

1.穴位组成

扶突　天窗　天鼎　颈臂（图1-4-12）

2.腧穴定位

扶突　大肠经腧穴，在颈前部，横平甲状软骨上缘（相当于喉结处），胸锁乳突肌前、后缘中间。

天窗　小肠经腧穴，在颈前部，横平甲状软骨上缘（相当于喉结处），胸锁乳突肌的后缘。

天鼎　大肠经腧穴，在颈前部，横平环状软骨，胸锁乳突肌后缘。

颈臂　经外奇穴，有2种定位方法：①在胸锁乳突肌外缘，锁骨上窝上1寸处，锁骨下动脉搏动处外0.3寸。②在锁骨内1/3与外2/3交界处上1寸，胸锁乳突肌锁骨头后缘处。

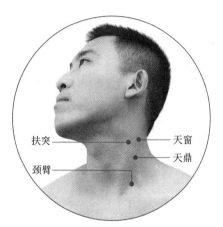

图1-4-12　臂丛四穴

3.解剖位置

扶突、天窗、天鼎、颈臂位于胸锁乳突肌区。扶突有颈横神经、面神经颈支和颈阔肌分布，颈阔肌深层为肩胛提肌起始点，深层内侧有颈升动脉。天窗在扶突后，位于斜方肌前缘、胸锁乳突肌后缘，深层为头夹肌，正当耳大神经丛的发出部，布有颈皮神经、枕小神经、耳后动静脉及枕动静脉分支。天鼎在胸锁乳突肌下部后缘，扶突与缺盆连线的中点，浅层穿过颈阔肌、颈外静脉及颈横神经的分布区，深层为中斜角肌起点，布有副神经、颈横神经、耳大神经、枕小神经，深层为膈神经的起点。颈臂有颈阔肌，正当锁骨上神经前支，深部在前斜角肌外缘稍内侧，正当臂丛神经根，布有颈浅及颈横动静脉的分支。

4.主治

（1）颈项部疼痛。

（2）臂丛神经受压损伤所致的前臂、手指疼痛麻木等症。

咽喉三穴

1.穴位组成

廉泉　旁廉泉　人迎前（图1-4-13）

2.腧穴定位

廉泉　任脉腧穴，在颈前部，甲状软骨上缘（相当于喉结处）上方，舌骨上缘凹陷中，前正中线上。

旁廉泉　经外奇穴，廉泉旁开1寸处，左右共二穴。

人迎前　经外奇穴，在颈部，下颌角直下，平人迎穴。

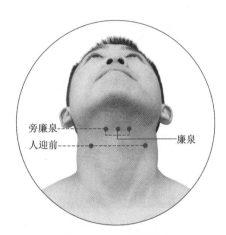

图1-4-13　咽喉三穴

3.主治

中风失语、吞咽困难、流涎、咽喉肿痛、暴喑、舌下肿痛、喉痹等咽喉部病证。

胆经四透

1.穴位组成

颔厌透悬颅、悬厘、曲鬓　曲鬓透率谷　率谷透天冲　天冲透浮白、头窍阴（图1-4-14）

2.腧穴定位

颔厌　胆经腧穴，在头部，从头维至曲鬓的弧形连线（其弧度与鬓发弧度相应）的上1/4与下3/4的交点处。

悬颅　胆经腧穴，在头部，从头维至曲鬓的弧形连线（其弧度与鬓发弧度相应）的中点处。

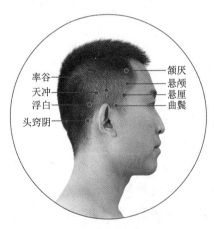

图1-4-14　胆经四透

悬厘　胆经腧穴，在头部，从头维至曲鬓的弧形连线（其弧度与鬓发弧度相应）的上3/4与下1/4的交点处。

曲鬓　胆经腧穴，在头部，鬓角发际后缘与耳尖水平线的交点处。

率谷　胆经腧穴，在头部，耳尖直上入发际1.5寸。

天冲　胆经腧穴，在头部，耳根后缘直上入发际2寸。

浮白　胆经腧穴，在头部，耳后乳突的后上方，从天冲至完骨的弧形连线（其弧度与耳郭弧度相应）的上1/3与下2/3交点处。

头窍阴　胆经腧穴，在头部，耳后乳突的后上方，从天冲至完骨的弧形连线（其弧度与耳郭弧度相应）上2/3与下1/3交点处。

3. 解剖位置

胆经四透局部分布有耳前组的颞浅动脉、颞浅静脉、耳颞神经和面神经分支，以及耳后组的耳后动脉、耳后静脉、耳后神经和枕小神经。颞浅动、静脉和耳颞神经三者伴行，出腮腺上缘，越颧弓到达颞区。颞浅动脉为颈外动脉的两终支之一，其搏动可在耳屏前方触及，该动脉在颧弓上方2~3cm处分为前、后两支。颞浅静脉汇入下颌后静脉。耳颞神经是三叉神经第3支下颌神经的分支。耳后动脉起自颈外动脉，耳后静脉汇入颈外静脉，枕小神经来自第2、3颈神经，属颈丛的分支。对应大脑皮层在颞叶与额叶、中央沟、枕叶的联合区，分布有广泛的神经、血管及大脑皮层功能区。

4. 主治

（1）偏头痛、眩晕等头部病证。

（2）耳鸣、耳聋等耳部病证。

（3）失眠、抑郁症等神志病证。

（4）少阳枢机不利所致胸胁病证。

二、胸腹部组穴

消食三穴

1. 穴位组成

璇玑　下脘　四缝（图1-4-15）

2. 腧穴定位

璇玑　任脉腧穴，在前胸部，胸骨上窝下1寸，前正中线上。

下脘　任脉腧穴，在上腹部，脐中上2寸，前正中线上。

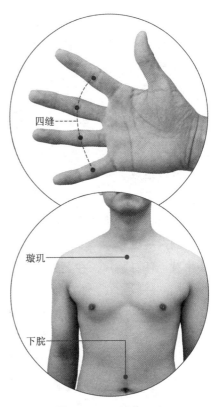

图1-4-15　消食三穴

四缝　经外奇穴，在手指，第2~5指掌面的近侧指间关节横纹的中央，一手4穴。

3.主治

痞满、腹泻、小儿疳积等脾胃病证。

补三气穴

1.穴位组成

膻中　中脘　气海（图1-4-16）

2.腧穴定位

膻中　任脉腧穴，在前胸部，横平第4肋间隙，前正中线上。

中脘　任脉腧穴，在上腹部，脐中上4寸，前正中线上。

气海　任脉腧穴，在下腹部，脐中下1.5寸，前正中线上。

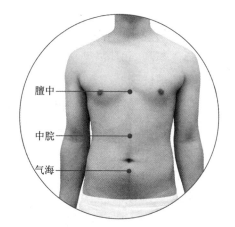

图1-4-16　补三气穴

3.主治

（1）咳嗽、咳痰、心悸、胸闷、胸痛等清气不足诸症。

（2）胃痛、腹胀、泄泻等谷气不足诸症。

（3）遗尿、遗精、带下、痛经等元气不足诸症。

（4）反复感冒、倦怠无力、气短懒言等气虚诸症。

运中气穴

1.穴位组成

中气法Ⅰ：中脘　巨阙　下脘　梁门

中气法Ⅱ：中脘　不容　太乙（图1-4-17）

2.腧穴定位

中脘　任脉腧穴，在上腹部，脐中上4寸，前正中线上。

巨阙　任脉腧穴，在上腹部，脐中上6寸，前正中线上。

下脘　任脉腧穴，在上腹部，脐中上2寸，前正中线上。

梁门　胃经腧穴，在上腹部，脐中上4寸，前正中线旁开2寸。

不容　胃经腧穴，在上腹部，脐中上6寸，前正中线旁开2寸。

太乙　胃经腧穴，在上腹部，脐中上2寸，前正中线旁开2寸

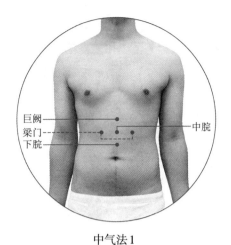

中气法1   中气法2

图1-4-17　运中气穴

3.主治

（1）胃痛、腹痛、呕吐、腹胀、呃逆、便秘等脾胃系病证。

（2）哮喘、咳嗽、心悸、胸痛等心肺系病证。

（3）久泻久痢、重症肌无力、内脏下垂等中气亏虚病证。

丹田三穴

1.穴位组成

气海　石门　关元（图1-4-18）

2.腧穴定位

气海　任脉腧穴，在下腹部，脐中下1.5寸，前正中线上。

石门　任脉腧穴，在下腹部，脐中下2寸，前正中线上。

关元　任脉腧穴，在下腹部，脐中下3寸，前正中线上。

3.主治

（1）咳嗽、短气、腹胀、恶心、呃逆、便秘、遗尿、尿频等元气不足证候。

（2）腰痛、阳痿、遗精、虚劳、四肢逆冷、小儿囟门不合等肾气亏虚证候。

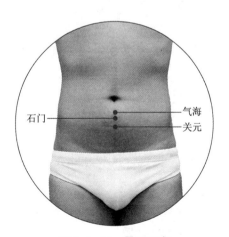

图1-4-18　丹田三穴

净府五穴

1.穴位组成

曲骨　曲骨Ⅰ　曲骨Ⅱ（图1-4-19）

2.腧穴定位

曲骨　任脉腧穴，在下腹部，耻骨联合上缘，前正中线上。

曲骨Ⅰ　经外奇穴，在下腹部，耻骨联合上缘中点旁开1.5寸。

曲骨Ⅱ　经外奇穴，在下腹部，耻骨联合上缘中点旁开3寸。

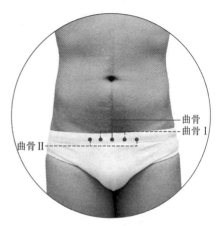

图1-4-19　净府五穴

3.解剖位置

三穴位于泌尿、生殖器官所分布区域，曲骨下为膀胱，女性穴下还有子宫。根据膀胱的体表投影，又将曲骨穴延伸至旁开1.5寸和3寸，取为曲骨Ⅰ和曲骨Ⅱ。

4.主治

（1）遗尿、癃闭、淋证等泌尿系病证。

（2）遗精、阳痿、早泄、痛经、带下等生殖系病证。

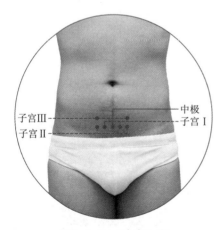

图1-4-20　胞宫七穴

胞宫七穴

1.穴位组成

中极　子宫Ⅰ　子宫Ⅱ　子宫Ⅲ（图1-4-20）

2.腧穴定位

中极　任脉腧穴，在下腹部，脐中下4寸，前正中线上。

子宫Ⅰ　经外奇穴，在下腹部，脐中下4寸，中极旁开1.5寸。

子宫Ⅱ　经外奇穴，在下腹部，脐中下4寸，中极旁开3寸。

子宫Ⅲ　经外奇穴，在下腹部，脐中下3寸，关元旁开3寸。

3.解剖位置

胞宫七穴位于少腹部，穴位下体表投影中有盆腔脏器，毗邻髂窝，左侧为乙状结肠髂窝，右侧为盲肠。局部浅层分布有腹壁浅动脉分支、腹壁静脉分支、腹壁下动脉分支、腹壁静脉分支、髂腹下神经等，深层分布有髂腹股沟神经的肌支和腹壁下动脉。

4.主治

（1）月经不调、痛经、带下、阴挺、不孕等妇科病证。

（2）小便不利、遗尿等泌尿系统病证。

通便三穴

1.穴位组成

五枢　维道　大横（图1-4-21）

2.腧穴定位

五枢　胆经腧穴，在下腹部，横平脐下3寸，髂前上棘内侧。

维道　胆经腧穴，在下腹部，髂前上棘内下0.5寸。

大横　脾经腧穴，在上腹部，脐中旁开4寸。

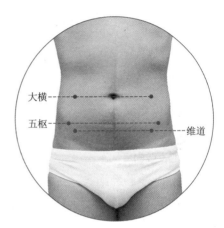

图1-4-21　通便三穴

3.解剖位置

五枢、维道位于髂前上棘，局部为腹内、外斜肌及腹横肌，有旋髂浅、深动静脉，布有髂腹下神经、髂腹股沟神经。大横在腹外斜肌肌部，有第10肋间动、静脉，以及第10肋间神经。三穴体表投影位于结肠部位，左侧五枢、维道位于降结肠分野。

4.主治

（1）大便秘结不通。

（2）带下、月经不调等妇科疾病。

三、背腰部组穴

肩胛冈三穴

1.穴位组成

肩胛冈三穴（图1-4-22）

2.腧穴定位

肩胛冈三穴　位于肩胛冈上，在外侧端与内侧端的连线上，平分四等份。外1/4与

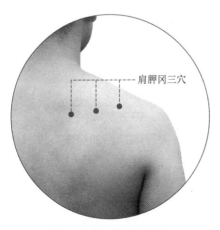

图1-4-22　肩胛冈三穴

内3/4的交点、连线的中点、外3/4与内1/4的交点，共三穴。

3.解剖位置

肩胛冈浅层布有斜方肌中束，深层为冈上肌。旋肱后动脉和腋神经也在此有分支。斜方肌起自枕外隆凸、项韧带和全部胸椎棘突，中部肌束止于肩胛冈，其主要作用是内收肩胛骨。冈上肌位于斜方肌深层，起自冈上窝，经肩峰深面，止于肱骨大结节上部，可使肩关节外展。

4.主治

（1）肩背部疼痛、肩部活动受限。

（2）中风后上肢不遂、颈项僵痛。

肩胛四穴

1.穴位组成

天宗　秉风　曲垣　巨骨（图1-4-23）

2.腧穴定位

天宗　小肠经腧穴，在肩带部，肩胛冈中点与肩胛骨下角连线上1/3与下2/3交点凹陷中。

秉风　小肠经腧穴，在肩带部，肩胛冈中点上方冈上窝中。

曲垣　小肠经腧穴，在肩带部，肩胛冈内侧端上缘凹陷中。

巨骨　大肠经腧穴，在肩背部，锁骨肩峰端与肩胛冈之间凹陷中

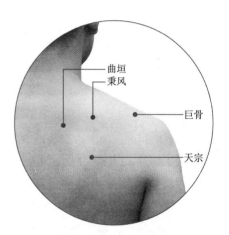

图1-4-23　肩胛四穴

3.解剖位置

肩胛四穴位于肩胛区。天宗在冈下窝中央冈下肌中，有旋肩动、静脉，及肩胛上神经分支。秉风位于冈上窝中，浅层附有斜方肌，深层附有冈上肌，布有第2胸神经后支及肩胛上神经分支。曲垣位于肩胛冈内上端，斜方肌和冈上肌中，布有第2、3胸神经后支的皮支及伴行的动静脉，深层有肩胛上神经的肌支以及肩胛上动静脉等。巨骨在斜方肌与冈上肌中，布有锁骨上神经分支、副神经分支，深层布有肩胛上动静脉，及肩胛上神经。

4.主治

肩胛疼痛、肩凝症、中风后肩关节运动障碍。

心肺区

1.穴位组成

心肺区夹脊穴 大杼 风门 肺俞 厥阴俞 心俞 督俞 膈俞 胃脘下俞 肝俞 胆俞（图1-4-24）

2.腧穴定位

心肺区夹脊穴 经外奇穴，在背部，第1~10胸椎，后正中线旁开0.5寸。

大杼 膀胱经腧穴，在背部，第1胸椎棘突下，后正中线旁开1.5寸。

风门 膀胱经腧穴，在背部，第2胸椎棘突下，后正中线旁开1.5寸。

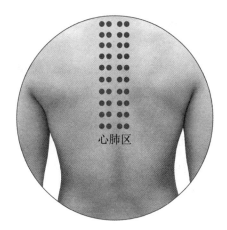

图1-4-24 心肺区

肺俞 膀胱经腧穴，在背部，第3胸椎棘突下，后正中线旁开1.5寸。

厥阴俞 膀胱经腧穴，在背部，第4胸椎棘突下，后正中线旁开1.5寸。

心俞 膀胱经腧穴，在背部，第5胸椎棘突下，后正中线旁开1.5寸。

督俞 膀胱经腧穴，在背部，第6胸椎棘突下，后正中线旁开1.5寸。

膈俞 膀胱经腧穴，在背部，第7胸椎棘突下，后正中线旁开1.5寸。

胃脘下俞 经外奇穴，在脊柱区，第8胸椎棘突下，后正中线旁开1.5寸。

肝俞 膀胱经腧穴，在背部，第9胸椎棘突下，后正中线旁开1.5寸。

胆俞 膀胱经腧穴，在背部，第10胸椎棘突下，后正中线旁开1.5寸。

3.解剖位置

心区的体表投影平对第3~7胸椎。肺的体表投影为前缘均起自锁骨内侧段上方2~3cm处，后缘约平第7颈椎，下缘在腋中线上与第8肋相交，在肩胛线上与第10肋相交，在接近脊柱时则平第10胸椎棘突。同时，本组穴位于背部，分布有斜方肌、菱形肌、上后锯肌、最长肌、背阔肌和髂肋肌等肌群，第1~10肋间动静脉与肋下动静脉背侧支、第1~11胸神经后支。

4.主治

（1）心悸、胸痹、失眠、咳嗽、哮喘、咳血等心肺系病证。

（2）健忘、癫狂、痴呆等神志病证。

（3）肩背不舒、冠心病背部放射痛、胆心综合征、颈椎病等背部病证。

（4）水肿、遗精等肾系病证。

（5）荨麻疹、痤疮、湿疹等皮肤科病证。

肝胆区

1.穴位组成

肝胆区夹脊穴　膈俞　胃脘下俞　肝俞　胆俞　脾俞　胃俞　三焦俞　肾俞（图1-4-25）

2.腧穴定位

肝胆区夹脊穴　经外奇穴，在背部，第7胸椎~第2腰椎，后正中线旁开0.5寸。

膈俞　膀胱经腧穴，在背部，第7胸椎棘突下，后正中线旁开1.5寸。

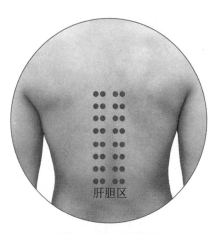

图1-4-25　肝胆区

胃脘下俞　经外奇穴，在脊柱区，第8胸椎棘突下，后正中线旁开1.5寸。

肝俞　膀胱经腧穴，在背部，第9胸椎棘突下，后正中线旁开1.5寸。

胆俞　膀胱经腧穴，在背部，第10胸椎棘突下，后正中线旁开1.5寸。

脾俞　膀胱经腧穴，在背部，第11胸椎棘突下，后正中线旁开1.5寸。

胃俞　膀胱经腧穴，在背部，第12胸椎棘突下，后正中线旁开1.5寸。

三焦俞　膀胱经腧穴，在腰部，第1腰椎棘突下，后正中线旁开1.5寸。

肾俞　膀胱经腧穴，在腰部，第2腰椎棘突下，后正中线旁开1.5寸。

3.解剖位置

肝胆区的体表投影平第7胸椎~第2腰椎。本组穴位于背部，分布有最长肌、背阔肌和髂肋肌等肌群，第7~11肋间动静脉与肋下动静脉背侧支，第1~2腰动静脉背侧支，第7~12胸神经后支，第1~3腰神经后支。

4.主治

（1）胆囊炎、胆石症、胁痛、蛇串疮等胁肋部病证。

（2）眩晕、头痛、耳鸣、耳聋、双目干涩、视物模糊、头摇震颤、面肌痉挛等头面五官病证。

（3）缺乳、乳腺增生、乳房痛、闭经等妇科病证。

脾胃区

1.穴位组成

脾胃区夹脊穴　脾俞　胃俞　三焦俞　肾俞（图1-4-26）

2.腧穴定位

脾胃区夹脊穴 经外奇穴，第11胸椎~第1腰椎，后正中线旁开0.5寸。

肝俞 膀胱经腧穴，在背部，第9胸椎棘突下，后正中线旁开1.5寸。

胆俞 膀胱经腧穴，在背部，第10胸椎棘突下，后正中线旁开1.5寸。

脾俞 膀胱经腧穴，在背部，第11胸椎棘突下，后正中线旁开1.5寸。

胃俞 膀胱经腧穴，在背部，第12胸椎棘突下，后正中线旁开1.5寸。

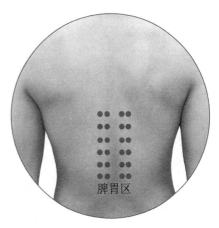

图1-4-26 脾胃区

三焦俞 膀胱经腧穴，在腰部，第1腰椎棘突下，后正中线旁开1.5寸。

肾俞 膀胱经腧穴，在腰部，第2腰椎棘突下，后正中线旁开1.5寸。

3.解剖位置

脾位于左季肋区，平第9~11肋，其长轴与第10肋一致。胃的体表投影：贲门约在第11胸椎的左侧，幽门约在第1腰椎的右侧，胃充满到中等程度时，约3/4位于左季肋区，1/4位于腹上区。本组穴位于背部，分布有最长肌、背阔肌和髂肋肌等肌群，第9~12肋间动静脉和肋下动静脉背侧支，第1~2腰动静脉背侧支，第9~12胸神经及第1~2腰神经后支。

4.主治

（1）腹胀腹痛、呕吐嗳气、便秘、泄泻等胃肠病证。

（2）胃下垂、脱肛、阴挺等中气下陷病证。

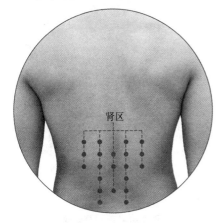

图1-4-27 肾区

肾区

1.穴位组成

胃俞　三焦俞　肾俞　气海俞　大肠俞　关元俞　胃仓　肓门　志室　悬枢　命门　腰阳关（图1-4-27）

2.腧穴定位

胃俞 膀胱经腧穴，在背部，第12胸椎棘突下，后正中线旁开1.5寸。

三焦俞 膀胱经腧穴，在腰部，第1腰椎棘突下，后正中线旁开1.5寸。

肾俞　膀胱经腧穴，在腰部，第2腰椎棘突下，后正中线旁开1.5寸。

气海俞　膀胱经腧穴，在腰部，第3腰椎棘突下，后正中线旁开1.5寸。

大肠俞　膀胱经腧穴，在腰部，第4腰椎棘突下，后正中线旁开1.5寸。

关元俞　膀胱经腧穴，在腰部，第5腰椎棘突下，后正中线旁开1.5寸。

胃仓　膀胱经腧穴，在背部，第12胸椎棘突下，后正中线旁开3寸。

肓门　膀胱经腧穴，在腰部，第1腰椎棘突下，后正中线旁开3寸。

志室　膀胱经腧穴，在腰部，第2腰椎棘突下，后正中线旁开3寸。

悬枢　督脉腧穴，在腰部，第1腰椎棘突下凹陷中，后正中线上。

命门　督脉腧穴，在腰部，第2腰椎棘突下凹陷中，后正中线上。

腰阳关　督脉腧穴，在腰部，第4腰椎棘突下凹陷中，后正中线上。

3.解剖位置

肾脏解剖位置位于脊柱两侧，左肾上端平第11胸椎下缘，下端平第2腰椎下缘，右肾比左肾略低半个椎体的高度。本组穴位于背腰部，分布有最长肌、背阔肌和髂肋肌，第12肋间动静脉、肋下动静脉背侧支，第1~3腰动静脉背侧支，第12胸神经后支，第1~5腰神经后支。

4.主治

（1）阳痿、早泄、遗精、滑精、经少等生殖系统病证。

（2）水肿、多汗、遗尿等水液代谢障碍病证。

（3）咳嗽、泄泻、腹胀、头晕、胁痛等肾气不足诸症。

（4）健忘以及耳鸣、耳聋等头面五官病证。

腰夹脊

1.穴位组成

腰夹脊（图1-4-28）

2.腧穴定位

第1~5腰椎棘突下旁开0.5寸，共5对，10穴。

3.主治

（1）腰痛、坐骨神经痛、下肢痹痛等腰腿臀痛病证。

（2）遗尿、尿频等肾脏疾病。

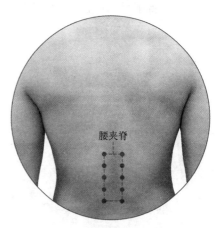

图1-4-28　腰夹脊

秩边透水道

1.穴位组成

秩边　水道（图1-4-29）

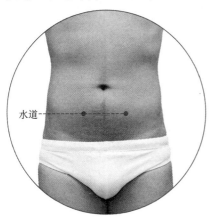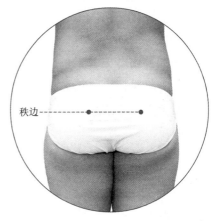

图1-4-29　秩边透水道

2.腧穴定位

秩边　膀胱经腧穴，在臀部，横平第4骶后孔，骶正中嵴旁开3寸。

水道　胃经腧穴，在下腹部，脐中下3寸，前正中线旁开2寸。

3.主治

（1）坐骨神经痛、下肢痹痛等腰腿臀痛病证。

（2）尿频、尿崩症、遗尿、癃闭、阴痛、阳痿等泌尿生殖系统疾患。

（3）痔疮等肛周疾患。

四、上肢部组穴

肩五穴

1.穴位组成

肩髃　肩髎　肩头　肩前　肩后（图1-4-30）

2.腧穴定位

肩髃　大肠经腧穴，在肩带部，肩峰外侧缘前端与肱骨大结节两骨间凹陷中。（屈臂外展，肩峰外侧缘呈现前后两个凹陷，前面一个凹窝中即为此穴）

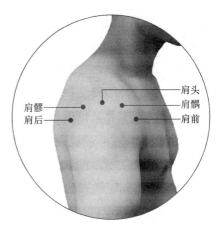

图1-4-30　肩五穴

肩髎　三焦经腧穴，在肩带部，肩峰角与肱骨大结节两骨间凹陷中。

肩头　经外奇穴，肩髃和肩髎连线的中点。

肩前　经外奇穴，肩髃和肱骨头前缘连线的中点。

肩后　经外奇穴，肩髎和肱骨头后缘连线的中点。

3. 解剖位置

肩五穴局部附着丰富的肌肉和肌腱，如三角肌、冈上肌、大圆肌、小圆肌、冈下肌、冈上肌肌腱、肱二头肌长头肌肌腱、背阔肌肌腱、肩胛下肌肌腱等。局部分布有锁骨上神经、腋神经、肩胛下神经、桡神经和旋肱后动静脉等。

4. 主治

肩臂痛、肩凝症、中风后上肢不遂等上肢病证。

肱二头肌三穴

1. 穴位组成

肱二头肌三穴（图1-4-31）

2. 腧穴定位

肱二头肌三穴　腋前纹头与肘横纹中点的连线上，平分四等份，上1/4与下3/4的交点、连线的中点、上3/4与下1/4的交点，共3穴。

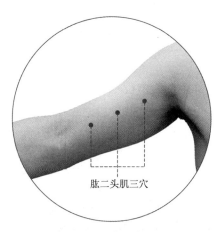

肱二头肌三穴

图1-4-31　肱二头肌三穴

3. 解剖位置

肱二头肌有长、短二头，长头起于肩胛骨盂上粗隆，短头起于肩胛骨喙突，长、短二头于肱骨中部汇合为肌腹，下行至肱骨下端，集成肌腱止于桡骨粗隆和前臂筋腱膜。深层分布有肱肌，起自肱骨体下半部的前面，止于尺骨粗隆。局部分布有肱动脉、肱静脉、正中神经、尺神经、臂内侧皮神经、前臂内侧皮神经、肌皮神经等。

4. 主治

中风后上肢痿痹、前臂屈曲无力、肌张力亢进等上肢病证。

肱三头肌三穴

1. 穴位组成

肱三头肌三穴（图1-4-32）

2.腧穴定位

肱三头肌三穴 腋后纹头与肘尖之间平分四等份，上1/4与下3/4的交点、连线中点、上3/4与下1/4的交点，共3穴。

3.解剖位置

肱三头肌起点有三个头，长头起自肩胛骨关节盂的下方，外侧头起自肱骨后面桡神经沟的外上方，内侧头起自桡神经沟内下方，三头合成一个肌腹，止于尺骨鹰嘴。局部分布有臂外侧上皮神经、臂外侧下皮神经、臂后皮神经、前臂后皮神经、桡神经、尺神经和肱深血管等。

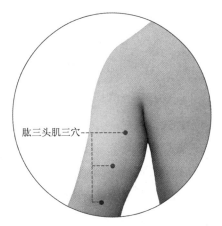

图1-4-32 肱三头肌三穴

4.主治

（1）肩部沉重、疼痛、麻木、活动受限，及肩周炎等肩部病证。

（2）中风后上肢不遂。

（3）神经根型颈椎病。

前臂掌侧六穴

1.穴位组成

前臂掌侧六穴（图1-4-33）

2.腧穴定位

前臂掌侧六穴 太渊、尺泽连线上，太渊上3寸处与尺泽四等分，中间3个等分点处取桡侧三穴。在神门、少海连线上，神门上3寸处与少海四等分，中间3个等分点处取尺侧三穴。此6个针刺点合称前臂掌侧六穴。

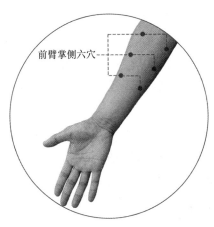

图1-4-33 前臂掌侧六穴

3.解剖位置

前臂掌侧六穴之桡侧三穴有肱桡肌、旋前圆肌、桡侧腕屈肌、拇长屈肌，尺侧三穴有掌长肌、尺侧腕屈肌、指浅屈肌、指深屈肌、旋前方肌。桡侧肌群功主屈肘、屈腕及外展桡关节，尺侧肌群有屈腕、内收桡关节、屈指和使前臂旋前之用。前臂掌侧局部还有头静脉、贵要静脉、前臂正中静脉、前臂外侧皮神经、前臂内侧皮神经等分布。

4.主治

（1）肘关节疼痛、肱骨外上髁炎、肱骨内上髁炎等肘关节部病证。

（2）手肘无力、手臂肿痛、中风所致上肢不遂等上肢病证。

前臂背侧六穴

1.穴位组成

前臂背侧六穴（图1-4-34）

2.腧穴定位

前臂背侧六穴　阳溪、曲池连线上，阳溪上3寸与曲池4等分，中间3个等分点处取穴。阳谷、小海连线上，阳谷上3寸与小海4等分，中间3个等分点处取穴。此6个针刺点合称前臂背侧六穴。

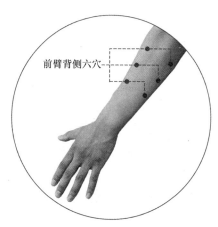

图1-4-34　前臂背侧六穴

3.解剖位置

前臂背侧六穴局部附着丰富的肌肉组织，桡侧三穴局部有桡侧腕长伸肌、桡侧腕短伸肌、指伸肌，尺侧三穴局部有小指伸肌、尺侧腕伸肌，以及在肘后部的肘肌。前臂背侧局部还有桡神经和骨间后动脉分布。

4.主治

（1）肘关节疼痛、肱骨外上髁炎、肱骨内上髁炎等肘关节部病证。

（2）手肘无力、手臂肿痛、中风所致上肢不遂等上肢病证。

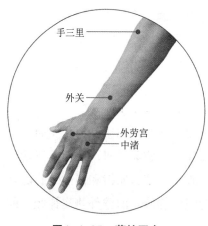

图1-4-35　落枕四穴

落枕四穴

1.穴位组成

外劳宫　中渚　手三里　外关（图1-4-35）

2.腧穴定位

外劳宫　经外奇穴，在手背，第2、3掌骨间，掌指关节后0.5寸（指寸）凹陷中。

中渚　三焦经腧穴，在手背，第4、5掌骨间，第4掌指关节近端凹陷中。

手三里　大肠经腧穴，在前臂后外侧，肘横纹下2寸，阳溪与曲池连线上。

外关　三焦经腧穴，在前臂后侧，腕背侧远端横纹上2寸，尺骨与桡骨间隙中点。

3.主治

颈椎病、落枕、手臂痛。

腕掌侧三穴

1.穴位组成

神门　大陵　太渊（图1-4-36）

2.腧穴定位

神门　心经腧穴，在腕前内侧，腕掌侧远端横纹尺侧端，尺侧腕屈肌腱的桡侧缘。

大陵　心包经腧穴，在腕前侧，腕掌侧远端横纹中，掌长肌腱与桡侧腕屈肌腱之间。

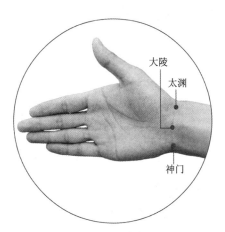

图1-4-36　腕掌侧三穴

太渊　肺经腧穴，在腕前外侧，桡骨茎突与腕舟状骨之间，拇长展肌腱尺侧凹陷中。

3.解剖位置

三穴位于腕掌侧横纹，神门下分布尺神经浅支。大陵下分布正中神经。太渊下分布前臂外侧皮神经和桡神经浅支混合支。

4.主治

（1）腕肘关节屈伸不利、中风后上肢不遂、肩臂腰背酸痛等。

（2）心痛、怔忡、惊悸等心系病证。

（3）失眠、健忘、郁证等神志病证。

腕背侧三穴

1.穴位组成

阳谷　阳溪　阳池（图1-4-37）

2.腧穴定位

阳谷　小肠经腧穴，在腕后内侧，尺骨茎突与三角骨之间的凹陷中。

阳溪　大肠经腧穴，在腕后外侧，腕背侧远端横纹桡侧，桡骨茎突远端，解剖学"鼻烟窝"凹陷中。

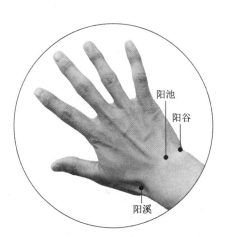

图1-4-37　腕背侧三穴

阳池　　三焦经腧穴，在腕后侧，腕背侧远端横纹上，指伸肌腱的尺侧缘凹陷中。

3.解剖位置

三穴在腕背侧，阳谷下有尺神经背支分布。阳溪处布有桡神经浅支。阳池处有尺神经手背支、前臂后皮神经分布。

4.主治

（1）颈颔肿、胁痛、肩臂疼痛、手腕痛、半身不遂等。

（2）目赤肿痛、目眩、耳鸣、耳聋、齿痛、口疮等头面五官病证。

（3）泄泻、疳积、消渴、便秘等脾胃病证。

鱼际四穴

1.穴位组成

鱼际　鱼际Ⅰ　鱼际Ⅱ　鱼际Ⅲ（图1-4-38）

2.腧穴定位

鱼际　在手掌，第1掌骨桡侧中点赤白肉际处。

鱼际Ⅰ　在手掌大鱼际，以鱼际隆起最高点为中点，分别作最高点与鱼际穴的连线及其垂直线，位于连线上手掌内侧和最高点与鱼际穴等距离处即为鱼际Ⅰ。

鱼际Ⅱ　在手掌大鱼际，以鱼际隆起最高点为中点，分别作最高点与鱼际穴的连线及其垂直线，位于垂直线与拇指掌指横纹交点处即为鱼际Ⅱ。

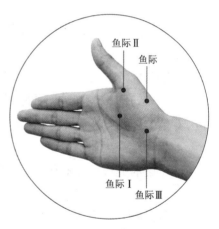

图1-4-38　鱼际四穴

鱼际Ⅲ　在手掌大鱼际，以鱼际隆起最高点为中点，分别作最高点与鱼际穴的连线及其垂直线，位于垂直线上近腕掌横纹端，最高点与拇指掌指横纹交点等距离处即为鱼际Ⅲ。

3.解剖位置

鱼际四穴局部有拇短展肌、拇短屈肌和拇对掌肌，深部有拇收肌，此四块肌肉综合作用下，可使拇指完成外展、对掌、指节屈曲等活动，此处布有前臂外侧皮神经和桡神经浅支混合支。

4.主治

（1）中风后遗症之手指屈伸障碍。

（2）咳嗽、咽喉肿痛等肺系病证。

手掌对刺三穴

1.穴位组成

合谷　后溪　劳宫（图1-4-39）

2.腧穴定位

合谷　大肠经腧穴，在手背，第1掌骨和第2掌骨之间，约平第2掌骨桡侧的中点。

后溪　小肠经腧穴，在手背，第5掌指关节尺侧近端赤白肉际凹陷中。

劳宫　心包经腧穴，在手掌，横平第3掌指关节近端，第2、3掌骨之间偏于第3掌骨。

3.解剖位置

合谷穴在拇收肌中，后溪穴在小指展肌中。合谷穴浅层布有桡神经浅支，深层布有尺神经深支。后溪穴浅层布有尺神经手背支及掌支，深层有指掌侧固有神经等。劳宫穴在指浅、深屈肌中，浅层布有正中神经的掌支，深层有指掌侧总动脉。

4.主治

（1）肩臂肘腕疼痛、指端麻木、半身不遂等四肢病证。

（2）胃痛、呕吐、便秘等脾胃病证。

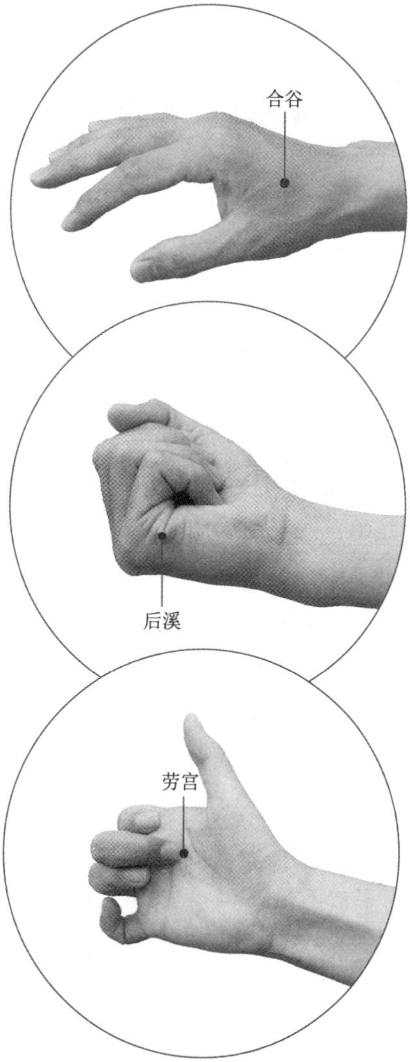

图1-4-39　手掌对刺三穴

正中神经六穴

1.穴位组成

极泉　曲泽　郄门　间使　内关　大陵（图1-4-40）

2.腧穴定位

极泉　心经腧穴，在腋窝中央，腋动脉搏动处。

曲泽　心包经腧穴，在肘前侧，肘横纹上，肱二头肌腱的尺侧缘凹陷中。

郄门　心包经腧穴，在前臂前侧，腕掌侧远端横纹上5寸，掌长肌腱与桡侧腕屈肌腱之间。

间使　心包经腧穴，在前臂前侧，腕掌侧远端横纹上3寸，掌长肌腱与桡侧腕屈肌腱之间。

内关　心包经腧穴，在前臂前侧，腕掌侧远端横纹上2寸，掌长肌腱与桡侧腕屈肌腱之间。

大陵　心包经腧穴，在腕前侧，腕掌侧远端横纹中，掌长肌腱与桡侧腕屈肌腱之间。

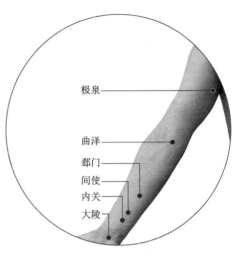

图1-4-40　正中神经六穴

3.解剖位置

极泉位于正中神经臂上部，局部亦有肋间臂神经、桡神经、尺神经和腋动静脉等。曲泽位于正中神经肘窝处，郄门、间使、内关、大陵均位于桡侧腕屈肌腱和掌长肌腱之间，布有指浅屈肌、指深屈肌、前臂正中动静脉等，其下为正中神经，深层有前臂掌侧骨间神经。

4.主治

（1）肘臂腕麻木疼痛、正中神经受损、中风后上肢不遂等上肢病证。

（2）心痛、心悸等心系病证。

（3）失眠、健忘等神志病证。

尺神经五穴

1.穴位组成

青灵　支正　通里　阴郄　神门（图1-4-41）

2.腧穴定位

青灵　心经腧穴，在臂内侧，肘横纹上3寸，肱二头肌的内侧沟中。

支正　小肠经腧穴，在前臂外侧，腕背侧远端横纹上5寸，尺骨尺侧与尺侧腕屈肌之间。

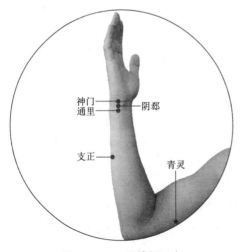

图1-4-41　尺神经五穴

通里　心经腧穴，在前臂前内侧，腕掌侧远端横纹上1寸，尺侧腕屈肌腱的桡侧缘。

阴郄　心经腧穴，在前臂前内侧，腕掌侧远端横纹上0.5寸，尺侧腕屈肌腱的桡侧缘。

神门　心经腧穴，在腕前内侧，腕掌侧远端横纹尺侧端，尺侧腕屈肌腱的桡侧缘。

3.解剖位置

青灵位于肱二头肌的内侧沟中，有尺神经经过。通里、阴郄、神门均位于尺侧腕屈肌腱的桡侧缘，其部亦存在尺神经。支正在尺骨尺侧与尺侧腕屈肌之间，沿缝隙间亦有尺神经通过。

4.主治

（1）颈椎病、尺神经痛，以及中风后上肢不遂等上肢病证。

（2）心痛、心悸、怔忡、失眠、健忘等心系病证。

（3）痴呆、癫狂痫等神志病证。

（4）咽喉不利、吞咽困难等头面五官病证。

桡神经浅支五穴

1.穴位组成

臑会　肘髎　尺泽　孔最　列缺（图1-4-42）

2.腧穴定位

臑会　三焦经腧穴，在臂后侧，尺骨鹰嘴尖与肩峰角连线上，与三角肌后缘相交处。

肘髎　大肠经腧穴，在肘后外侧，肱骨外上髁上缘，髁上嵴的前缘。

尺泽　肺经腧穴，在肘前侧，肘横纹上，肱二头肌腱桡侧缘凹陷中。

孔最　肺经腧穴，在前臂前外侧，腕掌侧远端横纹上7寸，尺泽与太渊连线上。

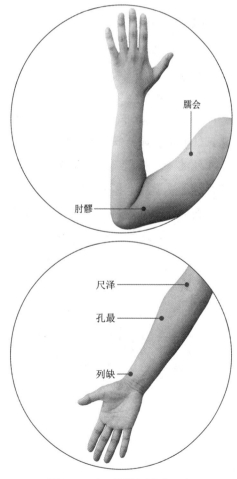

图1-4-42　桡神经浅支五穴

列缺　肺经腧穴，在前臂外侧，腕掌侧远端横纹上1.5寸，拇短伸肌腱与拇长展肌腱之间，拇长展肌腱沟的凹陷中。

3.解剖位置

臑会位于三角肌的后下缘，深部有桡神经通过，肘髎位于肱骨外上髁上方，桡神经经此继续下行。尺泽在肱二头肌腱桡侧凹陷中，深部桡神经通过，孔最在前臂中下部，桡神经浅支经此沿桡动脉外侧继续下行至手背部，经过列缺，最终分为4~5支指背神经。

4.主治

中风所致上肢拘挛、麻木不遂，肩臂痛，颈椎病所致拇食指麻木、疼痛等上肢病证。

桡神经深支三穴

1.穴位组成

肘髎　外关　支沟（图1-4-43）

2.腧穴定位

肘髎　大肠经腧穴，在肘后外侧，肱骨外上髁上缘，髁上嵴的前缘。

外关　三焦经腧穴，在前臂后侧，腕背侧远端横纹上2寸，尺骨与桡骨间隙中点。

支沟　三焦经腧穴，在前臂后侧，腕背侧远端横纹上3寸，尺骨与桡骨间隙中点。

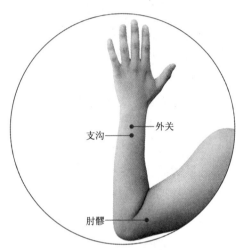

图1-4-43　桡神经深支三穴

3.主治

中风所致上肢拘挛、活动不利、麻木不仁、感觉异常及肘臂疼痛等上肢病证。

手食指三穴

1.穴位组成

二间　三间　合谷（图1-4-44）

2.腧穴定位

二间　大肠经腧穴，在手指，第2掌指关节桡侧远端赤白肉际处。

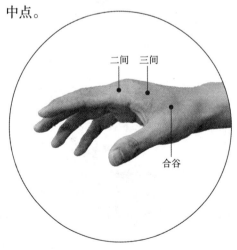

图1-4-44　手食指三穴

三间 大肠经腧穴，在手背，第2掌指关节桡侧近端凹陷中。

合谷 大肠经腧穴，在手背，第1掌骨和第2掌骨之间，约平第2掌骨桡侧的中点。

3.主治

（1）肩臂疼痛、指麻肿痛。

（2）头痛、喉痹、鼻衄、齿痛、口眼歪斜、耳鸣、耳聋等头面五官病证。

（3）肠疾、大便脓血等脾胃病证。

调心神三穴

1.穴位组成

内关透间使 郄门（图1-4-45）

2.腧穴定位

内关 心包经腧穴，在前臂前侧，腕掌侧远端横纹上2寸，掌长肌腱与桡侧腕屈肌腱之间。

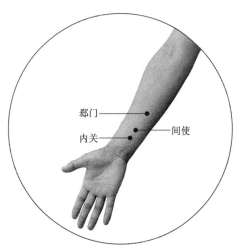

图1-4-45 调心神三穴

间使 心包经腧穴，在前臂前侧，腕掌侧远端横纹上3寸，掌长肌腱与桡侧腕屈肌腱之间。

郄门 心包经腧穴，在前臂前侧，腕掌侧远端横纹上5寸，掌长肌腱与桡侧腕屈肌腱之间。

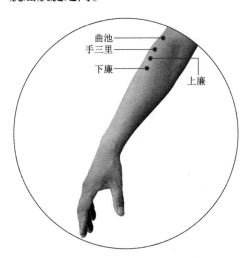

图1-4-46 手阳明四穴

3.主治

（1）心痛、心悸、怔忡等心系病证。

（2）失眠、健忘、小儿惊风等神志病证。

（3）肘臂腕麻木疼痛、腋肿掌热、中风后上肢不遂。

手阳明四穴

1.穴位组成

曲池 手三里 上廉 下廉（图1-4-46）

2.腧穴定位

曲池　大肠经腧穴，在肘外侧，当尺泽与肱骨外上髁连线的中点处。

手三里　大肠经腧穴，在前臂后外侧，肘横纹下2寸，阳溪与曲池连线上。

下廉　大肠经腧穴，在前臂后外侧，肘横纹下4寸，阳溪与曲池连线上。

上廉　大肠经腧穴，在前臂后外侧，肘横纹下3寸，阳溪与曲池连线上。

3.主治

（1）上肢不遂，手臂肿痛，以及咽喉肿痛、齿痛等头面五官病证。

（2）腹痛、吐泻、痢疾等脾胃系病证。

（3）发热、感冒、咳嗽、哮喘等肺系病证。

（4）湿疹、荨麻疹、皮肤干燥等皮肤病证。

合谷透后溪

1.穴位组成

合谷　后溪（图1-4-47）

2.腧穴定位

合谷　大肠经腧穴，在手背，第1掌骨和第2掌骨之间，约平第2掌骨桡侧的中点。

后溪　小肠经腧穴，在手背，第5掌指关节尺侧近端赤白肉际凹陷中。

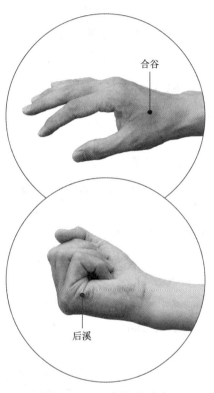

图1-4-47　合谷透后溪

3.主治

（1）急性腰扭伤。

（2）中风后手指屈伸不利。

五、下肢部组穴

冲门三穴

1.穴位组成

下冲门　冲门　上冲门（图1-4-48）

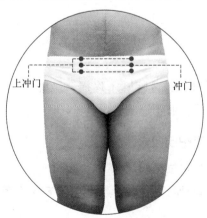

图1-4-48　冲门三穴

2.腧穴定位

下冲门　经外奇穴，在腹股沟斜纹下的股动脉搏动处外侧1cm处。

冲门　脾经腧穴，在腹股沟，腹股沟斜纹中，髂外动脉搏动处的外侧。

上冲门　经外奇穴，在腹股沟斜纹上方，髂外动脉搏动处外侧1cm处。

3.解剖位置

该组穴位局部有股直肌、缝匠肌等，浅层有股外侧皮神经，深层有股神经、隐神经、股动脉、髂外动脉等。

4.主治

（1）股神经痛、隐神经痛、髋关节屈伸不利、膝关节屈伸不利、中风后下肢不遂诸症等下肢病证。

（2）疝气、阴挺、睾丸疼痛、月经不调、小腹痛、少腹痛等泌尿生殖系诸疾。

阴股三穴

1.穴位组成

足五里　阴廉　急脉（图1-4-49）

2.腧穴定位

足五里　肝经腧穴，在股内侧，气冲直下3寸，动脉搏动处。

阴廉　肝经腧穴，在股内侧，气冲直下2寸。

急脉　肝经腧穴，在腹股沟，横平耻骨联合上缘，前正中线旁开2.5寸。

3.解剖位置

该组穴局部有长收肌、短收肌、大收肌、小收肌、耻骨肌、闭孔外肌。浅层布有股神经前皮支，深层布有闭孔神经前支与后支以及广泛分布的动静脉等。

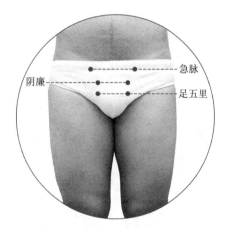

图1-4-49　阴股三穴

4.主治

（1）闭孔神经痛、髋关节收展不利等髋部病证。

（2）疝气、阴挺、睾丸疼痛、月经不调、小腹痛、少腹痛等泌尿生殖系诸疾。

股前九穴

1.穴位组成

股前九穴（图1-4-50）

2.腧穴定位

股前九穴　在大腿前部，在髌骨外上角和股骨大转子最高点与髂前上棘中点的连线、髌骨上缘中点和髂前上棘连线、髌骨内上角和冲门穴连线做3条体表弧线，各分为四等分，3条连线分别取上1/4与下3/4的交点、连线中点、上3/4与下1/4的交点，共9穴。

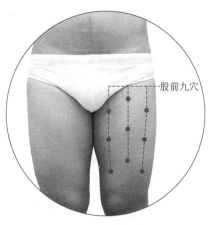

图1-4-50　股前九穴

3.解剖位置

股前九穴局部分布有股四头肌（股直肌、股中间肌、股内侧肌和股外侧肌）以及股神经，其中股神经肌支支配股前侧肌群，皮支支配股前部皮肤。

4.主治

（1）中风后下肢不遂、膝关节疼痛及屈伸不利、股神经痛等下肢病证。

（2）腰部病证。

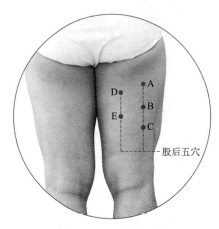

图1-4-51　股后五穴

股后五穴

1.穴位组成

股后五穴（图1-4-51）

2.腧穴定位

股后五穴　在大腿后侧，先将腘横纹和臀横纹分为3等份，其中腘横纹与臀横纹外1/3与内2/3交点连线为外侧线，以腘横纹与臀横纹内1/3与外2/3交点连线为内侧线。其外侧线进行4等分，取3个等分点，分别命为A、B、C；过A、B中点的水平线与内侧线的交点为D，过B、C中点的水平线与内侧线的交点为E。A、B、C、D、E为股后五穴。

3.解剖位置

股后五穴局部分布有股后皮神经以及由坐骨神经肌支支配的股二头肌长头、半腱肌、半膜肌、大收肌。

4.主治

（1）中风后下肢不遂、膝关节疼痛及屈伸不利、坐骨神经痛等下肢病证。

（2）腰部病证。

臀三穴

1.穴位组成

臀三穴（图1-4-52）

2.腧穴定位

臀三穴　在臀部，股骨大转子最凸点与骶管裂孔连线的内1/4与外3/4的交点、连线中点、内3/4与外1/4的交点，共3穴。

3.解剖位置

臀三穴局部分布有臀大肌、臀中肌、梨状肌，以及臀上皮神经、臀下皮神经、臀下神经。

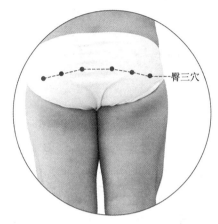

图1-4-52　臀三穴

4.主治

臀上皮神经炎等臀部及腿部病证。

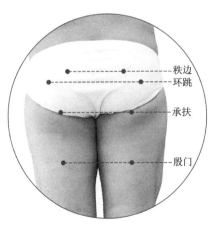

图1-4-53　坐骨神经四穴

坐骨神经四穴

1.穴位组成

环跳　殷门　承扶　秩边（图1-4-53）

2.腧穴定位

环跳　胆经腧穴，在臀部，股骨大转子最凸点与骶管裂孔连线的外1/3与内2/3交点处。

承扶　膀胱经腧穴，在臀部，臀沟的中点。

殷门　膀胱经腧穴，在股后侧，臀沟下6寸，股二头肌与半腱肌之间。

秩边　膀胱经腧穴，在臀部，横平第4骶后孔，骶正中嵴旁开3寸。

3.解剖位置

该组穴局部分布有股后皮神经、坐骨神经、股二头肌长头、半腱肌、半膜肌、大收肌、臀大肌、梨状肌、臀下皮神经、臀下神经。

4.主治

坐骨神经痛、腰脊痛、腓总神经卡压症。

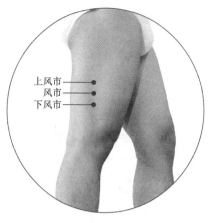

图1-4-54　三风市

三风市

1.穴位组成

风市　上风市　下风市（图1-4-54）

2.腧穴定位

风市　胆经腧穴，在股外侧，腘横纹上9寸，髂胫束后缘。

上风市　经外奇穴，股部，风市穴上2寸，髂胫束后缘。

下风市　经外奇穴，股部，风市穴下2寸，髂胫束后缘。

3.解剖位置

三风市局部有髂胫束、股外侧肌、股中间肌。浅层布有股外侧皮神经，深层有旋股外侧动脉降支的肌支和股神经的肌支。

4.主治

（1）腰痛、股外侧皮神经痛、髋关节屈伸不利等腰腿疾患。

（2）耳鸣、耳聋等耳部疾患。

（3）风疹等皮肤科疾患。

腘下四穴

1.穴位组成

委中　委阳　承筋　承山（图1-4-55）

2.腧穴定位

委中　膀胱经腧穴，在膝后侧，腘横纹中点。

委阳　膀胱经腧穴，在膝后外侧，腘横纹上，股二头肌腱的内侧缘。

承筋　膀胱经腧穴，在小腿后侧，腘横纹下5寸，腓肠肌两肌腹之间。

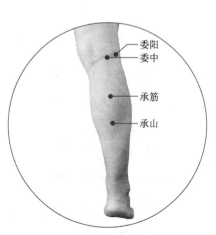

图1-4-55　腘下四穴

承山　膀胱经腧穴，在小腿后侧，腓肠肌两肌腹与跟腱交角处。

3.解剖位置

腘下四穴局部分布有腓肠肌、比目鱼肌、跖肌、腘肌、胫骨后肌，胫神经及其皮支腓肠内侧皮神经、腓肠神经。

4.主治

（1）腰骶痛，中风后下肢不遂、足下垂、足内翻、坐骨神经痛等下肢病证。

（2）痔疮、便血等肛肠病。

（3）瘾疹、丹毒、湿疹等热性皮肤病。

（4）呕吐腹泻、腹满等胃肠病证。

（5）癃闭、遗尿等水液代谢障碍病证。

小腿前外侧六穴

1.穴位组成

足三里　丰隆　悬钟　跗阳　足三里对称点　丰隆对称点（图1-4-56）

2.腧穴定位

足三里　胃经腧穴，在小腿外侧，犊鼻下3寸，犊鼻与解溪连线上。

丰隆　胃经腧穴，在小腿外侧，外踝尖上8寸，胫骨前肌的外缘。

悬钟　胆经腧穴，在小腿外侧，外踝尖上3寸，腓骨前缘。

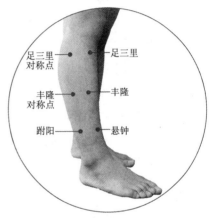

图1-4-56　小腿前外侧六穴

跗阳　膀胱经腧穴，在小腿后外侧，昆仑直上3寸，腓骨与跟腱之间。

足三里对称点　经外奇穴，在腓骨后缘与足三里相平处。

丰隆对称点　经外奇穴，在腓骨后缘与丰隆相平处。

3.解剖位置

小腿前外侧六穴局部分布有腓肠外侧皮神经分支、腓浅神经、腓深神经、胫骨前肌、拇长伸肌、趾长伸肌、第三腓骨肌、腓骨长肌、腓骨短肌。

4.主治

中风后下肢不遂、足内翻、足下垂以及腓总神经痛等下肢病证。

足阳明四穴

1.穴位组成

梁丘　足三里　上巨虚　下巨虚（图
1-4-57）

2.腧穴定位

梁丘　胃经腧穴，在股前外侧，髌底
上2寸，股外侧肌与股直肌肌腱之间。

足三里　胃经腧穴，在小腿外侧，犊
鼻下3寸，犊鼻与解溪连线上。

上巨虚　胃经腧穴，在小腿外侧，犊
鼻下6寸，犊鼻与解溪连线上。

下巨虚　胃经腧穴，在小腿外侧，犊鼻下9寸，犊鼻与解溪连线上。

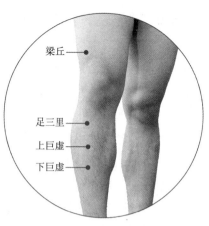

图1-4-57　足阳明四穴

3.主治

（1）坐骨神经痛、膝关节痛、足内翻等下肢病证。

（2）恶心呕吐、腹痛、腹泻等脾胃系病证。

（3）视物不清、鼻塞鼻衄、耳聋耳鸣、咽喉肿痛等头面五官病证。

（4）咳痰、喘憋、心悸等心肺系病证。

（5）癫狂、失眠等神志病证。

（6）脏器脱垂、遗尿、尿频、小便不利等中气不足诸症。

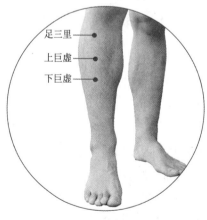

图1-4-58　足阳明三合穴

足阳明三合穴

1.穴位组成

足三里　上巨虚　下巨虚（图1-4-58）

2.腧穴定位

足三里　胃经腧穴，在小腿外侧，犊鼻
下3寸，犊鼻与解溪连线上。

上巨虚　胃经腧穴，在小腿外侧，犊鼻
下6寸，犊鼻与解溪连线上。

下巨虚　胃经腧穴，在小腿外侧，犊鼻
下9寸，犊鼻与解溪连线上。

3.主治

（1）恶心呕吐、腹痛、腹泻等脾胃系病证。

（2）下肢不遂。

腓总神经四穴

1.穴位组成

浮郄 委阳 阳陵泉 陵下（图1-4-59）

2.腧穴定位

浮郄 膀胱经腧穴，在膝后侧，腘横纹上1寸，股二头肌腱的内侧缘。

委阳 膀胱经腧穴，在膝后外侧，腘横纹上，股二头肌腱的内侧缘。

阳陵泉 胆经腧穴，在小腿外侧，腓骨头前下方凹陷中。

陵下 经外奇穴，腓骨头下方，腓骨颈处。

3.解剖位置

局部分布有股二头肌长头肌腱、半膜肌肌腱、腓骨长肌、腓骨短肌、趾长伸肌、腓总神经、腓深神经、腓浅神经。

4.主治

坐骨神经痛、腓总神经卡压症。

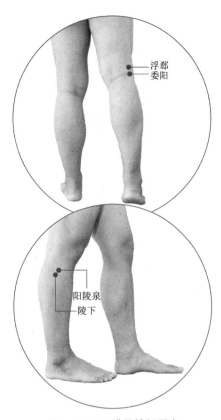

图1-4-59 腓总神经四穴

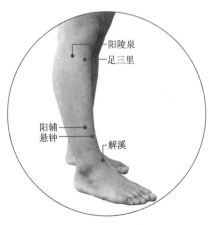

图1-4-60 腓深神经五穴

腓深神经五穴

1.穴位组成

阳陵泉 足三里 阳辅 悬钟 解溪（图1-4-60）

2.腧穴定位

阳陵泉 胆经腧穴，在小腿外侧，腓骨头前下方凹陷中。

阳辅 胆经腧穴，在小腿外侧，外踝尖上4寸，腓骨前缘。

悬钟 胆经腧穴，在小腿外侧，外踝尖上3寸，腓骨前缘。

足三里 胃经腧穴，在小腿外侧，犊鼻下3寸，犊鼻与解溪连线上。

解溪 胃经腧穴，在踝前侧，踝关节前面中央凹陷中，蹈长伸肌腱与趾长伸肌腱之间。

3.解剖位置

该组穴局部分布腓骨长肌、腓骨短肌、趾长伸肌、腓总神经、腓深神经、腓浅神经。

4.主治

腓深神经痛、腓总神经卡压症。

胫神经五穴

1.穴位组成

委中 合阳 承山 三阴交 太溪（图1-4-61）

2.腧穴定位

委中 膀胱经腧穴，在膝后侧，腘横纹中点。

合阳 膀胱经腧穴，在小腿后侧，腘横纹下2寸，腓肠肌内、外侧头之间。

承山 膀胱经腧穴，在小腿后侧，腓肠肌两肌腹与跟腱交角处。

三阴交 脾经腧穴，在小腿内侧，内踝尖上3寸，胫骨内侧缘后际。

太溪 肾经腧穴，在踝后内侧，内踝尖与跟腱之间的凹陷中。

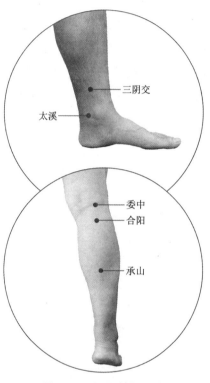

图1-4-61 胫神经五穴

3.解剖位置

局部分布有腓肠肌、比目鱼肌、跖肌、腘肌、胫骨后肌，还有胫神经及其皮支腓肠内侧皮神经、腓肠神经。

4.主治

坐骨神经痛，胫神经卡压所致的足跟痛。

足三阴七穴

1.穴位组成

蠡沟 中都 三阴交 漏谷 地机 阴陵泉 太溪（图1-4-62）

2.腧穴定位

蠡沟　肝经腧穴，在小腿前内侧，内踝尖上5寸，胫骨内侧面的中央。

中都　肝经腧穴，在小腿前内侧，内踝尖上7寸，胫骨内侧面的中央。

三阴交　脾经腧穴，在小腿内侧，内踝尖上3寸，胫骨内侧缘后际。

漏谷　脾经腧穴，在小腿内侧，内踝尖上6寸，胫骨内侧缘后际。

地机　脾经腧穴，在小腿内侧，阴陵泉下3寸，胫骨内侧缘后际。

阴陵泉　脾经腧穴，在小腿内侧，胫骨内侧髁下缘与胫骨内侧缘形成的凹陷中。

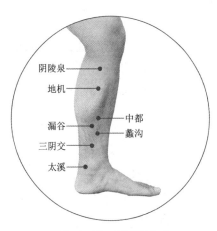

图1-4-62　足三阴七穴

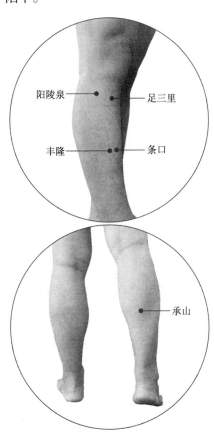

图1-4-63　肩凝症五穴

太溪　肾经腧穴，在踝后内侧，内踝尖与跟腱之间的凹陷中。

3.主治

（1）下肢痿痹。

（2）月经不调、崩漏、赤白带下、阴挺等妇科病证。

（3）泄泻、痢疾、腹胀等脾胃病证。

（4）小便不利、尿频等泌尿系统疾病。

肩凝症五穴

1.穴位组成

条口透承山　丰隆透承山　足三里　阳陵泉（图1-4-63）

2.腧穴定位

条口　胃经腧穴，在小腿外侧，犊鼻下8寸，犊鼻与解溪连线上。

承山　膀胱经腧穴，在小腿后侧，腓肠肌两肌腹与跟腱交角处。

丰隆　胃经腧穴，在小腿外侧，外踝尖上8寸，胫骨前肌的外缘。

足三里　胃经腧穴，在小腿外侧，犊鼻下3寸，犊鼻与解溪连线上。

阳陵泉　胆经腧穴，在小腿外侧，腓骨头前下方凹陷中。

3.主治

（1）肩臂痛、肩凝症、中风后肩不能举、腰背痛。

（2）下肢不遂。

平衡阴阳二穴

1.穴位组成

三阴交　悬钟（图1-4-64）

2.腧穴定位

三阴交　脾经腧穴，在小腿内侧，内踝尖上3寸，胫骨内侧缘后际。

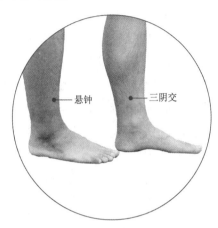

图1-4-64　平衡阴阳二穴

悬钟　胆经腧穴，在小腿外侧，外踝尖上3寸，腓骨前缘。

3.主治

（1）失眠、汗证、中风后遗症等阴阳失衡诸症。

（2）足趾麻木、疼痛等下肢病证。

平衡阴阳四穴

1.穴位组成

三阴交　悬钟　会宗　间使（图1-4-65）

2.腧穴定位

三阴交　脾经腧穴，在小腿内侧，内踝尖上3寸，胫骨内侧缘后际。

悬钟　胆经腧穴，在小腿外侧，外踝尖上3寸，腓骨前缘。

间使　心包经腧穴，在前臂前侧，腕掌

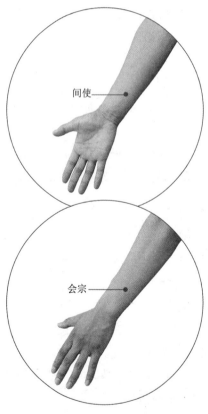

图1-4-65　平衡阴阳四穴

侧远端横纹上3寸，掌长肌腱与桡侧腕屈肌腱之间。

会宗　三焦经腧穴，在前臂后侧，腕背侧远端横纹上3寸，尺骨的桡侧缘。

3.主治

（1）中风后诸症。

（2）手足不温、四肢麻木酸胀疼痛等病证。

滋阴二穴

1.穴位组成

三阴交　太溪（图1-4-66）

2.腧穴定位

三阴交　脾经腧穴，在小腿内侧，内踝尖上3寸，胫骨内侧缘后际。

太溪　肾经腧穴，在踝后内侧，内踝尖与跟腱之间的凹陷中。

3.主治

（1）足趾及踝部麻木疼痛。

（2）阴虚诸证。

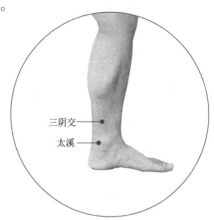

图1-4-66　滋阴二穴

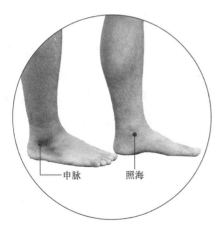

图1-4-67　安眠二穴

安眠二穴

1.穴位组成

申脉　照海（图1-4-67）

2.腧穴定位

申脉　膀胱经腧穴，在足外侧，外踝尖直下，外踝下缘与跟骨之间凹陷中。

照海　肾经腧穴，在足内侧，内踝尖下1寸，内踝下缘边际凹陷中。

3.主治

（1）失眠、多梦等睡眠障碍。

（2）踝扭伤、足踝肿痛、中风后下肢不遂等症。

痫证三穴

1.穴位组成

丰隆　申脉　照海（图1-4-68）

2.腧穴定位

丰隆　胃经腧穴，在小腿外侧，外踝尖上8寸，胫骨前肌的外缘。

申脉　膀胱经腧穴，在足外侧，外踝尖直下，外踝下缘与跟骨之间凹陷中。

照海　肾经腧穴，在足内侧，内踝尖下1寸，内踝下缘边际凹陷中。

3.主治

（1）下肢痿痹。

（2）癫狂、痫证等诸神志疾患。

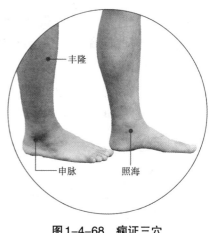

图1-4-68　痫证三穴

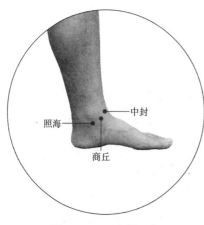

图1-4-69　内踝三穴

内踝三穴

1.穴位组成

照海　商丘　中封（图1-4-69）

2.腧穴定位

照海　肾经腧穴，在足内侧，内踝尖下1寸，内踝下缘边际凹陷中。

商丘　脾经腧穴，在足内侧，内踝前下方，舟骨粗隆与内踝尖连线中点凹陷中。

中封　肝经腧穴，在踝前内侧，足内踝前，胫骨前肌肌腱的内侧缘凹陷中。

3.主治

（1）足踝肿痛。

（2）中风后吞咽困难、构音障碍，咽喉肿痛，舌痛，舌强。

小腿后七穴

1.穴位组成

承山　飞扬　跗阳　筑宾　飞扬对称点　跗阳对称点　筑宾对称点（图1-4-70）

2.腧穴定位

承山 膀胱经腧穴，在小腿后侧，腓肠肌两肌腹与跟腱交角处。

飞扬 膀胱经腧穴，在小腿后外侧，腓肠肌外下缘与跟腱移行处，约当昆仑直上7寸。

跗阳 膀胱经腧穴，在小腿后外侧，昆仑直上3寸，腓骨与跟腱之间。

筑宾 肾经腧穴，在小腿后内侧，太溪直上5寸，比目鱼肌与跟腱之间。

飞扬对称点 经外奇穴，在胫骨内侧与飞扬相平处。

跗阳对称点 经外奇穴，在胫骨内侧与跗阳相平处。

筑宾对称点 经外奇穴，在胫骨内侧与筑宾相平处。

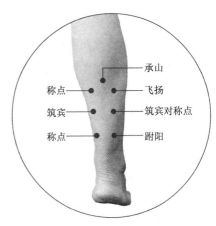

图1-4-70 小腿后七穴

3.解剖位置

小腿后七穴局部分布有跟腱、比目鱼肌、胫骨后肌、拇长屈肌、趾长屈肌及胫神经。

4.主治

坐骨神经痛、小腿痉挛、足跟痛等下肢病证。

利趾三穴

1.穴位组成

京骨 太白 上八风（图1-4-71）

2.腧穴定位

京骨 膀胱经腧穴，在足外侧，第5跖骨粗隆前下方，赤白肉际处。

太白 脾经腧穴，在足内侧，第1跖趾关节近端赤白肉际凹陷中。

上八风 经外奇穴，在足背，第1~5跖骨头间，左右共8穴。

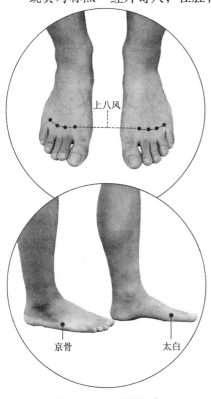

图1-4-71 利趾三穴

3.解剖位置

利趾三穴局部分布有拇收肌、骨间背侧肌、骨间足底肌、拇短屈肌、蚓状肌、小趾展肌、足底内侧神经、足底外侧神经。

4.主治

中风后足趾不利。

足背胆经三穴

1.穴位组成

地五会　足临泣　丘墟（图1-4-72）

2.腧穴定位

地五会　胆经腧穴，在足背，第4、5跖骨间，第4跖趾关节近端凹陷中。

足临泣　胆经腧穴，在足背，第4、5跖骨底结合部的前方，第5趾长伸肌腱外侧凹陷中。

丘墟　胆经腧穴，在踝前外侧，外踝的前下方，趾长伸肌腱的外侧凹陷中。

3.主治

（1）下肢痿软、活动不利，脚气肿痛。

（2）偏头痛。

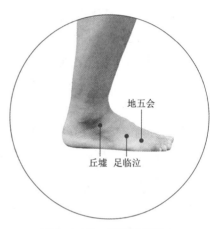

图1-4-72　足背胆经三穴

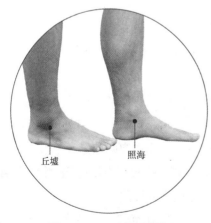

图1-4-73　丘墟透照海

丘墟透照海

1.穴位组成

丘墟　照海（图1-4-73）

2.腧穴定位

丘墟　胆经腧穴，在踝前外侧，外踝的前下方，趾长伸肌腱的外侧凹陷中。

照海　肾经腧穴，在足内侧，内踝尖下1寸，内踝下缘边际凹陷中。

3.主治

（1）外踝肿痛。

（2）胸胁乳房胀痛、心悸等心胸疾患。

（3）失眠、郁证等神志病。

（4）胃脘胀满疼痛、呃逆等脾胃病。

太冲透涌泉

1.穴位组成

太冲　涌泉（图1-4-74）

2.腧穴定位

太冲　肝经腧穴，在足背，第1、2跖骨间，跖骨底结合部前方凹陷中，或触及动脉搏动。

涌泉　肾经腧穴，在足底，屈足卷趾时足心最凹陷中，约当足底第2、3趾蹼缘与足跟连线的前1/3与后2/3交点凹陷中。

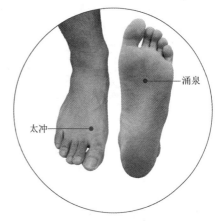

图1-4-74　太冲透涌泉

3.主治

（1）头痛、眩晕、视物不清、耳鸣耳聋等头面五官疾病。

（2）失眠、健忘、郁证、急躁易怒等神志病证。

（3）胸胁胀痛、胸闷等胸胁病证。

六、其他组穴

鼻病六穴

1.穴位组成

迎香　印堂　上星　风池　三间　陷谷（图1-4-75）

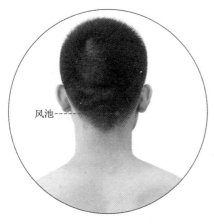
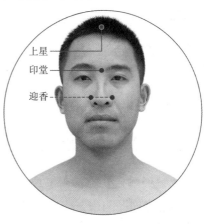

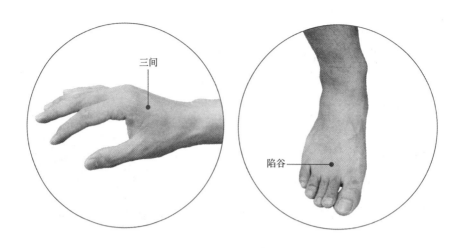

图1-4-75　鼻病六穴

2.腧穴定位

迎香　大肠经腧穴，在面部，鼻翼外缘中点旁，鼻唇沟中。

印堂　督脉腧穴，在头部，两眉毛内侧端中间的凹陷中。

上星　督脉腧穴，在头部，前发际正中直上1寸。

风池　胆经腧穴，在项部，枕骨之下，胸锁乳突肌上端与斜方肌上端之间的凹陷中。（项部枕骨下两侧，横平风府，胸锁乳突肌与斜方肌两肌之间凹陷中）

三间　大肠经腧穴，在手背，第2掌指关节桡侧近端凹陷中。

陷谷　胃经腧穴，在足背，第2、3跖骨间，第2跖趾关节近端凹陷中。

3.主治

鼻塞、鼻衄、鼻渊、鼻鼽、酒糟鼻、嗅觉失灵等鼻部病证。

齿病四穴

1.穴位组成

颊车　下关　合谷　内庭（图1-4-76）

2.腧穴定位

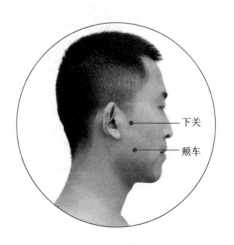

颊车　胃经腧穴，在面部，下颌角前上方一横指，闭口咬紧牙时咬肌隆起，放松时按之有凹陷处。

下关　胃经腧穴，在面部，颧弓下缘中央与下颌切迹之间凹陷中，闭口，上关直下，颧弓下缘凹陷中。

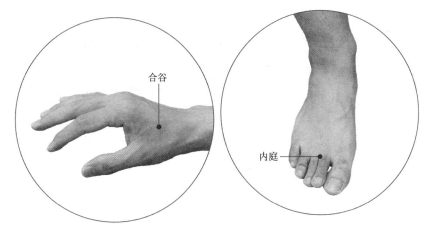

图 1-4-76　齿病四穴

合谷　大肠经腧穴，在手背，第 1 掌骨和第 2 掌骨之间，约平第 2 掌骨桡侧的中点。

内庭　胃经腧穴，在足背，第 2、3 趾间，趾蹼缘后方赤白肉际处。

3.主治

（1）牙痛、牙关紧闭、牙龈肿胀等齿部病证。

（2）疰腮。

清口气四穴

1.穴位组成

劳宫　金津　玉液　内庭（图 1-4-77）

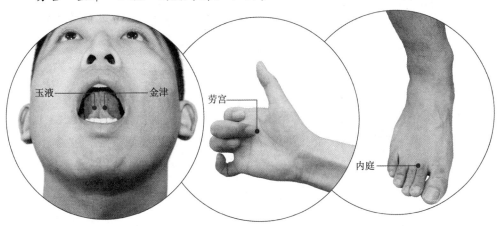

图 1-4-77　清口气四穴

2.腧穴定位

劳宫　心包经腧穴，在手掌，横平第3掌指关节近端，第2、3掌骨之间偏于第3掌骨。

金津、玉液　经外奇穴，在口腔内，舌下系带两侧的静脉上，左曰金津，右曰玉液。

内庭　胃经腧穴，在足背，第2、3趾间，趾蹼缘后方赤白肉际处。

3.主治

口中异味、口臭等胃热病证。

梅核气五穴

1.穴位组成

天突　劳宫　列缺　照海　大椎（图1-4-78）

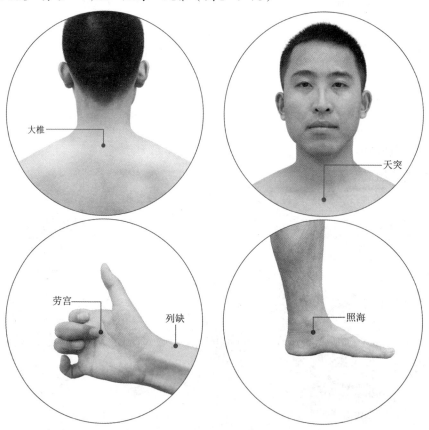

图1-4-78　梅核气五穴

2.腧穴定位

天突 任脉腧穴，在颈前部，胸骨上窝中央，前正中线上。

劳宫 心包经腧穴，在手掌，横平第3掌指关节近端，第2、3掌骨之间偏于第3掌骨。

列缺 肺经腧穴，在前臂外侧，腕掌侧远端横纹上1.5寸，拇短伸肌腱与拇长展肌腱之间，拇长展肌腱沟的凹陷中。

照海 肾经腧穴，在足内侧，内踝尖下1寸，内踝下缘边际凹陷中。

大椎 督脉腧穴，在颈后部，第7胸椎棘突下凹陷中，后正中线上。

3.主治

梅核气。

胃病三穴

1.穴位组成

中脘 足三里 内关（图1-4-79）

2.腧穴定位

中脘 任脉腧穴，在上腹部，脐中上4寸，前正中线上。

足三里 胃经腧穴，在小腿外侧，犊鼻下3寸，犊鼻与解溪连线上。

内关 心包经腧穴，在前臂前侧，腕掌侧远端横纹上2寸，掌长肌腱与桡侧腕屈肌腱之间。

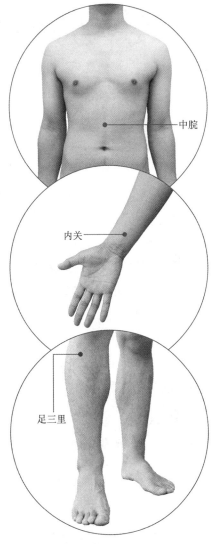

图1-4-79 胃病三穴

3.主治

脘腹胀满疼痛、嘈杂似饥、呕吐吞酸、恶心反胃、不思饮食等胃脘部病证。

中腹部四穴

1.穴位组成

天枢 神阙 气海 下巨虚（图1-4-80）

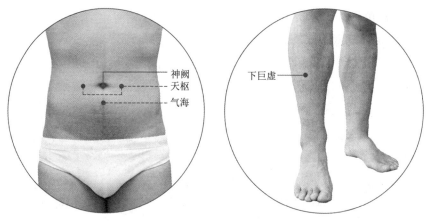

图1-4-80　中腹部四穴

2.腧穴定位

天枢　胃经腧穴，在上腹部，横平脐中，前正中线旁开2寸。

神阙　任脉腧穴，在上腹部，脐中央。

气海　任脉腧穴，在下腹部，脐中下1.5寸，前正中线上。

下巨虚　胃经腧穴，在小腿外侧，犊鼻下9寸，犊鼻与解溪连线上。

3.主治

绕脐疼痛、饮食不化、肠鸣有声、频转矢气、泄泻、痢疾、便秘等中腹部病证。

胁肋二穴

1.穴位组成

阳陵泉　支沟（图1-4-81）

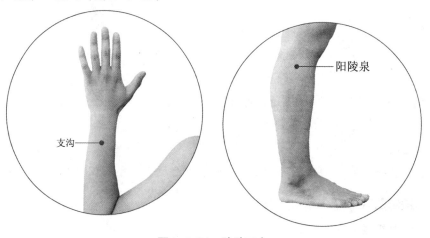

图1-4-81　胁肋二穴

2.腧穴定位

阳陵泉　胆经腧穴，在小腿外侧，腓骨头前下方凹陷中。

支沟　三焦经腧穴，在前臂后侧，腕背侧远端横纹上3寸，尺骨与桡骨间隙中点。

3.主治

（1）胸胁胀痛、胸闷等胸胁病证。

（2）耳鸣、耳聋、偏头痛等头面五官病证。

调冲四穴

1.穴位组成

大椎　大杼　上巨虚　下巨虚（图1-4-82）

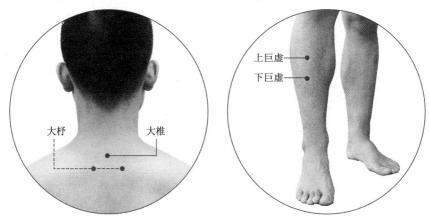

图1-4-82　调冲四穴

2.腧穴定位

大椎　督脉腧穴，在颈后部，第7颈椎棘突下凹陷中，后正中线上。

大杼　膀胱经腧穴，在背部，第1胸椎棘突下，后正中线旁开1.5寸。

上巨虚　胃经腧穴，在小腿外侧，犊鼻下6寸，犊鼻与解溪连线上。

下巨虚　胃经腧穴，在小腿外侧，犊鼻下9寸，犊鼻与解溪连线上。

3.主治

月经不调、痛经、不孕、围绝经期综合征等妇科疾患。

乳病六穴

1.穴位组成

肩井　膻中　天宗　少泽　足三里　中脘（图1-4-83）

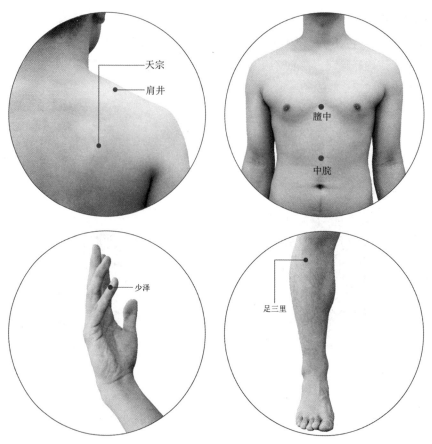

图1-4-83　乳病六穴

2.腧穴定位

肩井　胆经腧穴，在颈后部，第7颈椎棘突与肩峰最外侧点连线的中点。

膻中　任脉腧穴，在前胸部，横平第4肋间隙，前正中线上。

天宗　小肠经腧穴，在肩带部，肩胛冈中点与肩胛骨下角连线上1/3与下2/3交点凹陷中。

少泽　小肠经腧穴，在手指，小指末节尺侧，指甲根角侧上方0.1寸。

足三里　胃经腧穴，在小腿外侧，犊鼻下3寸，犊鼻与解溪连线上。

中脘　任脉腧穴，在上腹部，脐中上4寸，前正中线上。

3.主治

乳少、乳痈、乳癖等乳房疾患。

前阴病四穴

1.穴位组成

三阴交　中极　次髎　太冲（图1-4-84）

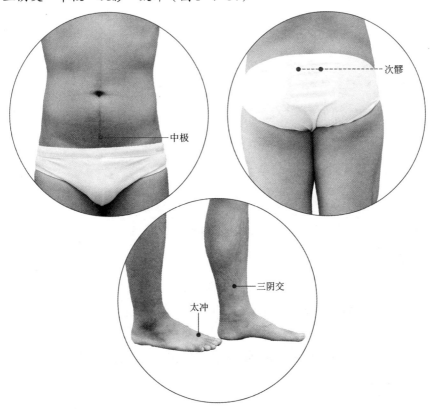

图1-4-84　前阴病四穴

2.腧穴定位

三阴交　脾经腧穴，在小腿内侧，内踝尖上3寸，胫骨内侧缘后际。

中极　任脉腧穴，在下腹部，脐中下4寸，前正中线上。

次髎　膀胱经腧穴，在骶部，第2骶后孔中。

太冲　肝经腧穴，在足背，第1、2跖骨间，跖骨底结合部前方凹陷中，或触及动脉搏动。

3.主治

（1）月经不调、痛经、带下过多、阴部湿疹、阴痒、早泄、阳痿、前列腺炎等生殖系统疾病。

（2）淋证、癃闭、遗尿、尿不尽、尿频、尿急、尿痛等泌尿系统疾病。

腰痛二穴

1.穴位组成

攒竹　隐白（图1-4-85）

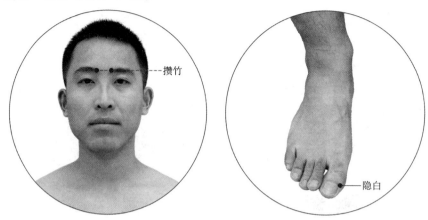

图1-4-85　腰痛二穴

2.腧穴定位

攒竹　膀胱经腧穴，在面部，眉头凹陷中，额切迹处。

隐白　脾经腧穴，在足趾，大趾末节内侧，趾甲根角侧后方0.1寸。

3.主治

腰椎病、腰肌劳损、急性腰扭伤等腰脊部疾患，中风后下肢痿软不利。

手足二八穴

1.穴位组成

八邪　八风（图1-4-86）

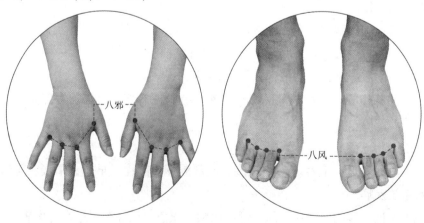

图1-4-86　手足二八穴

2.腧穴定位

八邪　经外奇穴，在手背，第1~5指间，指蹼缘后方赤白肉际处，左右共8穴。

八风　经外奇穴，在足背，第1~5趾间，趾蹼缘后方赤白肉际处，左右共8穴。

3.解剖位置

八邪在拇收肌（八邪1）和骨间肌（八邪2、3、4）中。穴区浅层有桡神经浅支的手背支、尺神经手背支和手背静脉网分布；深层有尺神经肌支和掌背动脉分布。八风穴区有趾背神经（八风1为腓深神经终末支，八风2、3、4为腓浅神经终末支）和趾背动脉分布。

4.主治

（1）手指运动受限、手背肿痛、五指痛麻等手指部疾患，足趾疼痛麻木等足趾部疾患。

（2）失眠、郁证等神志病证。

散风四穴

1.穴位组成

风池　风府　大椎　风市（图1-4-87）

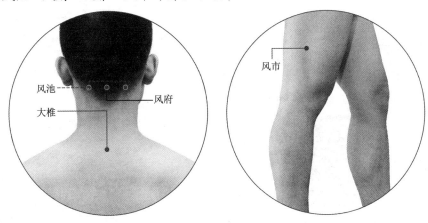

图1-4-87　散风四穴

2.腧穴定位

风池　胆经腧穴，在项部，枕骨之下，胸锁乳突肌上端与斜方肌上端之间的凹陷中。（项部枕骨下两侧，横平风府，胸锁乳突肌与斜方肌两肌之间凹陷中）

风府　督脉腧穴，在颈后部，枕外隆凸直下，两侧斜方肌之间凹陷中。

大椎　督脉腧穴，在颈后部，第7颈椎棘突下凹陷中，后正中线上。

风市　胆经腧穴，在股外侧，腘横纹上9寸，髂胫束后缘。

3.主治

风邪所致头痛、眩晕、皮疹等各类病证。

退热三穴

1.穴位组成

大椎 曲池 外关（图1-4-88）

2.腧穴定位

大椎 督脉腧穴，在颈后部，第7颈椎棘突下凹陷中，后正中线上。

曲池 大肠经腧穴，在肘外侧，当尺泽与肱骨外上髁连线的中点处。

外关 三焦经腧穴，在前臂后侧，腕背侧远端横纹上2寸，尺骨与桡骨间隙中点。

3.主治

热证。

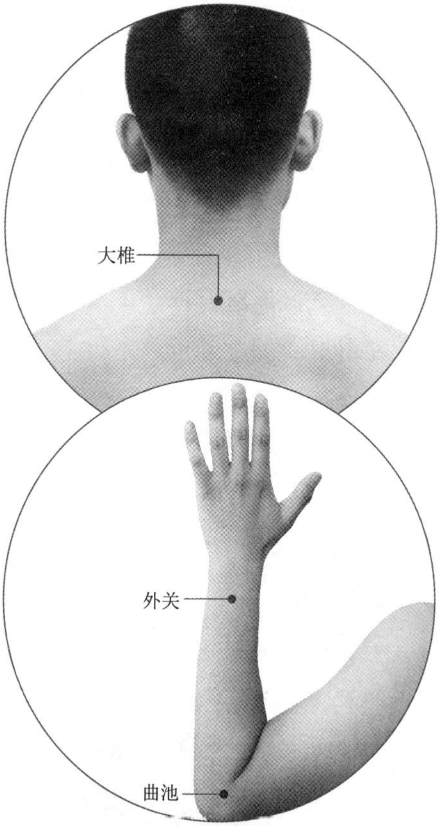

补元气穴

1.穴位组成

倒三角 大椎（图1-4-89）

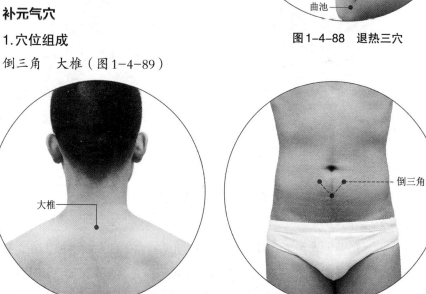

图1-4-88 退热三穴

图1-4-89 补元气穴

2.腧穴定位

倒三角　经外奇穴，在下腹部，以患者两口角之间的长度为一边，做等边三角形，将顶角置于脐中心，底边成水平线，两底角处取两穴。再以底边为轴向下翻转180°，倒等边三角形的顶点为第三穴。

大椎　督脉腧穴，在颈后部，第7颈椎棘突下凹陷中，后正中线上。

3.主治

虚证感冒、自汗、盗汗、风湿痹证、久病体虚等各种元气虚弱疾病。

补气养血四穴

1.穴位组成

气海　膈俞　足三里　三阴交（图1-4-90）

2.腧穴定位

气海　任脉腧穴，在下腹部，脐中下1.5寸，前正中线上。

膈俞　膀胱经腧穴，在背部，第7胸椎棘突下，后正中线旁开1.5寸。

足三里　胃经腧穴，在小腿外侧，犊鼻下3寸，犊鼻与解溪连线上。

三阴交　脾经腧穴，在小腿内侧，内踝尖上3寸，胫骨内侧缘后际。

3.主治

（1）面色苍白或萎黄、四肢倦怠、气短懒言、食欲不振等气虚诸症。

（2）头晕目眩、心悸怔忡、月经量少等血虚诸症。

（3）乳少、疮疡日久不敛等气血虚弱诸症。

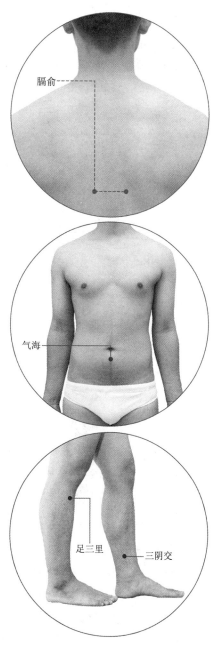

图1-4-90　补气养血四穴

清热凉血六穴

1.穴位组成

血海　委中　曲泽　少冲　大椎　曲池（图1-4-91）

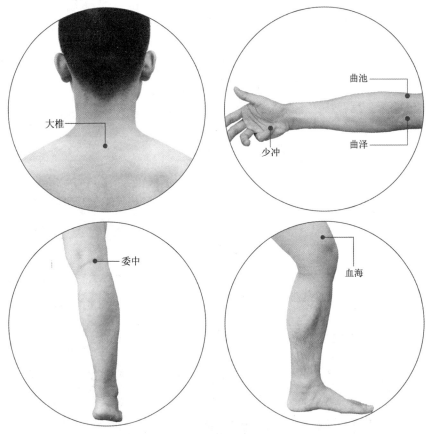

图1-4-91　清热凉血六穴

2.腧穴定位

血海　脾经腧穴，在股前内侧，髌底内侧端上2寸，股内侧肌隆起处。

委中　膀胱经腧穴，在膝后侧，腘横纹中点。

曲泽　心包经腧穴，在肘前侧，肘横纹上，肱二头肌腱的尺侧缘凹陷中。

少冲　心经腧穴，在手指，小指末节桡侧，指甲根角侧上方0.1寸。

大椎　督脉腧穴，在颈后部，第7颈椎棘突下凹陷中，后正中线上。

曲池　大肠经腧穴，在肘外侧，尺泽与肱骨外上髁连线的中点处。

3.主治

咳血、吐血、衄血、月经量多、心烦、躁扰不宁、斑疹等血热证。

化瘀四穴

1.穴位组成

膈俞　血海　地机　合谷（图1-4-92）

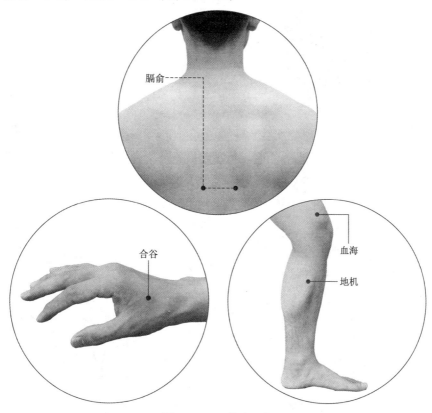

图1-4-92　化瘀四穴

2.腧穴定位

膈俞　膀胱经腧穴，在背部，第7胸椎棘突下，后正中线旁开1.5寸。

血海　脾经腧穴，在大腿前内侧，髌底内侧端上2寸，股内侧肌隆起处。

地机　脾经腧穴，在小腿内侧，阴陵泉下3寸，胫骨内侧缘后际。

合谷　大肠经腧穴，在手背，第1掌骨和第2掌骨之间，约平第2掌骨桡侧的中点。

3.主治

瘀血所致诸症。

汗证四穴

1.穴位组成

大椎　合谷　阴郄　复溜（图1-4-93）

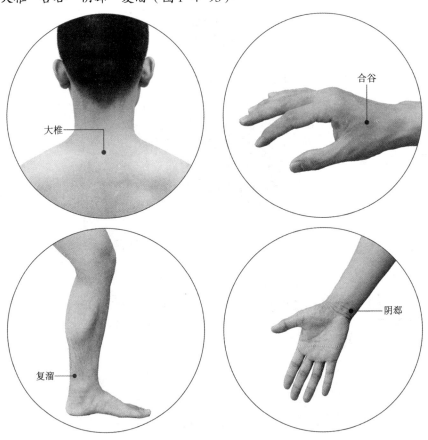

图1-4-93　汗证四穴

2.腧穴定位

大椎　督脉腧穴，在颈后部，第7颈椎棘突下凹陷中，后正中线上。

合谷　大肠经腧穴，在手背，第1掌骨和第2掌骨之间，约平第2掌骨桡侧的中点。

阴郄　心经腧穴，在前臂前内侧，腕掌侧远端横纹上0.5寸，尺侧腕屈肌腱的桡侧缘。

复溜　肾经腧穴，在小腿后内侧，内踝尖上2寸，跟腱的前缘。

3.主治

自汗、盗汗等汗证。

祛痰化浊四穴

1.穴位组成

中脘 足三里 丰隆 阴陵泉（图1-4-94）

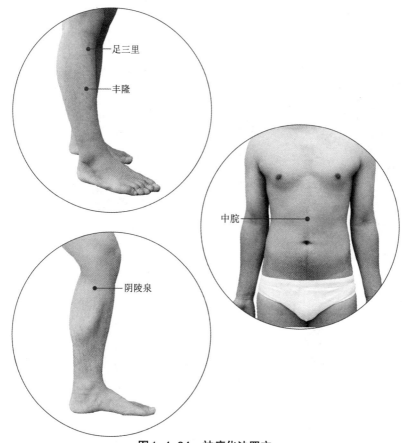

图1-4-94 祛痰化浊四穴

2.腧穴定位

中脘 任脉腧穴，在上腹部，脐中上4寸，前正中线上。

足三里 胃经腧穴，在小腿外侧，犊鼻下3寸，犊鼻与解溪连线上。

丰隆 胃经腧穴，在小腿外侧，外踝尖上8寸，胫骨前肌的外缘。

阴陵泉 脾经腧穴，在小腿内侧，胫骨内侧髁下缘与胫骨内侧缘形成的凹陷中。

3.主治

头痛、眩晕、痴呆、郁证、瘰疬、乳癖、胸脘痞闷等痰浊内蕴诸症。

利水消肿五穴

1.穴位组成

水分　阴陵泉　外关　三焦俞　复溜（图1-4-95）

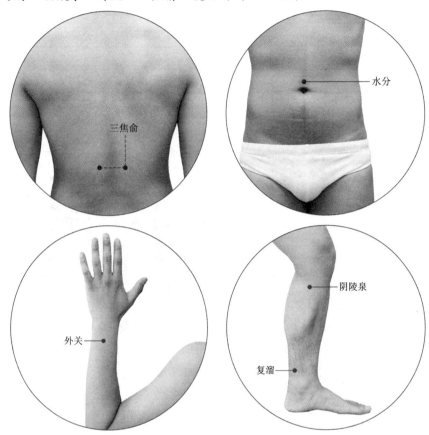

图1-4-95　利水消肿五穴

2.腧穴定位

水分　任脉腧穴，在上腹部，脐中上1寸，前正中线上。

阴陵泉　脾经腧穴，在小腿内侧，胫骨内侧髁下缘与胫骨内侧缘形成的凹陷中。

外关　三焦经腧穴，在前臂后侧，腕背侧远端横纹上2寸，尺骨与桡骨间隙中点。

三焦俞　膀胱经腧穴，在腰部，第1腰椎棘突下，后正中线旁开1.5寸。

复溜　肾经腧穴，在小腿后内侧，内踝尖上2寸，跟腱的前缘。

3.主治

水肿类病证。

和中蠲饮四穴

1.穴位组成

中脘　天枢　外关　阴陵泉（图1-4-96）

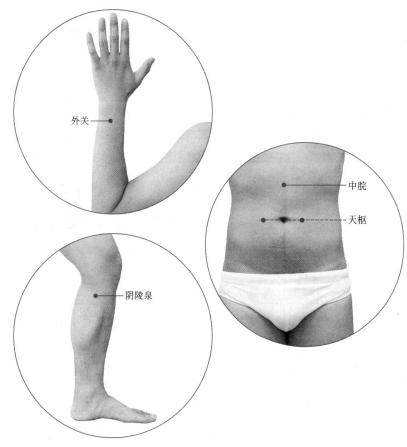

图1-4-96　和中蠲饮四穴

2.腧穴定位

中脘　任脉腧穴，在上腹部，脐中上4寸，前正中线上。

天枢　胃经腧穴，在上腹部，横平脐中，前正中线旁开2寸。

外关　三焦经腧穴，在前臂后侧，腕背侧远端横纹上2寸，尺骨与桡骨间隙中点。

阴陵泉　脾经腧穴，在小腿内侧，胫骨内侧髁下缘与胫骨内侧缘形成的凹陷中。

3.主治

胃痛、呕吐、眩晕、小便不利等痰饮类病证。

固精四穴

1.穴位组成

关元　大赫　三阴交　太冲（图1-4-97）

2.腧穴定位

关元　任脉腧穴，在下腹部，脐中下3寸，前正中线上。

大赫　肾经腧穴，在下腹部，脐中下4寸，前正中线旁开0.5寸。

三阴交　脾经腧穴，在小腿内侧，内踝尖上3寸，胫骨内侧缘后际。

太冲　肝经腧穴，在足背，第1、2跖骨间，跖骨底结合部前方凹陷中，或触及动脉搏动。

3.主治

遗精、阳痿、早泄、性功能减退等男科病证。

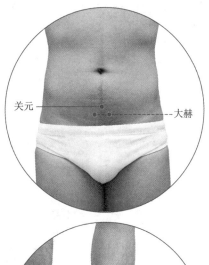

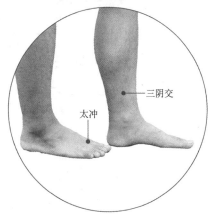

图1-4-97　固精四穴

逍遥五穴

1.穴位组成

三阴交　神门　太冲　合谷　内关（图1-4-98）

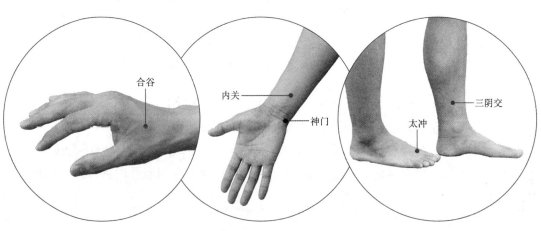

图1-4-98　逍遥五穴

2.腧穴定位

三阴交　脾经腧穴，在小腿内侧，内踝尖上3寸，胫骨内侧缘后际。

神门　心经腧穴，在腕前内侧，腕掌侧远端横纹尺侧端，尺侧腕屈肌腱的桡侧缘。

太冲　肝经腧穴，在足背，第1、2跖骨间，跖骨底结合部前方凹陷中，或触及动脉搏动。

合谷　大肠经腧穴，在手背，第1掌骨和第2掌骨之间，约平第2掌骨桡侧的中点。

内关　心包经腧穴，在前臂前侧，腕掌侧远端横纹上2寸，掌长肌肌腱与桡侧腕屈肌肌腱之间。

3.主治

郁证。

透四关

1.穴位组成

合谷透劳宫　太冲透涌泉（图1-4-99）

2.腧穴定位

合谷　大肠经腧穴，在手背，第1掌骨和第2掌骨之间，约平第2掌骨桡侧的中点。

劳宫　心包经腧穴，在手掌，横平第3掌指关节近端，第2、3掌骨之间偏于第3掌骨。

太冲　肝经腧穴，在足背，第1、2跖骨间，跖骨底结合部前方凹陷中，或触及动脉搏动。

涌泉　肾经腧穴，在足底，屈足卷趾时足心最凹陷中，约当足底第2、3趾蹼缘与足跟连线的前1/3与后2/3交点凹陷中。

3.主治

（1）心烦易怒、胁肋胀痛等胸胁病证。

（2）眩晕、头痛、目赤肿痛、耳鸣、耳

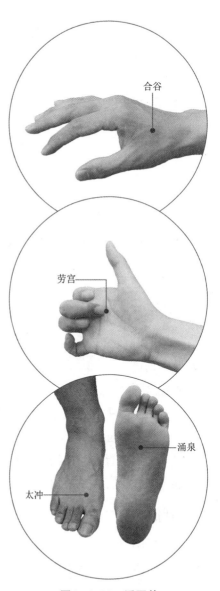

图1-4-99　透四关

聋等头面五官病证。

（3）失眠、健忘、郁证等神志病。

（4）牙痛、胃痛、痛经等各类痛症。

四关

1.穴位组成

合谷　太冲（图1-4-100）

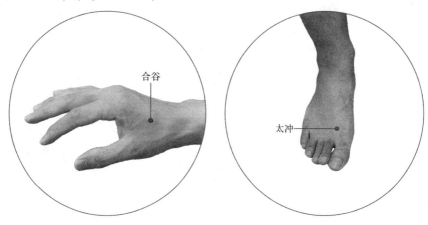

图1-4-100　四关

2.腧穴定位

合谷　大肠经腧穴，在手背，第1掌骨和第2掌骨之间，约平第2掌骨桡侧的中点。

太冲　肝经腧穴，在足背，第1、2跖骨间，跖骨底结合部前方凹陷中，或触及动脉搏动。

3.主治

（1）眩晕、头痛、目赤肿痛、耳鸣、耳聋等头面五官病证。

（2）失眠、健忘、郁证等神志病。

（3）牙痛、胃痛、痛经等各类痛症。

（4）呕吐、腹胀、消化不良、便溏等脾胃病证。

回阳固脱三穴

1.穴位组成

神阙　关元　百会（图1-4-101）

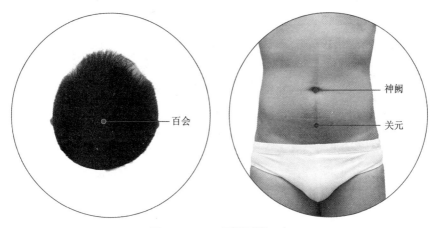

图1-4-101　回阳固脱三穴

2.腧穴定位

神阙　任脉腧穴，在上腹部，脐中央。

关元　任脉腧穴，在下腹部，脐中下3寸，前正中线上。

百会　督脉腧穴，在头部，前发际正中直上5寸。

3.主治

（1）呕吐、腹胀、大便不通、泄泻不止等脾胃病证。

（2）遗精、阳痿、早泄、月经不调、痛经、崩漏、带下、不孕、产后恶露不止等生殖系统病证。

（3）腰痛、四肢逆冷、虚劳等阳虚病证。

（4）中风、中暑等脱证。

临床篇

第一节　内科病证

头痛

头痛是以患者自觉头部疼痛为特征的病证，既可单独出现，也可见于临床各科急慢性疾病。

头痛病位在头，与肝、脾、肾三脏密切相关。其发生与外邪侵袭、情志、饮食、体虚久病、外伤等因素有关。髓海充盈主要依赖于肝肾精血的充养和脾胃精微的濡养，上输气血于头。如肝阳上亢，上扰清空，或气血两亏，肾精亏损，脑窍失养，或久病入络，气血不通，皆可致头痛。

头部经络分布广泛。前额部分布的经络有足阳明经，如"循发际，至额颅"；有以穴定经者，如位于前额的本神、阳白、头临泣都属足少阳经；有足太阳经"上额"；有足厥阴经"上出额"；有督脉"循额至鼻柱"。侧头部分布的经络有足少阳经，如"其支者，从耳后入耳中，出走耳前，至目锐眦后"；足阳明经，如"循颊车，上耳前，过客主人，循发际，至额颅"；足太阳经，如"从巅至耳上角"；手太阳经，如"上颊，至目锐眦，却入耳中"；手少阳经，如"系耳后，直上出耳上角""出走耳前，过客主人前"。后头部分布的经络有足太阳经，如"还出别下项"；足少阳经，如"下耳后，循颈行手少阳之前"至项部风池；督脉，如"并于脊里，上至风府"。巅顶部分布的经络有足太阳经，如"交巅"；足少阳经筋，如"交巅上"；足厥阴经，如"与督脉会于巅"；手少阳经别，如"别于巅"，如督脉"上巅"。

西医学认为头痛可以是原发病的表现，也可继发于潜在的基础疾病。原发性头痛有神经性头痛、紧张性头痛、丛集性头痛等，继发性头痛发生于感染、高血压、脑动脉硬化、贫血、头颅外伤等。

【症状】自觉全头疼痛，或疼痛局限于前额、侧头、后头、巅顶部。头痛较甚者，可伴恶心、呕吐、畏光、烦躁等症状。

1.按部位

（1）前额痛者，疼痛部位以前额、眉棱骨、鼻根部为主。

（2）侧头痛者，疼痛部位在侧头部，多见于单侧。

（3）后头痛者，疼痛部位在枕部，可连于颈部。

（4）巅顶痛者，疼痛部位在巅顶部，可连于目系。

2. 按病机

（1）肝阳上亢者，伴眩晕，急躁易怒，面红目赤，舌红苔黄，脉弦数。

（2）气血两亏者，伴心慌气短，失眠多梦，面色不荣，舌淡苦白，脉细弱。

（3）肾精亏损者，伴腰膝酸软，精神疲惫，舌红少苔，脉沉细。

（4）久病入络者，迁延日久，缠绵不愈，舌紫暗，脉涩。

【治疗】

［基本处方］

组穴：外四神聪透百会、脑空透风池、胆经四透、透四关。

他穴：悬钟。

［操作］ 外四神聪透百会、胆经四透均平刺0.8~1.2寸，以局部酸胀感为度。脑空平刺透向风池，施捻转手法使针感向头顶部放射。合谷直刺0.3~0.5寸，当食指跳动，即为合谷得气，继续沿掌骨掌侧面直刺至掌心，当中指有针感时，即为合谷透劳宫；直刺太冲得气后将针提至皮下，向外斜刺1.0~1.2寸使针尖达涌泉，施提插捻转手法使局部酸胀。悬钟直刺0.5~1.0寸，施提插捻转手法使针感沿经传至足背。留针30分钟。针感、补泻手法、刺激强度因人制宜，并随时询问患者感觉以调整刺激量。

［随证配穴］ 在基本处方的基础上根据不同的部位或病机配伍以下腧穴。

1. 按部位配穴

（1）前额痛

组穴：头目双透。

他穴：攒竹、印堂、阳白、头维、内庭。

操作：头临泣向目窗平刺0.8~1.2寸；攒竹向眉中平刺0.5~0.8寸，针刺时抵住眉棱骨；印堂平刺0.3~0.5寸；阳白、头维、内庭均平刺0.5~1.0寸，以局部酸胀感为度。

（2）侧头痛

组穴：耳周六穴、足背胆经三穴。

他穴：太阳、足三里。

操作：耳周六穴平刺0.8~1.2寸；耳门进针时针尖须紧贴下颌骨髁状突，针尖60°向前下进针1.2寸，经听宫刺至听会；太阳、足临泣、地五会直刺0.3~0.5寸；丘墟直刺0.5~0.8寸，均施提插捻转手法使局部酸胀；足三里直刺1.0~1.5寸，施提插捻转手法使针感从小腿前侧传至足背部。

（3）后头痛

组穴：颈夹脊。

他穴：风府、玉枕、后溪、申脉。

操作：从颈夹脊向颈部正中线斜刺80°；风府向下颌方向缓慢刺入0.5~1.0寸，施提插捻转手法使局部酸胀；玉枕平刺0.3~0.5寸，施提插捻转手法使针感传至额部或颈部；后溪直刺0.5~1.0寸，针感可达手指末端；申脉直刺0.3~0.5寸，针感放射至小趾末端。

（4）巅顶痛

组穴：顶灵三穴。

他穴：中渚、至阴。

操作：顶灵三穴向前平刺0.8~1.2寸，施提插捻转手法，使针感向眼鼻方向窜行；中渚直刺0.3~0.5寸，施提插捻转手法使针感沿经传向小指和无名指；至阴浅刺0.1寸，采用互动式针法，边捻转边嘱患者集中注意力，体会头上感觉，施捻转手法使局部有刺痛感。

2.按病机配穴

（1）肝阳上亢

组穴：逍遥五穴。

他穴：足临泣。

操作：三阴交、内关直刺0.5~1.0寸，三阴交施提插捻转泻法使针感传向足底或足趾末端，内关施提插捻转泻法使有放电样针感传至前臂或手的桡侧；针刺神门时针尖稍斜向内刺0.3~0.5寸，施提插捻转泻法使针感传至小指及无名指掌侧或拇指根部；足临泣直刺0.5~0.8寸，施提插捻转泻法使局部酸胀。

（2）气血两亏

组穴：补三气穴。

他穴：三阴交。

操作：中脘、气海均70°~80°向下斜刺1.2寸，膻中平刺0.5~0.8寸，施提插捻转有补法使局部有酸胀感。三阴交操作、针感同上。

（3）肾精亏损

组穴：滋阴二穴、肾区。

操作：肾区中膀胱经腧穴直刺1.5~2.5寸，督脉腧穴直刺1.0~1.5寸。三阴交直刺1.0~1.5寸，以局部酸胀感为度；太溪浅刺0.2~0.3寸，施提插捻转补法，以酸麻放射感为度。

（4）久病入络

组穴：化瘀四穴。

他穴：阿是穴。

操作：膈俞、血海施刺络拔罐法；合谷、地机直刺0.5~1.0寸，施提插捻转泻法，以局部酸胀感为度。阿是穴用梅花针重叩，微出血，每周1次。

【方义】针灸治疗本病以辨病位为主，辨病机为辅。头部经络分布甚丰，为辨经选穴提供了经络学基础。

"腧穴所在，主治所在"，外四神聪透百会、脑空透风池、胆经四透均居病位附近，可清利头目。透四关居手足部可疏通气血、沟通经脉。《针灸甲乙经》载"悬钟，在足外踝上三寸动者脉中，足三阳络"，李志道教授据此认定其为足三阳交会穴。足三阳经均过头部，悬钟是治疗头痛的良穴。

头部的血管神经丰富，外四神聪、百会局部有额神经分支、枕大神经分支、颞浅动静脉及枕动静脉分支等，对应大脑皮层的顶叶、躯体感觉中枢、躯体运动中枢，透刺可刺激局部头皮，改善脑部循环。脑空、风池解剖位置下是枕大神经，伴枕动脉的分支上行，针刺刺激后，可通过心血管系统肾上腺素与胆碱能神经纤维的联合作用来调控脑血管舒缩，使椎基底动脉的血流速度加快而缓解头痛。

前额循行的经络有足三阳经、足厥阴经和督脉。头目双透、阳白、攒竹、印堂位于前额；头维、内庭属足阳明经，"经络所过，主治所在"，故治疗前额痛。

侧头循行的经络有手足少阳经、手足太阳经和足阳明经。耳周六穴位于头部的侧面及耳边，太阳居面颊颞部，属手足少阳经，是治疗侧头痛的常用穴。足三里属足阳明经，此经在头部从上关走行至头维，故足三里擅长治疗侧头部疼痛。足背胆经三穴属手足少阳经，可疏肝利胆、通经和络以止头痛。

后头循行的经络有足太阳经、足少阳经和督脉。颈夹脊位于颈部，针刺颈夹脊可直达病所、疏通经络，有良好的镇痛效果。风府、玉枕分属循行过项枕部的督脉、膀胱经，既是局部取穴，也是"经络所过，主治所在"的体现，可通利头项以止痛。后溪、申脉属手足太阳经，二者上下相配可疏通经气以止痛。

巅顶循行的经络有足太阳经、足厥阴经、手足少阳经和督脉。顶灵三穴居百会附近，为治疗巅顶头痛的常用穴。中渚属手少阳经，至阴属足太阳经，其经络都至巅顶，刺之疏通本经经气、调节气血。

据病机所选诸穴，均属以脏腑生理功能而设。肝阳上亢者泻逍遥五穴、胆经足临泣平肝潜阳；气血两亏者加补三气穴补气，加三阴交调补气血；肾精亏损者补滋阴二穴、肾区滋肾益精；久病入络者泻化瘀四穴以活血化瘀，阿是穴疏通局部气血。

针灸治疗头痛，主要以经络为指导，"腧穴所在，主治所在，经络所过，主治所在"。根据病机选穴，属辅助作用。

中药治疗头痛，主要是根据病因病机辨证论治为主。虽有引经药，如太阳头痛选羌活、阳明头痛选葛根、少阳头痛选柴胡、厥阴头痛选吴茱萸等。但经络的实际分布复杂多样，使用引经药有以偏概全之虞。不能用引经药的概念指导针灸选穴。针灸和中药各有各的治疗规律，不能混为一谈。

【医案】患者，女，57岁，2019年11月4日就诊。

主诉：右侧头痛伴双下肢乏力1月余。

现病史：患者1个月前因劳累、生气等因素刺激出现右侧头部隐隐作痛，时作时止，没有规律，伴有双下肢无力，近1周因天气变化较大，每次发作疼痛持续时间较之前长，精神萎靡，全身乏力，尤其双下肢明显，有踩棉感，余无不适。舌质淡红，苔白厚，脉弦滑。电子计算机断层扫描（CT）检查未见异常。血压（BP）120/80mmHg（1mmHg≈0.133kPa）。

西医诊断：丛集性头痛。

中医诊断：偏头风（肝郁气滞，风痰上扰）。

治则：疏肝解郁，祛风化痰。

中药治疗：川芎白芷汤合柴胡疏肝散加减。川芎30g，白芷6g，白芥子10g，僵蚕10g，柴胡12g，白芍20g，香附6g，陈皮10g，枳壳6g，甘草6g。

针灸治疗：胆经四透、外四神聪透百会、风池、足三里、悬钟、丰隆。

中药7剂，针刺3次后患者即感头痛减轻，又经过6次治疗，基本痊愈。［郭孝伟，耿强，李志道.李志道教授分经论治头痛临证经验采撷.天津中医药，2022，39（2）：151-155.］

眩晕

眩晕是以患者自觉头晕眼花，感觉自身或外界事物旋转为主的病证。眩即眼花，晕即头晕，两者常并见，故统称为眩晕。

眩晕与肝、脾、肾三脏密切相关。其发生与情志、饮食、外伤等因素有关，内生风、痰、瘀、虚，导致风眩内动、清窍不宁或清阳不升、脑窍失养而发眩晕。病性分虚实，阳亢致肝气升动太过，或脾虚失运，痰浊上蒙清窍，或瘀血闭阻经脉，可导致清窍不利而作眩，是为实证；气血两虚，脑失濡养，或肾精不足，髓海空虚可导致脑窍失养而作眩，是为虚证。

眩晕病位在脑，足太阳、督脉循行过脑，足阳明、手少阴、足少阳、足厥阴经通过目系与脑相连。如足太阳经脉"从巅入络脑"，督脉"上额交巅上，入络脑"，足阳明经别"还系目系"，手少阴经脉、足少阳经别"系目系"，足厥阴经脉"连目系""从目系下颊里"。

西医学认为眩晕可分为梅尼埃病、迷路炎、前庭神经元炎等周围性眩晕，动脉粥样硬化、高血压脑病等中枢性眩晕，以及精神心理性眩晕。

【症状】眩晕轻者发作短暂，闭目即止；重者如坐车船，旋转不定，不能站立，或伴恶心呕吐，甚则仆倒；时轻时重者，可迁延不愈，反复发作。

（1）肝阳上亢者，兼耳鸣，头目涨痛，急躁易怒，口苦，遇烦加重，甚则仆倒，肢麻震颤，舌红苔黄，脉弦或数。

（2）痰湿中阻者，兼头重如裹，胸闷恶心，呕吐痰涎，食少多寐，舌苔白腻，脉濡滑。

（3）瘀血阻窍者，兼头痛，痛有定处，健忘失眠，耳鸣耳聋，面唇紫暗，舌暗有瘀斑，舌下脉络迂曲增粗，脉涩或细涩。

（4）气血亏虚者，眩晕动则加剧，劳累即发，兼面白，神疲自汗，倦怠懒言，唇甲不华，发色不泽，心悸少寐，纳少腹胀，舌淡苔薄白，脉细弱。

（5）肾精不足者，眩晕日久不愈，或神萎健忘，腰酸膝软，少寐多梦，舌淡嫩，苔白，尺脉沉细无力；或遗精滑泄，面白畏寒；或咽干烦热，舌红少苔，脉细数。

【治疗】

[基本处方]

组穴：外四神聪透百会、脑空透风池、胆经四透、四关。

他穴：神庭、风池。

[操作] 外四神聪透百会、脑空透风池、胆经四透均平刺0.8~1.2寸，神庭平刺0.5~0.8寸，四关直刺0.3~0.5寸，施提插捻转泻法，以局部酸胀感为度。风池直刺0.5~1.2寸，施捻转手法使针感循经向前额传导。留针30分钟。针感、补泻手法、刺激强度因人制宜，并随时询问患者感觉以调整刺激量。

[随证配穴] 在基本处方的基础上根据不同的症状配伍以下腧穴。

（1）肝阳上亢

组穴：肝胆区。

操作：肝胆区背俞穴60°~70°向内斜刺，针尖过夹脊穴抵至椎体，施提插捻转泻法使局部酸胀。

（2）痰湿中阻

组穴：祛痰化浊四穴。

操作：中脘70°~80°向下斜刺1.0~1.5寸，阴陵泉、丰隆、足三里直刺1.0~1.5寸，施捻转泻法，以局部酸胀感为度。

（3）瘀血阻窍

组穴：化瘀四穴。

操作：膈俞、血海施刺络拔罐法。合谷、地机直刺0.5~1.0寸，施提插捻转泻法，以局部酸胀感为度。

（4）气血亏虚

组穴：补气养血四穴。

操作：足三里、三阴交直刺0.5~1.0寸，气海70°~80°向下斜刺1.2寸，膈俞45°斜刺，针尖抵至椎体。均施提插捻转补法，以局部酸胀感为度。

（5）肾精不足

组穴：肾区、滋阴二穴。

操作：肾区膀胱经腧穴直刺1.5~2.0寸，督脉腧穴直刺1.0~1.5寸，三阴交直刺0.5~1.0寸，以局部酸胀感为度，太溪浅刺0.2~0.3寸，施提插捻转补法使针感传向足底或足趾末端。

【方义】 眩晕病位在头，局部选穴以足少阳经、足太阳经和督脉腧穴为主，以疏通经络，行气活血，再辨证配以不同的腧穴和手法止晕定眩。

《针灸大成》载"头痛眩晕百会好"，外四神聪透百会可清利头目、健脑止晕。胆经四透可清疏肝胆、明目止眩、和解少阳，可治疗目眩症状。四关为手足远端取穴，《素问·至真要大论》载"诸风掉眩，皆属于肝"，取太冲可祛风止晕定眩；大肠经循行过头面部，"面口合谷收"，取合谷可通治头面诸疾，两穴配合，可疏通头面部经络气血以止眩晕。神庭为督脉、足太阳之会，可宁神开窍。《针灸甲乙经》记载脑空主"脑风目瞑，头痛，风眩目痛"，《针经指南》有"头晕目眩，要觅于风池"，脑空透风池可疏调头部气机，祛风止眩。

针刺可以缓解长期劳损所致的肌肉紧张，减轻各种因素对交感神经的刺激，改善循环缺血，从而改善眩晕症状。胆经四透对应大脑皮层在颞叶与额叶、中央沟、枕叶的联合区，外四神聪透百会对应大脑皮层顶叶的躯体感觉中枢和躯体运动中枢，采用透刺针法可促进血液循环；神庭能改善额叶功能，抑制皮层自发放电、促进紊乱的脑功能趋于平衡协调；风池能缓解局部肌肉的痉挛状态，改善椎基底动脉供血；脑空、风池缓解局部肌肉的痉挛状态，又对应大脑皮层的枕叶区域，针刺能改善后循环缺血性眩晕症状。

肝阳上亢者，取肝胆区平肝潜阳。四关及胆经四透施以泻法，清泻肝胆火热，伍肝胆气血输注于背处之肝胆区，疏肝理气。

痰湿中阻者，取祛痰化浊四穴化痰降浊。丰隆化痰降浊，为治痰之要穴；阴陵泉健脾利湿；中脘健脾和胃，调理中焦；足三里可补益气血，运化脾胃。诸穴合用，使痰得以化、无以生。

瘀血阻窍者，取化瘀四穴活血化瘀。血会膈俞是治疗血瘀证的要穴，脾经血海、地机可活血理血。合谷配合他穴，可行气导滞、通脉活血。针用泻法，配合刺络拔罐，起清瘀血之功。

气血亏虚者，取补气养血四穴以补益气血。足三里为补虚要穴，具有调理人体一身之气血的作用，气海益气补虚，膈俞补血养血，三阴交为精血之要穴，四穴相伍补气养血，濡养脑窍。

肾精不足者，取肾区、滋阴二穴以滋养肾阴。肾区能调节肾脏的脏腑功能，滋补肾精。太溪为补肾填精要穴，脾经三阴交，补后天以资先天，二穴合用可健脾益肾。

【医案】张某，女，38岁，2014年3月25日初诊。

主诉：眩晕近2个月，加重3天。

现病史：眩晕伴耳鸣、恶心、呕吐。症见间歇性眩晕头痛，遇劳烦加重，耳鸣且胀，口苦，心悸失眠，胸满痞塞，泛泛欲吐，舌质红、苔黄厚，脉弦数。查BP 120/80mmHg。

西医诊断：梅尼埃病。

中医诊断：眩晕（痰浊中阻，肝阳上亢）。

治则：平肝潜阳，利水渗湿，清热活血。

中药治疗：五苓散合天麻钩藤饮合仙方活命饮加减。猪苓15g，泽泻20g，白术10g，茯苓15g，桂枝15g，天麻10g，钩藤15g，牛膝10g，杜仲10g，桑寄生10g，茯苓15g，黄芩10g，金银花10g，当归尾10g，赤芍10g，白芍15g，天花粉6g，皂角刺6g，甘草10g。

针灸治疗：胆经四透。配风池、玉枕、完骨、内关、太冲、合谷、足三里、丰隆。

中药7剂，针灸3次后患者即感头痛眩晕减轻，耳鸣声较前减低。继续上述针刺7次，耳鸣消失，诸症明显缓解。[李梦甜，李志道，吕福全，等.李志道针药并用治疗美尼尔氏综合征经验.湖南中医杂志，2015，31（10）：20-21.]

附：
高血压

高血压是指未使用降压药物的情况下，非同日3次测量血压，收缩压（SBP）≥140mmHg（1mmHg=0.133kPa）和/或舒张压（DBP）≥90mmHg。SBP≥140mmHg和DBP＜90mmHg为单纯性收缩期高血压。患者既往有高血压史，目前正在使用降压药物，血压虽低于140/90mmHg，仍应诊断为高血压。

高血压病属中医学"眩晕""头痛"等范畴，基本病机是肾阴不足、肝阳偏亢，其发生发展多与风、火、痰、瘀、虚有关。风性升发，上行侵袭头部，清窍失养；情志不遂，肝气郁滞，气郁化火，肝火循经上灼脑络；《丹溪心法》称"无痰不作眩"，饮食不节，脾失健运，水谷难以运化则痰湿内生，痰浊上犯清窍；瘀血内停，日久气机失于调畅，阻碍经络运行，痹阻脑络；阴液亏耗，阴不制阳，肝阳上亢，上犯头目而血压升高。

本病与心、肝、肾关系密切，心主血脉，心具有调控心脏搏动、血脉舒缩和推动血液运行的作用；肝主疏泄而藏血，气机调畅则血流顺畅。若心气不足、肝气郁结则致气滞血瘀、脉道阻遏，心火旺盛、肝疏泄失职则致气血妄行、脉管胀满。肾为先天之本，藏精生髓，肾精不足，肾阴亏虚，肝阳亢盛于上，且高血压病程日久，缠绵难愈，久病及肾。

【症状】大多数患者无症状，部分患者出现头痛、头晕、心悸、后颈部疼痛、后枕部或颞部搏动感，或失眠健忘、记忆力减退、注意力不集中、耳鸣等症。

【治疗】
[基本处方]
组穴：透四关、调心神三穴、滋阴二穴。

他穴：人迎、曲池、风池、足三里。

[操作]采用分步针刺法配合互动式针法治疗，共分两步。

（1）内关直刺0.5~0.8寸，得气后将针尖提至皮下，使针体与体表成30°夹角向间使方向刺入1.0~1.5寸；郄门直刺0.5~1.0寸。边嘱患者深呼吸边施提插捻转补法使针感传至前臂或手指，行互动式针法1分钟。

（2）合谷直刺0.3~0.5寸，施提插捻转手法使食指跳动，即为合谷得气，继续沿掌骨掌侧面直刺至掌心，当中指有针感时，即为合谷透劳宫；直刺太冲得气后将针提至皮下，向外斜刺1.0~1.2寸使针尖达涌泉，施提插捻转手法使局部酸胀；针刺人迎避开颈总动脉，直刺0.5~1.0寸，可见针体随动脉搏动而跳动；曲池、风池直刺0.5~1.0寸；足三里、三阴交直刺1.0~1.5寸，以局部酸胀感为度；太溪浅刺0.2~0.3寸，施提插捻转补法使针感传向足底。

针感、补泻手法、刺激强度因人制宜，并随时询问患者感觉以确定刺激量。

【方义】肾阴不足、肝阳偏亢为本病的基本发病机制，因此治疗以平肝息风，滋养肾阴为主，兼去风、火、痰、瘀和补虚。此外本病一经发现，大多需要长期规律服用降压药以控制血压，给患者的心理也造成一定的负担，因此在治疗过程中应当注意身心同治。

大肠经原穴合谷为大肠原气所出之处，可调畅气机、宣通气血，向心包经荥穴劳官透刺使经气贯通，行气活血。太冲属足厥阴肝经原穴、输穴，肝主藏血，体阴用阳，主降，可平肝降火、行气调血。涌泉为足少阴肾经之井穴，为肾经经气所出之处。肝肾同源，同居下焦，可相互滋生，二穴相配可滋阴潜阳。配伍滋阴二穴之三阴交和太溪以增强补益肝肾，潜阳补阴之效。

调心神三穴之内关、间使、郄门分别是心包经的络穴、经穴、郄穴，心包是心的外卫，联属于心，代心受邪，内关又为八脉交会穴之一，通于阴维脉，"阴维为病苦心痛""心胸取内关"，故三穴配伍可通调心脉，宁心安神。

三阴交为肝脾肾三经交会穴，刺之施以补法可滋阴养血，配伍多气多血阳明经腧穴足三里可补益气血，充盈血脉。"风所从入之池也"，风池主治一切风疾。曲池为降压经验穴，可疏风、清热、理血，可清泄致病因素，如风、火、瘀，配伍以上诸穴可去标治本，调控血压。

人迎解剖位置深处即为颈动脉窦，针刺人迎时压力感受器受到刺激，使得交感神经活性降低，心率减慢，心排血量减少，从而起到降压作用。风池所在位置与延髓关系密切，周围有丰富的血管、神经分布，针刺可刺激外周血管收缩，改善供血而降低血压。

感冒

感冒是以鼻塞、流涕、喷嚏、头痛、恶寒发热、周身不适为主症的外感病证。其发生常与六淫或时行之邪、体虚有关。

感冒是以风为首的六淫病邪或时邪病毒，从口鼻、皮毛侵入人体，致卫阳被遏，营卫失和，肺失宣肃，故和肺密切相关。肺卫功能失调，导致卫表不和，肺失宣肃。卫表不和，可见恶寒发热、头痛身痛等症状；肺开窍于鼻，喉为肺之门户，肺失宣肃，故见鼻塞流涕、咽喉肿痛、咳嗽等症状。

感冒病位在肺，肺与手太阴经密切相关，与手阳明、手少阴、足少阴、足厥阴经有联系。手太阴经脉"上膈属肺，从肺系"、手太阴经别"入走肺"；手阳明经脉"下入缺盆络肺"、手阳明经别"属于肺"、手少阴经脉"复从心系却上肺"、足少阴经脉"入肺中……从肺出"、足厥阴经脉"上注肺"。

西医学中的急性上呼吸道感染、普通感冒、流行性感冒属于中医感冒范畴。

【症状】感冒可见恶风或恶寒、发热、鼻塞、流涕、喷嚏、咽痛、咽痒、周身酸楚不适、胸闷脘痞、气短乏力等症状。

【治疗】

[基本处方]

组穴：心肺区、散风四穴（去风市）。

他穴：合谷、外关、列缺。

[操作]心肺区采用走罐法，区域为从大椎至两膈俞连线，两膈俞连线，三线组成的三角形区域，视病情的轻重与患者的耐受力调整手法轻重，以背部潮红充血、遍身微汗出为度。风池向鼻尖方向针刺0.5~1.0寸，施提插捻转手法使针感至鼻部。大椎、合谷、外关直刺0.5~1.0寸，施提插捻转手法，合谷以针感传至拇食指末端、外关以传向手臂或手背为宜。风府向下颌方向缓慢刺入0.5~1.0寸，列缺向上平刺0.3~0.5寸，施捻转手法使局部酸胀。留针30分钟。针感、补泻手法、刺激强度因人制宜，并随时询问患者感觉以调整刺激量。

[随证配穴]在基本处方的基础上根据不同的症状配伍以下腧穴。

（1）鼻塞流涕

组穴：鼻病六穴。

操作：印堂向下平刺0.3~0.5寸，上星向前平刺0.8~1.2寸，施捻转泻法使针感向眼鼻部窜行。迎香斜刺0.3~0.5寸，三间直刺0.2~0.3寸，陷谷直刺0.5~1.0寸，施捻转泻法使局部酸胀。

（2）咽喉肿痛

组穴：鱼际四穴。

他穴：少商。

操作　鱼际四穴均45°~60°斜刺，针尖指向大鱼际部肌肉隆起最高点，施捻转泻法使局部酸胀。少商用三棱针点刺出血。

（3）咳嗽

他穴：膻中、天突。

操作：膻中平刺0.3~0.5寸；天突先直刺0.2~0.3寸，再将针尖紧靠胸骨柄后面向下刺入1.0~1.5寸。以局部酸胀感为度。

（4）胸闷脘痞

组穴：胃病三穴。

操作：中脘70°~80°向下斜刺1.0~1.2寸，以局部酸胀感为宜。内关直刺0.5~1.0寸，针感可传至前臂或手的桡侧，足三里直刺1.0~1.5寸，针感从小腿前侧传至足背部为宜。施提插捻转平补平泻法。

（5）气短乏力

组穴：补三气穴。

操作：膻中向下平刺0.5~0.8寸，气海、中脘70°~80°向下斜刺1.0~1.2寸，施捻转补法使局部酸胀。

【方义】感冒的基本治疗原则为解表达邪。中药治疗感冒，不同证型采用不同方药，风寒者以辛温解表药；风热者以辛凉解表药；暑湿者以清暑祛湿药；虚证根据性质分别以益气、养阴、温阳药。而针刺治疗感冒不同，基础处方即可达表透邪，再根据不同的症状配伍相应的腧穴可以增强疗效。

感冒病位在肺，膀胱经、督脉属阳主表，基本处方选穴以肺经、膀胱经、督脉腧穴为主。心肺区可清肺化痰、理气止咳，采用走罐法，有发汗解表、扶正祛邪之功。肺主皮毛，罐法直接作用于体表，与病位相符。罐法开腠理，以散风固表、祛寒泻热，可发汗解表，使邪从汗出。罐法作用于督脉和膀胱经，可振奋阳气、疏通经络；罐法作用于背俞穴，可调节脏腑功能、振奋人体正气。感冒多为风邪致病，"风为百病之长"，风池乃"风所从入之池"、风府乃"风邪所入之府"，故取二穴以散风祛邪。大椎乃督脉与诸阳经交会穴，性纯主阳，具有双向调节作用，通过调节阳气盛衰使阴阳相对平衡，营卫调和，泻之可疏风清热，补之可温阳散寒。合谷疏风宣表，调和营卫；八脉交会穴外关通于阳维脉，阳维脉维系一身之阳，"阳维为病苦寒热"，疏风解表；肺经列缺宣肺解表。

伴鼻塞流涕者，取鼻病六穴通鼻窍。迎香居鼻翼侧，印堂处鼻根部，是治疗鼻塞不通的常用穴。迎香、三间属手阳明经，手阳明经"上挟鼻孔"；陷谷属足阳明经，足阳明经"起于鼻"；印堂、上星属督脉，督脉"上系两目之下中央"，即鼻根处，此五穴均通过经脉与鼻相通，起宣通鼻窍作用。

伴咽喉肿痛者，取鱼际四穴、少商清肺热。肺经荥穴鱼际清肺泄热、利咽止痛，故鱼际四穴能治疗咽痛。少商点刺出血可泻热，是治疗咽喉肿痛的常用穴。

伴咳嗽者，取膻中、天突止咳。气会膻中位于两肺之间，为胸气街之处，可宣肺理气止咳；天突位于咽喉处，为肺气出入之气道，可降上逆之肺气以止咳。

伴胸闷脘痞者，取胃病三穴健脾理气。内关为行气导滞之要穴，胃募中脘可理气和胃，胃之下合足三里可健脾和胃，三穴合用以调脾胃、理气机。

伴气短乏力者，取补三气穴以补气。气会膻中调节人体全身的气机；中脘补益中气；气海为"生气之源，聚气之所"。三穴依次补清气、谷气、元气，共补全身之气。

【医案】患者，女，24岁，2019年4月3日初诊。

现病史：发热恶风，鼻塞流浊涕，咽喉红肿明显，吞咽时灼痛难忍，舌红苔薄黄，脉数。

针灸治疗：针刺鱼际穴，嘱缓慢饮水并提插捻转3分钟，饮水毕起针。

针后自述鼻通，吞咽唾沫时，咽喉部灼痛明显减轻。次日复诊，无发热，鼻通，仅见咽喉部淡红稍肿，自述咽喉稍有异物感而灼痛不明显。[姜海伦，李志道，杨俊涛，等.李志道教授临床使用鱼际穴（LU10）经验谈.天津中医药大学学报，2021，40（5）：553–555.]

咳嗽

咳嗽是指肺失宣肃，肺气上逆，以发出咳声或咳吐痰液为主症的病证。一般将有声无痰称为"咳"，有痰无声称为"嗽"，临床多声痰并见，故统称咳嗽。

咳嗽的病变部位在肺，与肝、脾、肾密切相关。咳嗽根据病因可分为外感、内伤。外感咳嗽起病急，多因外邪入侵犯肺，致肺气上逆，发为咳嗽。内伤咳嗽起病慢，因脏腑功能失调，内邪干肺而生咳嗽。肺为储痰之器，脾为生痰之源，脾失健运致津液停聚，从而影响肺气宣降；肝升肺降，对调畅全身气机有重要作用，肝火上炎，木火刑金，可见咳嗽；肺肾两脏金水相生，肾阴不足则不能上滋肺阴，发为咳嗽。

肺与手太阴经关系密切，与手阳明、手少阴、足少阴、足厥阴经有联系。手太阴经脉"上膈属肺，从肺系"、手太阴经别"入走肺"；手阳明经脉"下入缺盆络肺"、手阳明经别"属于肺"；手少阴经脉"复从心系却上肺"；足少阴经脉"入肺中……从肺出"；足厥阴经脉"上注肺"。

西医学中的上呼吸道感染、急慢性咽喉炎、支气管炎、支气管扩张、肺炎、咳嗽变异型哮喘等以咳嗽为主要症状的疾病，均可参考本病。

【症状】咳而有声，或伴咳痰。

（1）外感咳嗽者，声重咽痒，头痛发热，鼻塞流涕，肢体酸楚，苔薄白或黄，脉浮紧或数。

（2）痰湿侵肺者，咳声重浊，因痰而嗽，痰出则咳缓，痰多色白，黏腻或稠厚成块，每于晨起或食后咳甚痰多，胸脘痞闷，神疲纳差，苔白腻，脉濡滑。

（3）肝火犯肺者，上气咳逆阵作，咳时面红目赤，引胁作痛，痰少质黏，咽干口苦，症状随情绪波动而增减，苔黄少津，脉弦数。

（4）肺肾阴虚者，干咳少痰，或痰中带血，咳声短，以午后黄昏为甚，潮热盗汗，形体消瘦，两颧红赤，神疲乏力，舌红少苔，脉细数。

【治疗】

[基本处方]

组穴：心肺区、鱼际四穴。

他穴：膻中、天突、尺泽。

[操作] 心肺区向内斜刺60°~70°，针尖过夹脊穴抵至椎体。鱼际四穴均45°~60°斜刺，针尖指向大鱼际部肌肉隆起最高点。膻中平刺0.3~0.5寸；天突先直刺0.2~0.3寸，再将针尖紧靠胸骨柄后面向下刺入1.0~1.5寸；尺泽直刺0.5~1.0寸；以局部酸胀感为度。留针30分钟。针感、补泻手法、刺激强度因人制宜，并随时询问患者感觉以调整刺激量。

[随证配穴] 在基本处方的基础上根据不同的症状配伍以下腧穴。

（1）外感咳嗽

组穴：散风四穴（去风市）。

操作：风池向鼻尖方向针刺0.5~1.0寸，施提插捻转泻法使针感至鼻部。风府向下颌方向缓慢刺入0.5~1.0寸，大椎直刺0.5~1.0寸，施提插捻转泻法使局部酸胀。

（2）痰湿侵肺

组穴：祛痰化浊四穴。

操作：中脘70°~80°向下斜刺1.0~1.5寸，阴陵泉、丰隆、足三里直刺1.0~1.5寸，施捻转泻法，以局部酸胀感为度。

（3）肝火犯肺

组穴：胁肋二穴。

操作：支沟直刺0.5~1.0寸，阳陵泉直刺1.0~1.5寸。以局部酸胀感为度。

（4）肺肾阴虚

组穴：滋阴二穴。

操作：三阴交直刺1.0~1.5寸，以局部酸胀感为度。太溪浅刺0.2~0.3寸，施提插捻转补法，以酸麻放射感为度。

【方义】《素问·咳论》载："五脏六腑皆令人咳，非独肺也。"陈修园指出："然肺为气之市，诸气上逆于肺，则呛而咳。是咳嗽不止于肺而亦不离于肺也。"咳嗽与肺最为密切，故选穴以手太阴经腧穴为主。喉为肺之门户，任脉"至咽喉"、络脉"会于咽喉"，也多选用任脉腧穴。

膻中、心肺区分别位于肺部在胸背部的投影区域，"腧穴所在，主治所在"，可清肺理气止咳。肺经尺泽、鱼际调肺理气，止咳化痰。肺经在鱼际处循行，扩展鱼际为鱼际四穴，加强利咽止咳之功。天突位于咽喉处，为肺气出入之气道，可降逆镇咳祛邪。

外感咳嗽者，取散风四穴以疏风解表。风池乃"风所从入之池"、风府乃"风邪所入之府"，故此二穴可散风祛邪以止咳。大椎性纯主阳，具有双向调节作用，可通过调节阳气盛衰使营卫调和以解表。

痰湿侵肺者，取祛痰化浊四穴以化痰祛湿。胃经合穴足三里，可健脾和胃；胃募中脘，善调中焦之气；丰隆化痰降浊，为治痰之要穴；脾经合穴阴陵泉，擅健脾理气而利湿。四穴合用可健脾和中、化痰祛湿，使痰无以生。

肝火犯肺者，取胁肋二穴以平肝降火。少阳厥阴相表里，手足少阳经支沟、阳陵泉相配清肝泻热，且"经主喘咳寒热"，手少阳经穴支沟可止咳。

肺肾阴虚者，取滋阴二穴以滋阴润燥。肾经太溪可滋肾阴以止咳；三阴交为精血之穴，可滋阴养血。

喘证

喘证是以呼吸困难，甚则张口抬肩为特征的病证。轻者呼吸困难，不能平卧；重者稍动则喘息不已，甚则张口抬肩，鼻翼扇动。

喘证病位在肺、肾，治疗与心、脾关系密切。《景岳全书》载："肺为气之主，肾为气之根"，肺主气司呼吸，外合皮毛，为气机出入升降之枢纽；肾主摄纳，有助于肺气肃降。外邪袭表犯肺，肺卫被伤，肺气宣肃失司，致肺气上逆为喘；或饮食不当伤及脾胃，以致脾湿不运，痰浊上干于肺，肺气壅阻，升降不利，发为喘促；或肾不主水，水气凌心，心阳不振，肺气上逆致喘；或中气虚弱，肺气失于充养，气虚而喘；或劳欲伤肾，精气内夺，真元损耗，根本不固，气失摄纳，气逆喘促。

喘证病位在肺、肾，与手太阴、足少阴经关系密切，与手阳明、手少阴、足太阳、足厥阴经也有联系。手太阴经脉"上膈属肺，从肺系"，经别"入走肺"；足少阴经脉"入肺中……从肺出""贯脊属肾络膀胱""从肾上贯肝膈"，经别"上至肾"；手阳明经脉"下入缺盆络肺"，经别"属于肺"；手少阴经脉"复从心系却上肺"；足太阳经脉"络肾属膀胱"，经别"散之肾"；足厥阴经脉"上注肺"。

本病常见于西医学中的肺炎、慢性阻塞性肺疾病、肺源性心脏病、支气管哮喘、心源性哮喘等疾病。

【症状】喘促短气，呼吸困难，甚至张口抬肩，鼻翼扇动，不能平卧，口唇发绀。

（1）外邪袭肺者，恶寒发热，头痛身痛，苔薄白或黄，脉浮紧或浮数。

（2）痰湿蕴肺者，胸闷口腻，痰多易咳，或痰黏咯吐不爽，胸中窒闷，脘痞腹胀，舌淡苔白滑，脉弦滑。

（3）水气凌心者，痰多呈泡沫状，胸满不能平卧，肢体浮肿，心悸怔忡，尿少肢冷，舌苔白滑，脉弦细数。

（4）肺脾两虚者，喘息短促无力，语声低微，自汗畏风，面白神疲，食少便溏，舌淡苔少，脉软弱。

（5）肺肾两虚者，喘促日久，动则喘甚，呼多吸少，气不得续，形瘦神惫，跗肿，汗出肢冷，面青唇紫，舌淡苔白，脉沉弱。

【治疗】

[基本处方]

组穴：心肺区、肾区。

他穴：尺泽、定喘、膻中、天突。

[操作]心肺区腧穴向内斜刺60°~70°，针尖过夹脊穴抵至椎体。肾区膀胱经腧穴直刺1.5~2.0寸，督脉穴位直刺1.0~1.5寸。尺泽、定喘直刺0.5~0.8寸，膻中向下平刺0.3~0.5寸，天突先直刺0.2~0.3寸，再将针尖紧靠胸骨柄后面向下刺入1.0~1.5寸。施提插捻转手法使尺泽针感传至拇指和食指的指尖，余穴以局部酸胀感为宜。留针30分钟。针感、补泻手法、刺激强度因人制宜，并随时询问患者感觉以调整刺激量。

[随证配穴]在基本处方的基础上根据不同的症状配伍以下腧穴。

（1）外邪袭肺

组穴：散风四穴（去风市）。

操作：从风池向鼻尖方向针刺0.5~1.0寸，施提插捻转泻法使针感至鼻部。风府向下颌方向缓慢刺入0.5~1.0寸，大椎直刺0.5~1.0寸，施提插捻转泻法以局部酸胀感为度。

（2）痰湿蕴肺

组穴：祛痰化浊四穴。

操作：中脘70°~80°向下斜刺1.0~1.5寸，阴陵泉、丰隆、足三里直刺1.0~1.5寸，施捻转泻法，以局部酸胀感为度。

（3）水气凌心

组穴：利水消肿五穴、调心神三穴。

操作：内关直刺0.5~0.8寸，得气后将针尖提至皮下，使针体与体表成30°夹角向间使方向刺入1.0~1.5寸；郄门直刺0.5~1.0寸。边嘱患者深呼吸边施提插捻转补法使针感传至前臂或手指，行互动式针法1分钟。水分70°~80°向下斜刺1.0~1.2寸，三焦俞60°~70°向内斜刺1.0~1.2寸，施捻转泻法使局部酸胀。阴陵泉、外关、复溜直刺0.8~1.2寸，以局部出现酸胀感为度。

（4）肺脾两虚

组穴：补三气穴。

操作：中脘、气海70°~80°向下斜刺1.0~1.5寸，施提插捻转补法以局部出现酸胀感为度。

（5）肺肾两虚

组穴：丹田三穴。

操作：气海、石门、关元均向下70°~80°斜刺1.0~1.2寸。施提插捻转补法以局部出现酸胀感为度。

【方义】喘证病位在肺、肾，治疗以宣肺平喘、纳气平喘为主，针刺选用背俞穴配以经验用穴治疗。

心肺区、肾区均属于脏腑投影取穴法，此处背俞穴为肺、肾气血输注于背部之处，"腧穴所在，主治所在"，故可补益肺肾，纳气平喘。肺合尺泽可宣肺平喘，定喘为平喘特效穴。《针灸甲乙经》载"膻中者，为气之海"，膻中可调节全身气机以理气平喘。天突位于气管处，从局部治疗喘证，《玉龙歌》曰："哮喘之症最难当，夜间不睡气遑遑，天突妙穴宜寻得，膻中着艾便安康。"

外邪袭肺者，取散风四穴以疏风解表。风池、风府可散风祛邪以平喘，大椎性纯主阳，通过调节阳气盛衰使营卫调和以解表。

痰湿蕴肺者，取祛痰化浊四穴以化痰祛湿。脾胃为生痰之源，足三里健脾和胃；胃募中脘，善调中焦之气；丰隆化痰降浊，为治痰之要穴；阴陵泉擅健脾理气而祛湿。四穴合用可健脾和中、化痰祛湿。

水气凌心者，取利水消肿五穴、调心神三穴以利水消肿强心。水分为治疗水病之要穴，阴陵泉属水，复溜为肾经经穴，"经主喘咳寒热"，三穴均可分利水湿。外关、三焦俞可调畅气机、疏利水道，使水湿除而肿消。心包经之内关、间使、郄门强心定悸，补之可加强温心阳、补心气之功。

肺脾两虚者，取补三气穴以补肺健脾益气。胃募中脘，可疏利中焦气机、补益中气；气海为大气所归，《医贯》载"气海丹田，实为生气之源，十二经之根本也"，起补虚调气之效。

肺肾两虚者，取丹田三穴以补肾纳气。气海、石门、关元别名均为丹田，丹田是人之根本，元气发源于肾，藏于丹田，故补丹田三穴可治肾气亏虚诸症，益肾助肺。

心悸

心悸是自觉心中悸动，惊惕不安，甚则不能自主的一种病证。每因情绪波动或劳累过度而发作，时发时止，常伴胸闷、气短、失眠、眩晕、耳鸣等症。

心悸病位在心，与肝、胆、脾、肾、肺等脏腑关系密切。脏腑功能失调可致心气不足，心神失养或心神受扰。若素体禀赋不足，心失滋养，神不内收，心胆气虚，搏动紊乱；或脾胃虚弱，气血乏源，宗气不行，血脉凝留；或肾阴不足，不能上制心火，水火失济，心肾不交；或肾阳亏虚，肾不主水，水气凌心，心阳不振；或肝失疏泄，气滞血瘀，瘀阻心脉，均可引发心悸。

心悸与手足少阴、手厥阴、足少阳、手太阳、足太阴经脉关系密切，此外足三阳、手太阳、手太阴也通过经筋或经别与心相连。手少阴经"起于心中，出属心系"，足少阴经"络心，注胸中"，手厥阴经"起于胸中，出属心包络"，足少阳经"以下胸中""循胸过季胁"，手太阳经"入缺盆络心"，足太阴经"注心中"；足太阳经别"循膂当心入散"，足阳明经别"上通于心"，足少阳经别"贯心"，手太阳经别"入腋走心"，手太阴经筋"下结胸里"。

本病常见于西医学各种原因引起的心律失常，如心动过速、心动过缓、期前收缩以及病态窦房结综合征、心肌炎等心脏疾病，以及颈椎病、贫血、甲状腺功能亢进症等非心脏疾病。

【症状】自觉心中悸动，时作时息，并有善惊易恐，坐卧不安，甚则不能自主症状。

（1）心胆虚怯者，兼惊悸不安，气短神疲，舌淡苔薄，脉细数。

（2）心脾两虚者，兼头晕乏力，纳差便溏，失眠多梦，舌淡，脉细弱。

（3）阴虚火旺者，兼心烦少寐，头晕目眩，耳鸣腰酸，遗精盗汗，舌红，脉细数。

（4）水气凌心者，兼胸闷气短，形寒肢冷，下肢浮肿，舌淡，脉沉细。

（5）心脉瘀阻者，兼心痛胸闷，气短乏力，舌暗，脉沉细，或结代，或涩。

【治疗】

［基本处方］

组穴：心肺区、调心神三穴、补三气穴、丘墟透照海。

［操作］采用互动式针法配合分步针刺法治疗，共分三步。

（1）透刺心肺区：从膀胱经第一侧线以15°夹角透刺夹脊穴，施提插捻转补法使局部酸胀，不留针。

（2）互动式针法针刺调心神三穴、丘墟透照海：内关直刺0.5~0.8寸，得气后将针尖提至皮下，使针体与体表成30°夹角向间使方向刺入1.0~1.5寸；郄门直刺0.5~1.0寸。边嘱患者深呼吸边施提插捻转补法使针感传至前臂或手指，行互动式针法1分钟。病属实证者，先直刺内关，然后分别向大陵和间使斜刺（同经合谷刺）。从丘墟进针，向照海方向进2.5~3.0寸，在照海后方皮下摸到针尖即可，施提插捻转补法使针感传至照海，同时嘱患者配合深呼吸，行互动式针法1分钟，留针30分钟。

（3）针刺补三气穴：膻中向下平刺1.0寸，中脘、气海呈80°角向下斜刺1.0寸，施捻转补法得气后采取按压行气法，留针30分钟。

针感、补泻手法、刺激强度因人制宜，并随时询问患者感觉以调整刺激量。

［随证配穴］在基本处方的基础上根据不同的症状配伍以下腧穴。

（1）**心胆虚怯**

组穴：胆经四透、外四神聪透百会。

操作：胆经四透、外四神聪透百会均平刺0.8~1.2寸，以局部出现酸胀感为度。

（2）**心脾两虚**

组穴：足阳明三合穴。

操作：足三里、上巨虚、下巨虚直刺1.0~1.5寸，施捻转补法使局部酸胀；平素体健者可行提插捻转获得沿足阳明经向脚背放射的针感。

（3）**阴虚火旺**

组穴：滋阴二穴。

操作：三阴交直刺1.0~1.5寸，以局部酸胀为度。太溪浅刺0.2~0.3寸，施提插捻转补法，以出现酸麻放射感为度。

（4）水气凌心

组穴：利水消肿五穴。

操作：水分、复溜施灸法，三焦俞向内斜刺1.0~1.2寸至针尖抵至椎体，施提插捻转泻法使局部酸胀；阴陵泉直刺1.0~1.5寸，施提插捻转泻法使针感传至足底；外关直刺0.8~1.2寸，施提插捻转泻法使针感传至手背。

（5）心脉瘀阻

组穴：化瘀四穴。

操作：膈俞、血海施刺络拔罐法。合谷、地机直刺0.5~1.0寸，施提插捻转泻法，以局部酸胀为度。

【方义】心悸病位在心，心包常代心受邪，故取穴以心经、心包经腧穴为主，并配合病位附近腧穴进行治疗。

心肺区属于脏腑投影取穴法，此处背俞穴为心肺气血输注于背部之处，心为君主之官，肺为相傅之官，在治疗时兼顾肺气使心血运行通畅。心包经之内关、间使、郄门可治心胸神志病证，病属实证者，可在内关行同经合谷刺，增强刺激量以提高疗效。足少阳经别贯心，足少阴经脉注心中，丘墟为足少阳胆经原穴，针刺丘墟可使三焦原气通达。照海属足少阴肾经，又是阴跷脉的交会穴，阴跷脉"上循胸里，入缺盆"。且胆经、肾经与胃经、肝经在足踝处部位相近，经气相通，因此在透刺时，可调节四经的功能，而此四经的循行均可到达胸部，故丘墟透照海是调心气、益心神的有效透穴。心包经募穴膻中位于胸中，宽胸理气，通治一切心疾，配合中脘、气海，补中焦水谷之气及胸中宗气，以养心血、贯心脉。

心脏的活动受心交感神经和副交感神经双重支配，交感神经自脑干发出后经脊髓、颈胸神经节到达心脏神经丛进而支配心脏，通过直接调节心自主神经丛而调节心脏功能而控制心律，而脊髓、颈胸神经节正位于心肺区内，故针刺心肺区可直接调节交感神经而恢复心律，改善心悸症状。内关、间使、郄门的传入神经元节段为第6~8颈椎及第1胸椎，三穴与心脏传入神经元相互重叠（心脏传入神经元为第8颈椎及第1~10胸椎）在第8颈椎至第1胸椎，同时皆投射至脊髓灰质第3~5板层。三穴下布有正中神经，故针刺可通过臂丛神经的颈神经节反馈调节心脏功能。

心胆虚怯者加针胆经四透以镇惊。百会为督脉穴，督脉"入属于脑""脑为元神之府"，故配外四神聪透百会以安神，外四神聪相比四神聪能扩大针刺范围，而且配合透刺百会使用可起到协同作用。

心脾两虚者加足阳明三合穴以养胃健脾、补益气血。胃、大肠、小肠经之下合穴为足三里、上巨虚、下巨虚，脾、胃、大小肠同为仓廪之本，施补法共调此四者。

阴虚火旺者加滋阴二穴，太溪为补肾益阴常用穴，脾经三阴交为精血之穴，二穴相伍可补后天以益先天，健脾益肾，滋阴降火。

水气凌心者加利水消肿五穴以利水消肿。水分有分利水湿之功，为治疗水病之要穴；阴陵泉为足太阴脾经之合穴，属水，取之以理脾健运、祛湿利水，治疗水肿时，常与水分配伍，两穴合用消肿利水；三焦是水液运行的道路，外关属手少阳三焦经，通于阳维脉，三焦俞属足太阳膀胱经，为三焦背俞穴，二穴配伍，可调畅气机、疏利水道、促进气化，使水湿除而肿消；肾主水，复溜为足少阴肾经之经穴，灸之可温肾通经，利水消肿。

心脉瘀阻者加化瘀四穴。膈俞乃八会穴之血会，在此处刺络拔罐，可除瘀滞之血。血海属足太阴脾经，具有理血统血、调理冲任的作用，地机是脾经郄穴，为气血所聚之处，具有活血理血、健脾利湿之功，二穴为血证之要穴。地机行泻法以除瘀滞。合谷是多气多血之大肠经原穴，乃调气血之要穴，与血海共同作用，有行气导滞、通脉活血之功。

【医案】患者，男，67岁。2012年11月26日初诊。

主诉：心慌2年余，加重2个月。

现病史：2010年9月因过度劳累后出现心慌气短，未予重视，后每稍有劳累即出现心慌胸闷，自服"通脉养心胶囊"未见好转，近2个月来症状加重。刻下见精神疲倦，面色淡白，心悸发作频繁，活动时有心慌憋气，汗出甚，并伴食少乏力、便溏，舌质淡暗、脉结代。

辅助检查：经外院查心电图示室性早搏、二度Ⅰ型房室传导阻滞、V_3~V_5导联ST段下移>0.05 mV；X线胸片示心脏增大、肺纹理增粗紊乱、主动脉弓迂曲硬化。

西医诊断：冠心病。

中医诊断：心悸（气虚血瘀）。

针灸治疗：取膀胱经第一侧线第2~8胸椎背部腧穴透刺夹脊穴、补三气穴、内关透间使、郄门、丘墟透照海，由于患者近期食少乏力、便溏，故在此基础上取足三里、阴陵泉、三阴交，以针刺捻转补法健脾益气、养血安神、和胃化湿，每日1次。①患者坐位，先取膀胱经第一侧线风门穴，针尖与皮肤呈约30°角斜向脊柱夹脊穴方向透刺，采用快针针刺，根据患者体型深刺30~40mm，操作时须做到高频率提插捻转（每分钟约100次），强刺激、强针感、立即出针不留针，然后再依序向下选肺俞、厥阴俞、心俞、督俞、膈俞、胰俞，手法同上，一侧操作结束后换另一侧，完毕后嘱患者仰卧位平躺于治疗床。②针刺补三气穴。膻中与皮肤呈约20°角沿皮肤向下平刺，针刺20~30mm；中脘、气海与皮肤呈约80°角向阴部方向略斜刺，针刺30~40mm，得气后均施捻转补法。③取一侧丘墟透照海透刺。医者以左手拇、食指夹持针身，缓慢捻转进针，进针时以针尖斜向照海穴的方向刺入，至照海穴处皮肤下感觉到针尖即可，勿刺穿。④取双上肢内关透间使、郄门，先直刺内关15~20mm，得气后，稍提针调整方向再以30°角向斜下透刺间使，深约25~35mm；郄门直刺20~30mm，针刺得气即止。上述操作依序完毕，最后医者偕同2名助手，分别在一侧丘墟透照海及双侧内关透间使、郄门上进行手法操作，均以小幅度、低频率捻转（每分钟约30次），同时嘱患者配合缓慢深吸气，然后缓慢长呼气。在呼吸运动一来一往之间，要求医患双方心定神凝，体会针刺感应，专心注意病所，促使气至。操作时间1分钟，然后让患者自然呼吸，留针30分钟。

治疗10次后患者症状减轻，期前收缩发作次数减少。坚持治疗15次后心慌止，随访2个月未复发。[林右翎，孙环宇，李兰媛，等.透穴组方针刺互动法治疗心悸30例.中国针灸，2014，34（10）：977-978.]

胸痹

胸痹是指因心脉痹阻，胸阳不振导致的以胸部闷痛，甚至胸痛彻背，喘息不得卧为主要表现的病证。

胸痹病位在心胸，与五脏关系密切。五脏阴阳气血不足，心脉失养，不荣则痛，或寒、痰、气、瘀痹阻心脉，血行不畅，不通则痛。血行瘀滞，胸阳痹阻，心脉不畅；或肝失疏泄，气机郁滞，心脉不和；或痰浊闭阻，困阻脾阳，胸阳失展，脉络郁滞；或寒主收引，阴寒凝滞，遏制阳气；或肾中精血渐衰，水不济火，心失所养；或积劳伤阳，心肾阳微，鼓动无力，胸阳不振，阴寒内侵，导致胸痹。

胸痹病位在心胸，与手足少阴、手厥阴、手太阳、足太阴、足少阳经关系密切，手厥阴、手太阴、手少阴、手太阳、足太阳、足少阳、足阳明经也都通过络脉、经别、经筋与心胸相连。手少阴经"起于心中，出属心系"，足少阴经"络心，注胸中"，手厥阴经"起于胸中，出属心包络"，手太阳经"入缺盆络心"，足太阴经"注心中"，足少阳经"以下胸中……循胸"。手厥阴络脉"系于心包，络心系"，经别"入胸中"，经筋"散胸中"；手太阴经别"入腋走心"，经筋"下结胸里"；手少阴经筋"结于胸中"；手太阳经别"走心"；足太阳经别"循膂当心入散"；足少阳经别"循胸里……贯心"；足阳明经别"上通于心"。

西医学的冠心病、心绞痛、心包炎、心肌病、心脏瓣膜病等凡见心前区疼痛者，以及胸肺疾患、纵隔肿瘤伴胸痛者皆可参照本篇治疗。

【症状】胸部闷痛，甚至胸痛彻背，喘息不得卧。轻者偶感胸闷如窒，呼吸欠畅；重者胸部压榨样绞痛，甚至心痛彻背，背痛彻心。常伴有心悸、气短、呼吸不畅，甚至喘促、惊恐不安等。

（1）心血瘀阻者，心胸疼痛，如刺如绞，痛有定处，兼入夜为甚，日久不愈，常因暴怒、劳累而加剧。舌质紫暗，有瘀点、瘀斑，苔薄，脉弦涩。

（2）气滞心胸者，心胸满闷胀痛，兼时欲太息，遇情志不遂时容易诱发或加重，或伴有脘腹胀闷，苔薄或薄腻，脉细弦。

（3）痰浊闭阻者，胸闷重而心痛微，兼痰多气短，肢体沉重，形体肥胖，遇阴雨天易发作或加重，伴有倦怠乏力，纳呆便溏，咳吐痰涎，舌体胖大且边有齿痕，苔浊腻或白滑，脉滑。

（4）寒凝心脉者，卒然心痛如绞，心痛彻背，兼喘息不得平卧，多因气候骤冷或突感风寒而发病或加重，伴形冷，甚则手足不温，冷汗不出，胸闷气短、心悸、脸色苍白，苔薄白，脉沉紧或沉细。

（5）心肾阴虚者，心疼憋闷，兼心悸盗汗，虚烦不寐，腰膝酸软，头晕耳鸣，口干便秘，舌红少津，苔薄或剥，脉细数或促代。

（6）心肾阳虚者，心悸胸闷痛，兼短气，动则尤甚，自汗，面色㿠白，神倦怯冷，四肢欠温或肿胀，舌质淡胖，边有齿痕，苔白或腻，脉沉细迟。

【治疗】

[基本处方]

组穴：心肺区、调心神三穴、丘墟透照海。

他穴：膻中。

[操作] 采用互动式针法配合分步针刺法治疗，共分两步。

（1）俯卧位，心肺区背俞穴向内呈60°~70°斜刺，针尖过夹脊穴抵至椎体，行捻转手法，以局部酸胀感为度，不留针。

（2）仰卧位，内关直刺0.5~0.8寸，得气后将针尖提至皮下，使针体与体表成30°夹角向间使方向刺入1.0~1.5寸；郄门直刺0.5~1.0寸。丘墟透照海从丘墟进针，针尖朝照海刺入2.0~3.0寸，边嘱患者深呼吸边施提插捻转补法使内关透间使、郄门针感传至前臂或手指，行互动式针法1分钟。膻中向下平刺1.0寸，以局部酸胀感为度，留针30分钟。

针感、补泻手法、刺激强度因人制宜，并随时询问患者感觉以确定刺激量。

[**随证配穴**] 在基本处方的基础上根据不同的症状配伍以下腧穴。

（1）心血瘀阻

组穴：化瘀四穴。

操作：膈俞刺络拔罐，合谷、地机直刺0.5~1.0寸，血海直刺1.0~1.5寸，施提插捻转泻法，以局部出现酸胀感为度。

（2）气滞心胸

组穴：四关。

操作：太冲、合谷直刺0.5~1.0寸，施捻转泻法，以局部出现酸胀感为度。

（3）痰浊闭阻

组穴：祛痰化浊四穴。

操作：中脘70°~80°向下斜刺1.0~1.5寸，阴陵泉、丰隆、足三里直刺1.0~1.5寸，施捻转泻法，以局部出现酸胀感为度。

（4）寒凝心脉

他穴：大椎、神道、至阳。

操作：灸法。

（5）心肾阴虚

组穴：滋阴二穴。

他穴：神门。

操作：三阴交直刺1.0~1.5寸，以局部出现酸胀感为度。太溪浅刺0.2~0.3寸，神门直刺0.3~0.5寸，施提插捻转补法，以出现酸麻放射感为度。

（6）心肾阳虚

组穴：丹田三穴。

操作：丹田三穴均呈60°向下斜刺1.0~1.5寸施捻转补法后，采取按压行气法。

【**方义**】胸痹病位在心胸，其发病责之心脉痹阻，胸阳不振，故取穴以手足少阴、手厥阴、手太阳、足太阴、足少阳经为主，与局部体表投影穴位合而成方。

心肺区为心肺在体表投影处，为"腧穴所在，主治所在"的体现，其中心俞、肺俞等背俞穴是心肺等脏腑之气血津液输注于背部之所，针刺此处通经络以止痹痛，调阴阳以和气血，治疗心痛诸疾。调心神三穴、丘墟透照海也是"经络所过，主治所在"的体现，《针灸甲乙经》载有"卒心中痛，瘛疭互相引……间使主之""心痛……惊恐畏人，神气不足，郄门主之"，内关透间使调心安神，伍郄门通痹止痛；丘墟透照海，一针两穴，其经络循行皆过心胸，是临床治疗心胸疾患的经验效穴，与调心神三穴同施互动式针法，使气至病所，心胸气血调和而痛止。《外台秘要》言膻中"主胸痹，心痛烦满"，故针刺气会膻中，理气机郁滞，治胸中之疼痛。

心脉痹阻者加化瘀四穴施泻法配合刺络拔罐以活血通络止痛。《针灸大成》载膈俞："胸胁心痛，痰疟，疹癖，主一切血疾。"伍合谷舒筋止痛，血海、地机扶脾统血、养血活血，使气血调和而通滞止痹。

气滞心胸者加四关施泻法以疏肝利胆，解气滞心胸之源。

痰浊闭阻者加祛痰化浊四穴施泻法以祛痰化浊，通阳散结。中脘养血通脉止痛，《针灸甲乙经》载："心痛身寒，难以俯仰，心疝冲冒，死不知人，中脘主之。"配伍足三里健运中焦，通阳泄浊；阴陵泉、丰隆祛湿宣痹，豁痰散结。

寒凝心脉者加大椎、至阳、神道施灸法以辛温散寒，宣通心阳。临床施灸为操作之便可取灸盒、督灸等。

心肾阴虚者加滋阴二穴补益足三阴经精血，疗五脏诸疾，伍心经原穴神门施补法专补心肾精血不足，以滋阴养荣而止痛。

心肾阳虚者加丹田三穴。《针灸甲乙经》载："心腹中卒痛而汗出，石门主之。"石门、气海、关元三穴，皆有"丹田"之别称，故刺之可暖丹田而资宗气，宗气盛则胸阳振，阴邪散则心痛止。

不寐

不寐是因心神失养、阴阳失和导致的以入睡困难，或睡眠时间不足，或睡眠质量不佳，或睡中易醒、醒后不能入睡，严重时彻夜不眠为主要表现的病证。

不寐病位在心，与肝胆、脾、肾密切相关。凡肝胆火热、心虚胆怯、心脾气血两虚或先天禀赋不足均可引起心神受扰、阴阳失调而失眠。少阳枢机不利，郁而化火，热扰心神，阳不交阴；或胆怯易惊，心神不安，夜不能寐；或脾胃不和，气血失司，聚湿生痰，上扰心神；或禀赋不足，心肾不交，阴不敛阳，均可导致不寐。

不寐病位在心，与手足少阴、手厥阴、手太阳、足太阴经关系密切，手厥阴、手太阴、手太阳、足太阳、足少阳、足阳明经也都通过络脉或经别与心相连。手少阴经"起于心中，出属心系"，足少阴经"络心，注胸中"，手厥阴经"起于胸中，出属心包络"，手太阳经"入缺盆络心"，足太阴经"注心中"。手厥阴络脉"系于心包，络心系"，手太阴经别"入腋走心"，手太阳经别"走心"，足太阳经别"循膺当心入散"，足少阳经别"贯心"，足阳明经别"上通于心"。

西医学的神经官能症、抑郁症、更年期综合征、慢性消化不良、贫血等以不寐为主要临床表现的疾病，皆可参考本篇辨证论治。

【症状】入睡困难，或睡眠时间不足，或睡眠质量不佳，或睡中易醒、醒后不能入睡，严重时彻夜不眠。

（1）肝火扰心者，兼急躁易怒，头晕头涨，目赤耳鸣，口干口苦，不思饮食，便秘溲赤，舌红苔黄，脉弦数。

（2）心胆气虚者，兼触事易惊，终日惕惕，虚烦不宁，心悸胆怯，气短自汗，倦怠乏力，舌淡苔薄，脉沉弦细。

（3）心脾两虚者，兼心悸健忘，神疲食少，头晕目眩，四肢倦怠，腹胀便溏，面色少华，舌淡白苔薄腻，脉细无力。

（4）心肾不交者，兼心悸多梦，头晕耳鸣，腰膝酸软，潮热盗汗，五心烦热，咽干少津，男子遗精，女子月经不调，舌红少苔，脉细数。

【治疗】

[基本处方]

组穴：调心神三穴、外四神聪透百会、平衡阴阳二穴、安眠二穴。

他穴：神门。

[操作]采用互动式针法配合分步法治疗，共分两步。

（1）内关直刺0.5~0.8寸，得气后将针尖提至皮下，使针体与体表成30°夹角向间使方向刺入1.0~1.5寸；郄门直刺0.5~1.0寸。边嘱患者深呼吸边施提插捻转补法使针感传至前臂或手指，行互动式针法1分钟。留针30分钟。

（2）神门直刺0.3~0.5寸，以针感传向指端为宜。外四神聪向百会平刺0.8~1.2寸。悬钟、三阴交直刺1.0~1.5寸。申脉、照海直刺0.5~0.8寸。以局部酸胀为度，留针30分钟。

针感、补泻手法、刺激强度因人制宜，并随时询问患者感觉以确定刺激量。

[随证配穴]在基本处方的基础上根据不同的症状配伍以下腧穴。

（1）肝火扰心

组穴：透四关。

操作：合谷直刺0.3~0.5寸，食指跳动时为合谷得气，继续沿掌骨掌侧面直刺至掌心，当中指有针感时即为合谷透劳宫；直刺太冲，得气后将针提至皮下，向外斜刺使针尖达涌泉处，进针1.0~1.2寸，然后行平补平泻法使二穴均得气，即为太冲透涌泉。

（2）心胆气虚

组穴：丘墟透照海。

操作：自丘墟向照海进针2.0~3.0寸，行针时嘱患者配合深呼吸。

（3）心脾两虚

组穴：补气养血四穴（去膈俞）。

他穴：血海。

操作：气海呈60°角向下斜刺1.0寸，血海、足三里、三阴交直刺1.0~1.5寸，施补法以局部出现酸胀感为度。

（4）心肾不交

组穴：滋阴二穴。

他穴：阴郄。

操作：三阴交直刺1.0~1.5寸，以局部酸胀为度。太溪、阴郄浅刺0.2~0.3寸，施提插捻转补法，以出现酸麻放射感为度。

【方义】不寐病位在心，《景岳全书》载："正以阳有所归，故神安而寐……阳为阴抑，则神索不安，是以不寐也。"阳不归阴，阴不敛阳，脏腑阴阳失调，气血逆乱，则脑脉不通，神志失常而不寐。故不寐取穴以手足少阴、手厥阴为主，合局部腧穴治以补虚泻实，调和阴阳之功。

调心神三穴是"经络所过，主治所在"的体现，此三穴共行通调心脉，宁神安眠之力，配合互动式针法，增强得气之效；外四神聪透百会组穴可调神健脑，镇静安神。《难经》言："阳维起于诸阳会也，阴维起于诸阴交也。"悬钟、三阴交作为阴、阳维脉的起始穴，可调和阴阳。因跷脉主一身左右之阴阳，两脉交会于目内眦，《灵枢》言："阳气满则阳跷盛，不得入于阴则阴气虚，故目不瞑矣……阴气盛则阴跷满……目闭也。"故申脉、照海主晬寐，可通达阴阳，清心安眠，再配神门滋补心阴，使心经阴阳平和而寐安。

肝火扰心者加透四关施泻法以调心疏肝，清火安神。合谷透劳宫、太冲透涌泉皆是一针两穴，可清热疏肝、滋水涵木，泄火气以安神魂，疏肝郁以调心神。

心胆气虚者加丘墟透照海以疏肝利胆，安神定志。此组穴是"经络所过，主治所在"的体现，一针两穴，刺之既可枢转经气，解郁安神，又能通达阴阳，宁心定惊，配合互动式针法，使气至病所，心胆气血调和而安眠。

心脾两虚加补气养血四穴。《景岳全书》记："无邪而不寐者，必营气之不足也。营主血，血虚则无以养心，心虚则神不守舍……以致终夜不寐。"故取补气养血四穴强健脾胃，调和气血。因膈俞位于背部，而余穴皆取仰卧位操作，故以血海代膈俞，使气血荣盛而神安。

心肾不交者因肾水亏虚而不能上行濡养心阴，故针刺滋阴二穴加阴郄滋补阴液，使心肾阴津荣盛，敛诸阳归阴。

【医案】患者，女，52岁。

主诉：失眠20余年。

现病史：既往失眠20余年，症见入睡困难，时睡时醒，醒后再难入睡，心悸多梦，精神欠佳，记忆力下降，咽干少津，潮热盗汗。舌质淡，苔薄白，脉细数。

中医诊断：不寐（心肾不交）。

针灸治疗：5年前李志道教授曾用弱针感法为其治疗后效果显著，此次复行上法却未见好转。故改用强针感法，取穴百会、四神聪，双侧内关、神门、三阴交、太溪、太冲透涌泉等，百会向前平刺0.5~0.8寸并捻转至穴区强烈酸胀为度、四神聪向百会穴方向透刺0.5~0.8寸并捻转至穴区强烈酸胀为度、内关稍向桡侧斜刺0.2~0.3寸并行针至有循经感传为宜、神门稍向尺侧斜刺0.3~0.5寸并行针至有循经感传为宜、三阴交向后上方斜刺0.5~1.0寸并行针至有循经感传为宜、太溪在内踝尖与跟腱之间动脉搏动处向上斜刺0.2~0.3寸并行针至有循经感传为宜、太冲透涌泉至两穴均有强烈酸胀感为度，动留法20分钟后阳性出针。

效不更方，按此法治疗5次即愈。[姜晓涵，焦召华，李志道.李志道教授"驾驭针感法"治疗失眠经验撷粹.天津中医药，2021，38（10）：1251–1254.]

健忘

健忘是以记忆力减退、遇事善忘为主要临床表现的病证，常与心悸怔忡、眩晕、不寐并见。健忘病情较轻，部分患者久治不愈可迁延发展为痴呆。

健忘的病位在心、脑，与脾、肾密切相关。脑主司记忆，心主神明，脾主统血，劳神思虑过度，可暗耗心血，又可损伤脾气；肾主精髓，房事不节，可亏耗肾精，皆能使脑失所养而令人健忘。健忘以本虚标实，虚多实少者多见，以心脾肾虚损为主，但肝气不舒、痰浊上扰等实证也可引起健忘。

健忘与手少阴、手厥阴、足少阳经密切相关，手太阴、手太阳、足少阴、足太阴、足太阳、足阳明经也都通过经脉或经别与心相连。手少阴经"起于心中，出属心系"，手厥阴经"起于胸中，出属心包络"，足少阳经脉"以下胸中""循胸过季胁"，足少阳经别"贯心"。手太阴经筋"下结胸里"，手太阳经"入缺盆络心"，经别"入腋走心"；足少阴经"络心，注胸中"；足太阴经"注心中"；足太阳经别

"循膂当心入散"；足阳明经别"上通于心"。同时，足太阳、督脉循行过脑，足阳明、手少阴、足少阳、足厥阴通过目系与脑相连。足太阳经脉"从巅入络脑"，督脉"上额交巅上，入络脑"；足阳明经别"还系目系"，手少阴经脉、足少阳经别"系目系"，足厥阴经脉"连目系""从目系下颊里"。

本病常见于西医学中的神经官能症、脑动脉硬化、阿尔茨海默病等疾病，脑萎缩、头部外伤等脑部疾病中也会出现类似症状。

【症状】以较长时期内记忆力减退、遇事善忘、虽尽力思索但仍不能追忆为主要表现。

（1）心脾两虚者，气短神疲，面色无华，口唇色淡，少寐多梦，纳少腹胀，大便溏，舌淡胖或有齿痕，苔薄白，脉细弱。

（2）心肾不交者，心烦心悸，失眠多梦，头晕耳鸣，腰膝酸软，手足心热，潮热盗汗，遗精，舌红少苔，脉细数。

（3）肾精亏虚者，言语善误，精神呆钝，头晕目眩，气短倦怠，腰膝酸软，舌淡苔白，脉细弱。

（4）肝气不舒者，头痛头晕，目眩，急躁易怒，胸闷胁痛，程度因情绪变化而增减，舌苔薄白，脉弦。

（5）痰浊上扰者，近事遗忘，语言迟缓，眩晕头痛，倦怠嗜卧，胸闷不舒，肢倦身重，泛恶多痰，苔白腻，脉弦滑。

【治疗】

［基本处方］

组穴：外四神聪透百会、脑空透风池、调心神三穴。

他穴：神门、三阴交。

［操作］采用互动式针法配合分步法治疗，共分两步。

（1）内关直刺0.5~0.8寸，得气后将针尖提至皮下，使针体与体表成30°夹角向间使方向刺入1.0~1.5寸；郄门直刺0.5~1.0寸。边嘱患者深呼吸边施提插捻转补法使针感传至前臂或手指，行互动式针法1分钟。

（2）外四神聪透百会平刺0.8~1.2寸，施捻转手法使局部酸胀；脑空平刺透向风池，施捻转手法使针感向头顶部放射；神门针尖稍斜向内刺0.3~0.5寸，施捻转手法使针感传至小指及无名指掌侧或拇指根部；三阴交直刺0.5~1.0寸，施提插捻转手法使针感传向足底或足趾末端。留针30分钟。

针感、补泻手法、刺激强度因人制宜，并随时询问患者感觉以调整刺激量。

［随证配穴］在基本处方的基础上根据不同的症状配伍以下腧穴。

（1）心脾两虚

组穴：心肺区、补气养血四穴。

操作：心肺区向内斜刺60°~70°，针尖过夹脊穴抵至椎体，施提插捻转补法后出针，以局部酸胀为度。足三里直刺1.0~1.5寸，施提插捻转补法使针感沿小腿前侧传至足背部。气海70°~80°向下斜刺1.2寸，以局部酸胀为度，可配合按压行气法。

（2）心肾不交

组穴：心肺区、肾区。

操作：心肺区向内斜刺60°~70°，针尖过夹脊穴抵至椎体，肾区膀胱经腧穴直刺1.5~2.0寸，督脉腧穴直刺1.0~1.5寸，施捻转补法，以局部酸胀为度。

（3）肾精亏虚

组穴：肾区、滋阴二穴。

操作：肾区膀胱经腧穴直刺1.5~2.0寸，督脉腧穴直刺1.0~1.5寸，太溪浅刺0.2~0.3寸，施提插捻转补法，以有酸麻放射感为度。肾区腧穴每次针刺不必全选，以肾俞、腰阳关、命门为主，取5~6个穴更替选择。

（4）肝气不舒

组穴：胁肋二穴。

操作：支沟直刺0.5~1.0寸，阳陵泉直刺1.0~1.5寸。以局部酸胀为度。

（5）痰浊上扰

组穴：祛痰化浊四穴。

操作：中脘70°~80°向下斜刺1.0~1.5寸，施提插捻转补法使局部酸胀；足三里、丰隆、阴陵泉直刺1.0~1.2寸，施提插捻转泻法，以局部酸胀为度。

【方义】健忘病位在心、脑，局部选穴配心包经腧穴以补益心气、养脑安神。

《针灸资生经》载"百会……主心烦惊悸，健忘无心力"，外四神聪透百会可升阳健脑、养脑安神。心主神明，在治疗神志病方面，心包经穴位的作用与心经穴位主治相近，内关可宁心安神，间使可宁心神、行气血，郄门可通调心脉、宁心安神，三穴均是治疗健忘的常用穴。心经神门与足三阴经交会穴之三阴交相配，可补益心脾、养阴安神以助记忆。

心脾两虚者，取心肺区、补气养血四穴以养心安神、补脾益气。心肺区可安心神，治疗心失所养引起的少寐多梦。足三里为补虚要穴，调理人体一身之气血，脾经三阴交可健脾，膈俞养血，气海益气。

心肾不交者，取心肺区、肾区以滋肾养心、交通心肾。心肺区、肾区均属于脏腑投影取穴法，心肺区是治疗心系疾病的经验穴，肾区可滋肾阴。

肾精亏虚者，取肾区、滋阴二穴以益肾填精。肾区补肾精；太溪为补肾填精要穴；脾经三阴交，补后天以资先天。三穴合用可健脾益肾。

肝气不舒者，取胁肋二穴以疏肝行气。支沟、阳陵泉疏调少阳经气，疏肝解郁。

痰浊上扰者，取祛痰化浊四穴以祛痰利窍。丰隆、阴陵泉为祛痰利湿效穴，中脘、足三里可健脾和胃使痰无以生。

痴呆

痴呆是一种以呆傻愚笨、智能低下、善忘为主要特征的神志病，表现为无法进行工作以及独立生活。

痴呆的病变部位在心、脑，与脾、肾功能失调密切相关。《素问·灵兰秘典论》载"心者，君主之官，神明出焉"。心主神明，心气不足或气血瘀阻，均可致气血不能上荣于脑，而发为痴呆；老年肾衰，或脾肾亏虚，或气血不足，导致精髓无源而发痴呆；或因脾虚而痰蒙清窍，或脑络瘀阻，或病到后期因虚极而毒盛，导致脑气不通，使脑气与脏气不相连接，神明不清而发痴呆。

痴呆病位在心、脑。手少阴、手厥阴、足少阳经和心密切相关，手太阴、手太阳、足少阴、足太阴、足太阳、足阳明经也都通过经脉或经别与心相连。手少阴经"起于心中，出属心系"，手厥阴经"起于胸中，出属心包络"，足少阳经经脉"以下胸中""循胸过季胁"，足少阳经别"贯心"。手太阴经筋"下结胸里"，手太阳经"入缺盆络心"，经别"入腋走心"；足少阴经"络心，注胸中"；足太阴经"注心中"；足太阳经别"循膂当心入散"；足阳明经别"上通于心"。同时，足太阳、督脉循行过脑，足太阳经脉"从巅入络脑"，督脉"上额交巅上，入络脑"；足阳明、手少阴、足少阳、足厥阴经通过目系与脑相连，足阳明经别"还系目系"，手少阴经脉、足少阳经别"系目系"，足厥阴经脉"连目系""从目系下颊里"。

本病常见于西医学中的阿尔茨海默病、血管性痴呆、混合性痴呆等疾病。

【症状】轻者见神情淡漠，寡言少语，善忘，迟钝等症；重者表现为终日不语，或闭门独处，或言辞颠倒，举动异常，或不识人知物，或忽哭忽笑，或不知饥饿。

（1）髓海不足者，行走缓慢，动作笨拙，甚则振掉，腰膝酸软，齿枯发焦，脑转耳鸣，舌瘦色淡，脉沉细。

（2）脾肾亏虚者，食少纳呆，或呃逆不食，口涎外溢，四肢不温，夜尿频多，或二便失禁，舌淡胖有齿痕，苔白或腻，脉沉细弱，两尺尤甚。

（3）气血不足者，面色淡白，气短乏力，纳呆食少，大便溏薄，舌淡，苔白，脉细弱无力。

（4）痰浊蒙窍者，口吐痰涎，纳呆呕恶，体肥懒动，舌苔黏腻浊，脉弦而滑。

（5）瘀血阻络者，头痛难愈，面色晦暗，可伴半身不遂，口眼歪斜，舌质紫暗，有瘀点或瘀斑，脉细涩或沉迟。

（6）毒损脑络者，舌强语謇，躁扰不宁，甚则狂越，或谵语妄言，面色晦暗，口中黏涎秽浊，尿赤便干，肢麻颤动，舌红绛少苔，或腐秽厚积，脉数。

【治疗】

[基本处方]

组穴：外四神聪透百会、脑空透风池、颈夹脊、调心神三穴。

他穴：神庭、神门。

[操作] 采用互动式针法配合分步法治疗，共分三步。

（1）坐位，颈夹脊以针尖刺中两横突之间的椎体为宜，以局部酸胀为度，依据患者配合度不留针或留针20分钟。

（2）仰卧位，内关直刺0.5~0.8寸，得气后将针尖提至皮下，使针体与体表成30°夹角向间使方向刺入1.0~1.5寸；郄门直刺0.5~1.0寸。边嘱患者深呼吸边施提插捻转补法使针感传至前臂或手指，行互动式针法1分钟。

（3）外四神聪透百会平刺0.8~1.2寸；脑空平刺透向风池，施捻转手法使针感向头顶部放射；神门直刺0.3~0.5寸，施捻转手法使针感传至小指及无名指掌侧或拇指根部为宜；神庭平刺0.5~0.8寸，施捻转手法使局部酸胀。留针30分钟。针感、补泻手法、刺激强度因人制宜，并随时询问患者感觉以调整刺激量。

[随证配穴] 在基本处方的基础上根据不同的症状配伍以下腧穴。

（1）髓海不足

组穴：平衡阴阳二穴、滋阴二穴。

操作：悬钟、三阴交直刺0.5~1.0寸，太溪浅刺0.2~0.3寸，分别施以提插捻转补法，悬钟以针感沿经传至足背为宜，三阴交和太溪以传向足底或足趾末端为宜。

（2）脾肾亏虚

组穴：脾胃区、丹田三穴。

操作：脾胃区腧穴向内斜刺60°~70°，针尖过夹脊穴抵至椎体；气海70°~80°向下斜刺1.0~1.2寸，石门、关元均向下70°~80°斜刺1.0~1.2寸，施提插捻转补法，以局部酸胀为宜。

（3）气血不足

组穴：补气养血四穴。

操作：膈俞45°斜刺，针尖抵至椎体，施提插捻转补法后出针；三阴交操作、针感同上；足三里直刺1.0~1.5寸，施提插捻转补法使针感沿小腿前侧传至足背部；气海70°~80°向下斜刺1.2寸，以局部酸胀为度。

（4）痰浊蒙窍

组穴：祛痰化浊四穴。

操作：足三里操作、针感同上；中脘70°~80°向下斜刺1.0~1.5寸，施提插捻转补法使局部酸胀；丰隆、阴陵泉直刺1.0~1.2寸，施提插捻转泻法；丰隆以针感沿小腿前侧传至足背部、阴陵泉以传向足底为宜。

（5）瘀血阻络

组穴：化瘀四穴。

操作：膈俞、血海施刺络拔罐法；地机直刺1.0~1.5寸，施提插捻转泻法使针感传至足底；合谷直刺0.5~1.0寸，施提插捻转泻法使针感传至拇、食指末端。

（6）毒损脑络

组穴：补元气穴。

他穴：十宣。

操作：倒三角45°~60°向下斜刺1.0~1.2寸，大椎直刺1.0~1.2寸，施捻转补法使局部酸胀；十宣每次选2~3个点，每点刺络出血2~3滴。

【方义】痴呆病位在脑，多由肾精不足、脑髓空虚所致，治疗选穴以督脉、头部腧穴为主，配合手少阴心经、手厥阴心包经穴。

督脉入络脑，脑为髓海，取外四神聪透百会、脑空透风池开窍醒神，百会、神庭补益脑髓；心主神明，心包代君受邪，取调心神三穴以调心神，《玉龙歌》曰"神门独治痴呆病"，配合痴呆验穴神门健脑益智。针刺颈夹脊穴可活血通络、充养脑髓、调神益智。

百会、四神聪位于巅顶，其下对应大脑皮层，刺之以调神醒脑；脊神经后支伴行于脊柱两侧，其走行与椎动脉大致吻合，针刺颈夹脊穴可改善椎-基底动脉的血液循环，加快脑血流速度。还可刺激脊神经修复，改善受损脑组织区域供血，可增加脑内神经递质的释放，促进脑细胞代谢，改善患者的痴呆症状及生活自理能力。

髓海不足者，多由于肾精亏虚不能化生脑髓，取平衡阴阳二穴以调阴阳、滋阴二穴以滋肾养髓。三阴交健脾以补后天，太溪可益肾填精补髓，二穴合用共补先后天；髓会悬钟补益脑髓，合三阴交调和阴阳。

脾肾亏虚者，取脾胃区、丹田三穴以温补脾肾。脾胃区属于脏腑投影取穴法，可补脾胃。气海、石门和关元都别称"丹田"，人的元气源于肾，藏于丹田，三穴合用可补肾气。

气血不足者，取补气养血四穴以益气养血。足三里为补虚要穴，三阴交为精血之要穴，二穴补益脾胃以益气血生化之源，配合膈俞养血、气海益气，共奏益气养血之效。

痰浊蒙窍者，取祛痰化浊四穴以祛痰利窍。丰隆、阴陵泉均可祛痰利湿，中脘、足三里可健脾和胃，诸穴合用以健运脾胃使痰无以生。

瘀血阻络者，取化瘀四穴以活血祛瘀。血会膈俞为活血要穴；脾经血海、地机可活血理血；合谷配合他穴，可通脉活血。

毒损脑络者，取补元气穴以大补元气、取十宣泻热以开窍醒神。倒三角三穴均处小腹部，为元气汇聚之所；大椎为阳中之阳，调益阳气之总纲，合用可增强补虚之力；十宣位于手指尖端，点刺出血可泻热醒神。

癫狂

癫狂是以精神失常为主的神志病，是癫证和狂证的总称。癫证以抑郁、淡漠、沉默、独语和少动喜静为特征，狂证以亢奋、狂躁、毁物、打骂和喜动多怒为特征。二者在病因病机上相似，可相互转化，故以癫狂并称。

癫狂的病位在心、脑，与肝、胆、脾关系密切。心藏神，精神活动发于心神，以心为主宰；脑为元神之府，脑主精神活动，若心脑功能失常，则出现抑郁或亢奋的神志异常。《难经》载"重阳者狂，重阴者癫"。本病多因七情内伤、饮食失节、先天不足损及脏腑功能，导致阴阳失衡。两病基本病理因素是痰，脾失健运则运化水湿失调，聚湿成痰。痰乃浊邪，易蒙清窍。癫证肝郁气滞，继而痰气郁结，日久心脾两虚；狂证痰火扰神，火盛伤阴，阴液耗损，炼液成痰，日久痰瘀互结。

癫狂与手少阴、手厥阴、足少阳经密切相关，手太阴、手太阳、足少阴、足太阴、足太阳、足阳明经也都通过经脉或经别与心相连。手少阴经"起于心中，出属心系"，手厥阴经"起于胸中，出属心包络"，足少阳经脉"以下胸中""循胸过季胁"，足少阳经别"贯心"。手太阴经筋"下结胸里"；手太阳经"入缺盆络心"，经别"入腋走心"；足少阴经"络心，注胸中"；足太阴经"注心中"；足太阳经别"循膂当心入散";足阳明经别"上通于心"。同时,足太阳、督脉循行过脑,足阳明、手少阴、足少阳、足厥阴通过目系与脑相连。足太阳经脉"从巅入络脑",督脉"上额交巅上,入络脑";足阳明经别"还系目系",手少阴经脉、足少阳经别"系目系",足厥阴经脉"连目系""从目系下颊里"。

本病常见于西医学中的抑郁型及狂躁型精神分裂症、反应性精神病、偏执性精神障碍、急性短暂性精神病性障碍、躁狂症等疾病。

【症状】

1.癫证

神情抑郁、表情淡漠、沉默呆钝、语无伦次或喃喃自语、静而少动。

（1）肝郁气滞者,善怒易哭,时时太息,胸胁胀满,舌淡苔薄白,脉弦。

（2）痰气郁结者,不动不语,甚至呆若木鸡,傻笑自语,妄闻妄见,食少便溏,舌淡苔白腻,脉细滑或细弱。

（3）心脾两虚者,神思恍惚,心悸易惊,善悲欲哭,体倦面白,舌淡苔薄白,脉细弱无力。

2.狂证

神情亢奋、狂躁刚暴、喧扰不宁、毁物打骂、动而多怒。

（1）痰火扰神者,头痛失眠,性情急躁,面红目赤,突然狂暴无知,不避亲疏,舌红绛,苔黄腻,脉弦滑数。

（2）火盛伤阴者,时多言善惊,时烦躁不宁,形瘦面红,五心烦热,舌红少苔,脉细数。

（3）痰热瘀结者,面色晦滞,躁扰不安,头痛心悸,恼怒多言,甚至登高而歌,弃衣而走,舌质紫暗有瘀斑,苔少或薄黄而干,脉弦细或细涩。

【治疗】

[基本处方]

组穴:外四神聪透百会、调心神三穴、痫证三穴、丘墟透照海。

他穴:水沟、神门。

[操作] 采用互动式针法配合分步法治疗,共分两步。

（1）内关直刺0.5~0.8寸,得气后将针尖提至皮下,使针体与体表成30°夹角向间使方向刺入1.0~1.5寸;郄门直刺0.5~1.0寸;丘墟透照海从丘墟进针,针尖朝照海刺入2.0~3.0寸;边嘱患者深呼吸边施提插捻转补法使内关透间使、郄门穴处针感传至前臂或手指,行互动式针法1分钟。

（2）水沟向鼻中隔方向斜刺0.3~0.5寸,用重雀啄法至眼球湿润或流泪为度

（"醒脑开窍"针刺法）；神门直刺0.3~0.5寸，施提插捻转手法使针感传至小指及无名指掌侧或拇指根部；外四神聪透百会平刺0.8~1.2寸；丰隆直刺1.0~1.5寸；申脉、照海直刺0.5~0.8寸。以局部酸胀感为度，留针30分钟。

针感、补泻手法、刺激强度因人制宜，并随时询问患者感觉以调整刺激量。

[随证配穴] 在基本处方的基础上根据不同的症状配伍以下腧穴。

（1）肝郁气滞

组穴：胆经四透。

操作：平刺0.8~1.2寸，以局部酸胀为度。

（2）痰气郁结

组穴：祛痰化浊四穴、四关。

操作：中脘70°~80°向下斜刺1.0~1.5寸；足三里、丰隆、阴陵泉直刺1.0~1.2寸；合谷、太冲直刺0.5~1.0寸。边行针边嘱患者深呼吸，以局部酸胀为度。

（3）心脾两虚

组穴：补气养血四穴。

操作：膈俞45°斜刺，针尖抵至椎体，施提插捻转补法后出针。足三里、三阴交直刺0.5~1.0寸，气海70°~80°向下斜刺1.2寸，以局部酸胀为度。

（4）痰火扰神

组穴：透四关。

操作：合谷直刺0.3~0.5寸，当食指跳动，即为合谷得气，继续沿掌骨掌侧面直刺至掌心，当中指有针感时，即为合谷透劳宫；直刺太冲得气后将针提至皮下，向外斜刺1.0~1.2寸使针尖达涌泉，施提插捻转泻法使太冲针感传至涌泉。

（5）火盛伤阴

组穴：滋阴二穴。

操作：三阴交直刺0.5~1.0寸，太溪浅刺0.2~0.3寸，施提插捻转补法使针感传向足底或足趾末端。

（6）痰热瘀结

组穴：化瘀四穴。

他穴：十宣。

操作：膈俞、血海施刺络拔罐法。合谷直刺0.5~1.0寸，地机直刺1.0~1.5寸，以局部酸胀为度。十宣每次选2~3个点，刺络出血2~3滴。

【方义】癫狂病位在心、脑，治之当调理气机、养心宁神、化痰开窍，选穴以督脉穴、手少阴和手厥阴经穴为主。

督脉入络脑，可治疗神志病，水沟施"醒脑开窍"针刺法，可醒神开窍，外四神聪透百会清利头目、宁神开窍。心主神明，心经原穴神门可调养心神、醒神开窍。心包可代君受邪，心包经内关、间使、郄门合用可调血脉、宁心神。足少阳经别贯心，足少阴经脉注心中，丘墟透照海可安神定志。癫狂或因痰气，或因痰火，取痫证三穴以祛痰安神，丰隆化痰以治本，八脉交会穴申脉、照海分别通于阴、阳跷脉，可调和阴阳以安神定志。

肝郁气滞者，取胆经四透以疏肝解郁。肝胆互为表里，胆经四透可疏通经络、行气解郁，且位于头部，是治疗诸神志病的常用组穴。

痰气郁结者，取祛痰化浊四穴、四关穴以理气祛痰、行气解郁。脾胃为生痰之源，脾胃经足三里、丰隆、阴陵泉配合胃募中脘可理气和中、化痰降浊。肝经太冲可疏肝行气，合谷可调畅气机，两穴配合可镇惊开闭，配合互动式针法深呼吸，气出则郁解。

心脾两虚者，取补气养血四穴以益脾气养心血。足三里、三阴交补益脾胃以益气血生化之源，膈俞养血、气海益气。

痰火扰神者，透四关以泻火安神。大肠经原穴合谷可调畅气机；心包经荥穴劳宫可清热泻火；肝经原穴太冲主降，可平肝降火；井穴涌泉为阴阳交汇之处，善治神志病。

火盛伤阴者，取滋阴二穴以滋阴。足三阴交会穴三阴交可滋阴，为精血之穴，且为治疗癫狂的效穴；肾经原穴太溪可益肾填精，善治阴虚。

痰热瘀结者，取化瘀四穴以活血祛瘀。血会膈俞为活血要穴、脾经血海可活血理血，二穴刺络拔罐以除瘀滞之血；郄穴地机为气血所聚之处，尤善活血；合谷配合他穴可调气行血。十宣点刺出血可泻热醒神。

【医案】患者，女，55岁，2013年4月18日初诊。

主诉：因精神失常间断性发作10年就诊。

现病史：家人诉其突遭变故后，精神抑郁，喜胡思乱想，多疑，幻听，时常语无伦次，时有大声吵闹，行为幼稚，经氯丙嗪治疗后病情可有所好转。症见面色白，表情淡漠，语无伦次，自诉心慌、胆怯，舌淡、苔白腻，舌边有齿痕，脉滑数。

西医诊断：精神分裂症。

中医诊断：癫证。

针灸治疗：取内关透间使、郄门、丘墟透照海、胆经四透、地机、丰隆、足三里。患者取仰卧位，双手掌心朝上，局部穴位常规消毒。①内关透间使，取长

40mm毫针，于内关直刺15~25mm，得气后将针尖提至皮下，再使针体与体表呈30°角，针尖向间使方向刺入25~40mm，使局部有轻微的酸胀感即可，勿产生放射感。②郄门，取长40mm毫针，直刺15~25mm，使局部有弱针感即止。③丘墟透照海，取长75mm毫针，针尖向内踝尖前下方约1寸处的跗骨窦内口方向刺入，此处即为照海穴，透至皮下即可，勿使针尖穿透皮肤。④胆经四透，取长40mm毫针，分别按颔厌透悬颅、悬厘，曲鬓透率谷，率谷透天冲，天冲透浮白、头窍阴的顺序进行透刺，平刺30~40mm，施捻转手法使局部有酸胀感。前3组穴进针后，行呼吸吐纳配合互动式针法，即嘱患者精神放松，做缓慢深呼吸运动，同时医者对3组腧穴行捻转手法，60转/分钟，如此反复，行针1分钟后再行"胆经四透"针法。地机、丰隆、足三里常规针刺，有弱针感即可，留针30分钟，隔日1次。

治疗1个月后患者精神症状明显好转，继续治疗半年余后，患者自制力基本恢复，幻听明显减少，其间因情志不遂后病情又有所加重，嘱患者重视精神调护，避免再次情志刺激，继续针刺14个月后症状基本消失。[郑玲玲，温小华，江岸，等.李志道教授"调心疏肝"方治疗神志疾病经验举隅.中国针灸，2016，36（1）：81–83.]

痫证

痫证是以突然昏仆、强直抽搐、醒后如常人为主要特征的神志病，具有发作性、短暂性、反复性的特点。其发生多与禀赋异常、情志失调、饮食不节及脑窍损伤等因素有关。

痫证病位在心、脑，与肝、脾、肾关系密切。心藏神，脑为元神之府，心脑功能失调可导致神志病；病情初期，痰瘀阻窍，肝郁化火生风，风痰闭阻或痰火炽盛，上犯清窍；或脑窍损伤，瘀阻脑脉。后期病情迁延，可见心脾、肝肾亏虚。其基本病机是风、痰、火、瘀等导致气血逆乱，蒙蔽清窍，元神失控。

痫证与手少阴、手厥阴、足少阳经密切相关，手太阴、手太阳、足少阴、足太阴、足太阳、足阳明经都通过经脉或经别与心相连。手少阴经"起于心中，出属心系"，手厥阴经"起于胸中，出属心包络"；足少阳经脉"以下胸中""循胸过季胁"，足少阳经别"贯心"；手太阴经筋"下结胸里"；手太阳经"入缺盆络心"，经别"入腋走心"；足少阴经"络心，注胸中"；足太阴经"注心中"；足太阳经经别"循膂当心入散"；足阳明经经别"上通于心"。同时，足太阳、督脉循行过脑，足阳明、手少阴、足少阳、足厥阴通过目系与脑相连。足太阳经脉"从巅入络脑"，督脉"上额交巅上，入络脑"；足阳明经别"还系目系"，手少阴经脉、足少阳经别

"系目系"，足厥阴经脉"连目系""从目系下颊里"。

本病常见于西医学中的癫痫，分为原发性癫痫和继发性癫痫，原发性病因不明，继发性主要见于脑外伤、脑血管病、脑肿瘤等脑部疾患。

【症状】

1.发作期

突然昏仆，不省人事，面色苍白，两目上视，牙关紧闭，四肢抽搐，口吐涎沫，甚则尖叫，二便失禁。

2.间歇期

痫证日久，发作次数频繁，抽搐强度减弱，苏醒后精神萎靡，表情痴呆。

（1）风痰闭阻者，胸闷，痰多，舌质红，苔白腻，脉弦滑有力。

（2）痰火扰神者，急躁易怒，咳痰不爽，舌红，苔黄腻，脉弦滑而数。

（3）瘀阻脑络者，头部刺痛，或有脑部外伤史，舌质紫暗，脉涩。

（4）心脾两虚者，神疲乏力，面色苍白，大便溏薄，舌淡，苔白腻，脉沉弱。

（5）肝肾阴虚者，神志恍惚，两目干涩，健忘失眠，腰膝酸软，舌红，苔薄黄，脉细数。

【治疗】

[基本处方]

组穴：外四神聪透百会、痫证三穴、调心神三穴。

他穴：腰奇。

[操作] 采用互动式针法配合分步法治疗，共分两步。

（1）内关直刺0.5~0.8寸，得气后将针尖提至皮下，使针体与体表成30°夹角向间使方向刺入1.0~1.5寸；郄门直刺0.5~1.0寸。边嘱患者深呼吸边施提插捻转补法使针感传至前臂或手指，行互动式针法1分钟。

（2）外四神聪透百会平刺0.8~1.2寸，施提插捻转手法使局部酸胀；丰隆直刺1.0~1.5寸，申脉、照海直刺0.5~0.8寸，以局部酸胀感为度；将皮肤用手提起，腰奇直刺0.3寸，再沿皮往上刺2.0~2.5寸，施捻转手法使酸麻感向上扩散至后头部。留针30分钟。针感、补泻手法、刺激强度因人制宜，并随时询问患者感觉以调整刺激量。

[随证配穴] 在基本处方的基础上根据不同的症状配伍以下腧穴。

1.发作期

他穴：水沟、十宣。

操作：水沟向鼻中隔方向斜刺0.3~0.5寸，用重雀啄法至眼球湿润或流泪为度。十宣每次选2~3个点，刺络出血2~3滴。

2.间歇期

（1）风痰闭阻

组穴：透四关、祛痰化浊四穴。

操作：合谷直刺0.3~0.5寸，当食指跳动，即为合谷得气，继续沿掌骨掌侧面直刺至掌心，当中指有针感时，即为合谷透劳宫；直刺太冲得气后将针提至皮下，向外斜刺1.0~1.2寸使针尖达涌泉，施提插捻转手法使局部酸胀。中脘70°~80°向下斜刺1.0~1.5寸，丰隆、足三里、阴陵泉直刺1.0~1.5寸，以局部酸胀感为度。

（2）痰火扰神

组穴：祛痰化浊四穴、退热三穴。

操作：中脘70°~80°向下斜刺1.0~1.5寸，丰隆、足三里、阴陵泉直刺1.0~1.5寸，以局部酸胀感为度。大椎、曲池、外关直刺0.5~1.0寸，施泻法使局部酸胀后不留针。

（3）瘀阻脑络

组穴：化瘀四穴。

操作：膈俞、血海施刺络拔罐法。地机直刺1.0~1.5寸，合谷直刺0.5~1.0寸，以局部酸胀为度。

（4）心脾两虚

组穴：心肺区、脾胃区。

操作：心肺区、脾胃区向内斜刺60°~70°，针尖过夹脊穴抵至椎体，施提插捻转补法，以局部酸胀为度。

（5）肝肾阴虚

组穴：肝胆区、滋阴二穴。

操作：肝胆区背俞穴向内斜刺60°~70°，针尖过夹脊穴抵至椎体，施提插捻转补法，以局部酸胀为宜。三阴交直刺0.5~1.0寸，太溪浅刺0.2~0.3寸，施提插捻转补法使针感传向足底或足趾末端。

【方义】痫证病位在脑，"脑为元神之府""督脉者，入属于脑"，故取穴以督脉和头部腧穴为主醒脑开窍，配以心包经腧穴以养心宁神。

百会位居巅顶，隶属督脉，百脉交会，百病所主，外四神聪透百会扩大针刺范围，增加刺激量。《针灸逢源·痫病》曰："发于昼者阳跷，发于夜者阴跷。"痫证三穴中八脉交会穴申脉、照海分别通于阴、阳跷脉，可调和阴阳以安神定志。痰气郁结为痫病发病的重要原因之一，胃经络穴丰隆为治痰之要穴，刺之以祛痰开窍。心主神明，心包代君受邪，心包经内关、间使、郄门合用可宁心神。经外奇穴腰奇是治疗癫痫的经验效穴。

发作期者，取水沟、十宣以醒神。《针灸资生经》云："水沟，治失笑无时，癫痫，语不识尊卑，乍喜乍哭，牙关不开。"水沟，为任脉、督脉交接之处，畅通阴阳气血，有开窍醒神之能；十宣位于手指尖端最敏感之处，点刺出血可开窍醒神止痉。两穴均需强刺激操作，方可达到开窍醒神，调神通督之效。

风痰闭阻者，取透四关、祛痰化浊四穴以平肝息风化痰。透四关为手足远端取穴，合谷镇惊开闭，太冲清肝降逆，劳宫宁心安神，涌泉醒神开窍，四穴合用可调节气机逆乱以开窍醒神止搐。丰隆化痰降浊，阴陵泉健脾利湿，中脘健脾和胃，足三里运化脾胃，四穴合用调理中焦以祛痰。

痰火扰神者，取祛痰化浊四穴、退热三穴以清火化痰。祛痰化浊四穴祛痰的同时健运脾胃、使痰无以生。大椎、外关、曲池是清热特效穴，施泻法后不留针，加强针感，取"热则疾之"之意。

瘀阻脑络者，取化瘀四穴以活血化瘀。血会膈俞为活血要穴、脾经血海可活血理血，二穴刺络拔罐以除瘀滞之血；脾经郄穴地机为气血所聚之处，尤善活血；合谷配合他穴可调气行血。

心脾两虚者，取心肺区、脾胃区以养心健脾。心肺区、脾胃区属于脏腑投影取穴法，可养心健脾以安神。

肝肾阴虚者，取肝胆区、滋阴二穴以滋养肝肾。肝胆区解剖位置和肝胆对应，滋补肝阴；足三阴交会穴三阴交可滋阴，为精血之穴；肾经原穴太溪可益肾填精，善治阴虚，诸穴合用可滋补肝肾之阴。

郁证

郁证是因情志不遂、气机郁滞导致的以心情抑郁，情绪不宁，胸胁胀满，或易哭易怒，或咽中如有异物阻塞为主要表现的病证。

郁证病位在心肝，与脾、肾密切相关。凡心失所养、肝失疏泄、脾失健运、心肾不交皆可使得气机紊乱，情志失常；或枢机不利，气机郁滞，生火化热，上扰心神；或津液运行不畅，凝聚成痰，痰气互结，阻滞胸咽；或情志过极，心失所养，神无所居；或肝郁乘脾，脾虚血亏，心神失养；或心肾不交，阴津亏虚，阴不涵阳，皆可导致郁证。

郁证病位在心肝，与手足少阴、手厥阴、手太阳、足太阴、足少阳、足厥阴经脉关系密切，手厥阴、手太阴、手太阳、足太阳、足阳明、足少阳通过络脉、经别与心肝相连。手少阴经"起于心中，出属心系"，足少阴经"络心，注胸中""从肾上贯肝膈"，手厥阴经"起于胸中，出属心包络"，手太阳经"入缺盆络心"，足太阴经"注心中"，足少阳经"络肝，属胆"，足厥阴经"属肝，络胆""复从肝别"。手厥阴络脉"系于心包，络心系"，手太阴经别"入腋走心"，手太阳经别"走心"，足太阳经别"循膂当心入散"，足阳明经别"上通于心"，足少阳经别"循胸里……贯心""散之肝"。

西医学中的更年期综合征、焦虑症、抑郁症、神经衰弱、癔病性抑郁等均属于郁证的范畴。

【症状】心情抑郁，情绪不宁，胸胁胀满，或易哭易怒，或咽中如有异物阻塞。

（1）气郁化火者，兼急躁易怒，胸胁胀痛，口干口苦，或头痛、目赤、耳鸣，胃脘部嘈杂、吞酸，大便秘结，舌红苔黄，脉弦数。

（2）痰气互结者，兼胸部闷塞，胁肋胀满，咽中如有炙脔，吞之不下，咯之不出，苔白腻，脉弦滑。

（3）心神失养者，兼精神恍惚，心神不宁，多疑易惊，悲忧善哭，喜怒无常，或时时欠伸，或手舞足蹈，骂詈喊叫，舌淡，脉弦。

（4）心脾两虚者，兼多思善疑，头晕神疲，心悸胆怯，失眠健忘，纳差乏力，面色不华，舌淡苔薄白，脉细。

（5）心肾阴虚者，兼心悸健忘，失眠多梦，五心烦热，盗汗，口咽干燥，舌红少津，脉细数。

【治疗】

［基本处方］

组穴：胆经四透、逍遥五穴、丘墟透照海。

他穴：督脉、膀胱经第1、2侧线。

［操作］采用互动式针法配合分步法治疗，共分两步。

（1）仰卧位，自丘墟向照海进针2.0~3.0寸，行针时嘱患者配合深呼吸。胆经四透诸穴平刺0.8~1.2寸。三阴交直刺1.0~1.5寸，太冲直刺0.5~0.8寸，合谷、内关直刺0.5~1.0寸，神门直刺0.3~0.5寸。以局部酸胀为度，留针30分钟。

（2）俯卧位，以闪火法在心、肺、肝、胆、脾、胃、肾俞等脏腑背俞穴中择2~3穴闪罐，以皮肤微红为度；再沿督脉、膀胱经第1、2侧线分别走罐，以皮肤发红、深红，甚至出现瘀点、瘀斑为度。

针感、补泻手法、刺激强度因人制宜，并随时询问患者感觉以确定刺激量。

[随证配穴] 在基本处方的基础上根据不同的症状配伍以下腧穴。

（1）气郁化火

组穴：退热三穴。

操作：大椎直刺1.2~1.5寸，曲池、外关直刺0.5~1.0寸，施捻转泻法，以局部酸胀为度。

（2）痰气互结

组穴：梅核气五穴。

他穴：丰隆。

操作：天突紧贴胸骨柄后缘进针0.5~1.0寸，大椎直刺1.2~1.5寸，丰隆直刺1.0~1.5寸，列缺平刺0.3~0.5寸，照海直刺0.5~0.8寸，劳宫直刺0.3~0.5寸，施提插捻转泻法，以局部酸胀为度。

（3）心神失养

组穴：调心神三穴。

他穴：神门。

操作：内关直刺0.5~0.8寸，得气后将针尖提至皮下，使针体与体表成30°夹角向间使方向刺入1.0~1.5寸；郄门直刺0.5~1.0寸。边嘱患者深呼吸边施提插捻转补法使针感传至前臂或手指，行互动式针法1分钟。神门直刺0.3~0.5寸，以针感传向指端为宜。

（4）心脾两虚

组穴：补三气穴。

操作：中脘、气海呈60°角向下斜刺1.0寸，膻中向下平刺1.0寸，得气后配合按压行气法。

（5）心肾阴虚

组穴：滋阴二穴。

他穴：太冲透涌泉。

操作：先直刺太冲，得气后将针提至皮下，向外斜刺使针尖达涌泉处，进针1.0~1.2寸，然后行平补平泻法使二穴均得气。太溪浅刺0.2~0.3寸，施提插捻转补法，以出现酸麻放射感为度。

【方义】《证治汇补·郁证》载："郁病虽多，皆因气不周流，法当顺气为先。"此句指出郁证根本病机是肝郁气滞，治疗应以调情顺气为主，故针刺选取足少阳、足厥阴、足太阴经脉，配合局部腧穴合而成方。

胆经四透诸穴皆归足少阳经，位于脑，《本草纲目·木部》载"脑为元神之府"，而足少阳经别"上贯心"，心为神明所出之处，故针刺胆经四透治疗一切肝胆枢机不畅、心惊胆怯所致的情志类疾病。凡情志疾患皆责之心肝脾，故针刺内关、神门调心安神，舒缓情志，以治其标；三阴交、太冲培补气血以固其本。伍合谷运气以行血，使气血畅达，阴阳互交。丘墟透照海是"经络所过，主治所在"的体现，一针两穴，刺之既可枢转经气，解郁安神，又有通达阴阳，宁心定惊之效。另针罐结合内涉五脏六腑，外调十二经络，更行和解少阳、开郁行气之力。

气郁化火者加退热三穴施泻法以疏肝利胆，泄热调神。大椎为诸阳经交会穴，既能启太阳之闭而祛邪解表，又可利少阳之枢以疏调气机，佐外关、曲池清热泻火，行气通腑，使火热邪气从下而走。

痰气互结者用梅核气五穴加丰隆。天突、大椎位于咽喉局部，是"腧穴所在，主治所在"的体现，天突利咽下气以散凝结，大椎调和阴阳以解情郁。劳宫是治疗梅核气的经验效穴，有开胸顺气之意。列缺、照海属八脉交会穴配穴，二穴合用主治咽喉不利。又因其痰气交结滞涩于喉，故配伍丰隆泻痰浊实邪，使痰消气顺而郁解。

心神失养者用调心神三穴加神门。《针灸甲乙经》卷之九载："心痛善悲……心澹澹而惊恐，大陵及间使主之。"故针内关透间使主治心胸、神志诸疾，配郄门以补养心气，采用互动式针法催气，使气至病所，调和心胸阴阳气血，再伍神门加强宁心养神之效。

心脾两虚者加补三气穴以补疏三焦，健脾宁心。补三气穴位居三焦，刺之宣上焦以调心神，补脾胃以滋后天，利肝胆以解枢机。

心肾阴虚者加滋阴二穴、太冲透涌泉施补法以滋阴潜阳，交通心肾。肾水充盛方可上行涵养心阴，故针刺太溪、三阴交滋补足三阴经津液，尤补肾阴，伍太冲透涌泉滋肝阴、平肝阳、降阴火。

【医案】李某，女，55岁。

主诉：胸胁胀痛、心胸满闷3年余，加重1年。

现病史：其他医院诊治为更年期综合征，服用中成药半年余，未见明显效果。现来就诊，症见心胸满闷，胸胁胀痛，烦躁易怒，失眠多梦，每日仅睡3~4小时，不思饮食，口苦而干，燥热汗出，大便不爽，舌红苔黄，脉弦数。

辅助检查：心电图显示窦性心动过速。影像学示骨质疏松症。HR 105次/分钟；BP 150/100mmHg。

西医诊断：更年期综合征。

中医诊断：郁证（肝气郁结）。

治则：疏肝解郁，调神理气。

针灸治疗：针刺选胆经四透、合谷、太冲、期门、阳陵泉、内关、阴郄穴。

拔罐治疗：患者俯卧位，充分暴露背腰部，涂抹耦合剂，用闪火法，轻轻地吸拔，沿着膀胱经走罐，用旋罐的手法缓慢的走速，反复操作，使皮肤微红为度。然后重点在肝俞、心俞用闪罐法闪10次，再进行肝胆区走罐。肝胆区即双侧胁肋和第9胸椎棘突至第12胸椎棘突。双侧胁肋，采用重吸慢移的方法，沿脊柱向肋间推拉罐，反复操作，直至皮肤深红或出现瘀点或瘀斑为度。在第9胸椎棘突至第12胸椎棘突下分督脉、足太阳膀胱经第1侧线和第2侧线3条线分别再走罐，采用重吸快移的方法，反复操作。

按照上述走罐配合针刺治疗，经14次治疗后基本痊愈，随访3个月，未见复发。[刘静波，李西忠，史丽英.李志道教授针罐并用治疗郁证验案.中医药学报，2011，39（4）：143-144.]

癔病

癔病，又称癔症或歇斯底里，是以短暂的精神意识失常或情志异常为主要临床表现的病证，常在外界刺激下诱发，多表现为功能性的躯体症状，而无器质性损害。

癔病属中医"百合病""郁证""狂证""梅核气"等范畴，症状纷繁复杂。在神出现易怒善哭、忧虑抑郁等情志异常；在体出现失明、失语、耳聋、肠胃不适、瘫痪等症状。本病多由于情志失调导致，其病机关键在于枢机不利，枢机不利可致脏腑气机失调，气机运行失于畅达，阻碍五脏六腑与神的关联，则神失去统领诸脏的功能，发为此病。

癔病病位在心、脑，和肝、胆关系密切，心主神明，脑为髓之海，元神之府；肝主疏泄，喜调达，胆为中正之官，肝胆互为表里。肝失疏泄，胆失决断，又是上述病证发生的常见病机。

癔病与手少阴、手厥阴、足少阳经密切相关，手太阴、手太阳、足少阴、足太阴、足太阳、足阳明经都通过经脉或经别与心相连。手少阴经"起于心中，出属心系"；手厥阴经"起于胸中，出属心包络"；足少阳经脉"以下胸中""循胸过季胁"，足少阳经别"贯心"；手太阴经筋"下结胸里"；手太阳经"入缺盆络心"，经别"入腋走心"；足少阴经"络心，注胸中"；足太阴经"注心中"；足太阳经别"循膂当心入散"；足阳明经别"上通于心"。同时，足太阳、督脉循行过脑，足阳明、手少阴、足少阳、足厥阴通过目系与脑相连。足太阳经脉"从巅入络脑"，督脉"上额交巅上，入络脑"；足阳明经别"还系目系"，手少阴经脉、足少阳经别"系目系"，足厥阴经脉"连目系""从目系下颊里"。

【症状】

（1）癔病性昏迷者，昏厥、神智失常、抽搐。

（2）癔病性抑郁者，精神恍惚、失音、咽部如有物梗阻。

（3）癔病性失语者，言语不利或口不能言。

（4）癔病性失明者，目不能视。

（5）癔病性耳聋者，不同程度的听力减退或听力丧失。

（6）癔病性肠胃不适者，脘腹胀满、腹痛、肠鸣、腹泻。

（7）癔病性瘫痪者，肢体无力，甚至不能自主活动。

【治疗】

［基本处方］

组穴：外四神聪透百会、调心神三穴、胆经四透、透四关。

他穴：水沟。

［操作］采用互动式针法配合分步法治疗，共分两步。

（1）内关直刺0.5~0.8寸，得气后将针尖提至皮下，使针体与体表成30°夹角向间使方向刺入1.0~1.5寸；郄门直刺0.5~1.0寸。边嘱患者深呼吸边施提插捻转补法使针感传至前臂或手指，行互动式针法1分钟。

（2）水沟向鼻中隔方向斜刺0.3~0.5寸，用雀啄法针至眼球湿润或流泪为度。合谷直刺0.3~0.5寸，施提插捻转手法使食指跳动，即为合谷得气，继续沿掌骨掌侧面直刺至掌心，当中指有针感时，即为合谷透劳宫；直刺太冲得气后将针提至皮下，向外斜刺1.0~1.2寸使针尖达涌泉，施提插捻转手法使局部酸胀。外四神聪透百会、胆经四透均平刺0.8~1.2寸，以局部酸胀为度。留针30分钟。

针感、补泻手法、刺激强度因人制宜，并随时询问患者感觉以调整刺激量。

［随证配穴］在基本处方的基础上根据不同的症状配伍以下腧穴。

（1）癔病性昏迷

他穴：十宣。

操作：十宣每次选2~3个点，刺络出血2~3滴。

（2）癔病性抑郁

详见"郁证"。

（3）癔病性失语

组穴：项中四穴。

他穴：通里。

操作：通里直刺0.2寸，边捻转边嘱患者做发音练习，针感沿经传至小指及无名指为宜。大椎直刺0.5~1.0寸，崇骨向上斜刺0.5~1.0寸，风府向下颌方向缓慢刺入0.5~1.0寸，哑门针刺1.2寸，以局部酸胀为度。

（4）癔病性失明

组穴：眼病六穴。

他穴：太溪。

操作：风池直刺0.5~1.0寸，施提插捻转手法使针感沿经传至头顶及前额。太溪浅刺0.2~0.3寸，施提插捻转手法使针感向足传导。太阳、四白斜刺0.3~0.5寸，攒竹可向眉中或向眼眶内缘平刺或斜刺0.5~0.8寸，丝竹空向瞳子髎方向平刺0.3~0.5寸，以局部酸胀为度。

（5）癔病性耳聋

组穴：耳周六穴。

操作：耳门进针时针尖须紧贴下颌骨髁状突，针尖60°向前下进针1.2寸经听宫刺至听会，其余腧穴平刺0.8~1.2寸，以局部酸胀感为度。

（6）癔病性肠胃不适

组穴：胃病三穴。

操作：中脘70°~80°向下斜刺1.0~1.2寸，足三里直刺1.0~1.5寸，以局部酸胀为度。

（7）癔病性瘫痪

他穴：肩井。

操作：肩井直刺0.5~0.8寸，捻转得气后，将针提至皮下，向前、向后斜刺约1.0寸得气，向后斜刺时需强刺激，采用互动式针法1分钟，边行针边鼓励患者活动四肢。

【方义】癔病与心、脑、肝关系密切，心为神之主，脑为神之府，胆为神之枢，故选穴以督脉、手厥阴和足少阳经腧穴为主。本病症状复杂，应用时随症灵活配穴。

督脉入络脑，可治疗神志病，水沟施"醒脑开窍"针刺法，可醒神开窍，外四神聪透百会清利头目、宁神开窍。心包经内关、间使、郄门合用可调血脉、宁心神。胆经四透可疏通经络、行气解郁，且位于头部，是治疗诸神志病的常用组穴。透四关为手足远端取穴，合谷、劳宫可调畅气机；井穴涌泉为阴阳交汇之处，善治神志病，肝经原穴太冲疏肝解郁。

癔病性昏迷者，十宣点刺出血可泻热醒神。

癔病性抑郁者，详见"郁证"。

癔病性失语者，取项中四穴、通里治疗失语。心经枢机不利，心气不能上充，气机不能调达而失语，取络穴通里可宁心神、通舌络，络脉得通则言语自能。督脉入系舌本，哑门、风府、崇骨通过督脉和舌本相连。

癔病性失明者，多由于肝血亏虚，肾精不注于目所致。肾经原穴太溪善滋肾阴，肾藏精，且为填精补血之要穴，既可滋水涵木，又可激发经气上行。太阳、攒竹、四白、丝竹空、瞳子髎五穴均位于眼部周围，属于"腧穴所在，主治所在"的体现。胆经"起于目锐眦""经络所过，主治所在"，故胆经风池可治疗目疾。

癔病性耳聋者，耳周六穴位于耳周，"腧穴所在，主治所在"，疏通局部经气。

癔病性肠胃不适者，取胃病三穴以调脾和胃。胃经募穴中脘可疏脾胃气机、补中气；《针灸大成》载"胸满腹痛刺内关"，内关对胃腑病证可双向调节，既可降逆止呕，又能健脾止泻；足三里善调脾胃、和阴阳。

癔病性瘫痪者，取肩井通经活络。少阳胆经肩井可使经脉气血通畅，以通利枢机、疏肝调神，正如"两足肩井搜"所述，配合互动式针法，体现"下病上取"的治疗方法，可治疗腰腿活动不利。

【医案】患者，女，35岁，2018年3月25日初诊。

主诉：失音10天。

现病史：患者于10天前因与他人发生口角而情志不舒，转天晨起不欲言语，张口无声，咳嗽、哭笑的声音仍正常，查喉镜未见异常。症见面色如常，情绪焦躁不宁。纳寐可，二便调，舌尖红，苔白，脉弦细。

治则：调畅气机，通络调神解郁。

针灸治疗：取哑门、通里。针刺哑门穴1.2寸得气后，直刺通里0.2寸得气，留针5分钟，用泻法使针感向小指放射，此时患者呼叫有痛感，即知已见成效，留针10分钟，出针时已能正常言语。

症状愈，亦行10次调神舒郁针法以善后。[栗亚楠，赵志恒，张凯，等.李志道教授"开阖枢"理论治疗癔病举隅.天津中医药，2020，37（6）：649-651.]

胃脘痛

胃脘痛是因胃气郁滞、胃失和降导致的以上腹胃脘部近心窝处反复发作性疼痛为主症，伴心下痞满、胃腑胀闷不舒、反酸嗳气、恶心呕吐，甚至呕血、黑便等症的病证。

胃脘痛病位在胃，与脾、肝关系密切。脾失健运，浊阴上乘，则胃纳失常，清阳不升；肝木不舒，横逆犯胃，则胃土不和，纳运失司；或过食寒凉，内侵胃脘，则经脉凝滞，不通则痛；或感受湿邪，入里化热，则湿热蕴结，阻遏胃气；或饮食不节，损伤脾胃，则脾失健运，痰湿阻胃；或郁怒伤肝，疏泄太过，则气机横逆，上犯于胃；或寒凝胃络、久郁致瘀，则气血凝滞，停滞胃脘；或脾阳不足，寒自内生，则胃失温养，寒凝则痛；或气郁化火，痰湿蕴热，则灼伤阴津，胃失濡养，引发胃痛。

胃脘痛病位在胃，与手足太阴、手太阳、足阳明、足厥阴经脉都关系密切，手少阴、手厥阴、足阳明、足太阴也通过经筋、经别或络脉与胃相连。手太阴经"还循胃口"，足太阴经"属脾，络胃""复从胃别"，手太阳经"抵胃"，足阳明经"属胃，络脾""起于胃下口"，足厥阴经"抵小腹，挟胃"。手少阴经筋"循贲，下系于脐"，手厥阴经筋"散胸中，结于贲"，足阳明经别"入于腹里，属胃"，足太阴络脉"其别者入络胃肠"。

西医学中的急慢性胃炎、消化性溃疡、胃癌、功能性消化不良，以及各种原因导致胃黏膜受损，平滑肌痉挛引起的胃脘部疼痛均可参照本病治疗。

【症状】 上腹胃脘部近心窝处反复发作性疼痛，伴有心下痞满、胃腑胀闷不舒、反酸嗳气、恶心呕吐、纳呆、腹痛甚至吐血黑便。

（1）寒邪客胃者，胃脘冷痛，兼胃痛暴作，得温痛减，遇寒加重，口淡不渴或喜热饮，舌淡苔薄白，脉弦紧。

（2）湿热中阻者，胃脘灼痛，兼痛势急迫，口渴不喜饮，口苦，大便不爽，小便色黄，舌红苔黄腻，脉滑数。

（3）饮食积滞者，胃脘胀痛，兼满闷拒按，纳呆，嗳腐吞酸，或见呕吐不消化食物，吐后痛减，矢气臭秽，大便不调，苔厚腻，脉滑。

（4）肝气犯胃者，胃脘胀痛，兼胁肋不舒，遇忧思烦怒加重，得嗳气、矢气后缓解，口苦，喜太息，排便不畅，舌淡暗苔薄腻，脉弦。

（5）瘀血停胃者，胃脘刺痛，兼痛有定处，食后加剧，夜间痛甚，口干，但欲漱口不欲咽，或见呕血、黑便，舌紫暗苔白，或有瘀点、瘀斑，脉涩。

（6）脾胃虚弱者，胃脘隐痛，兼痛势绵绵不休，遇劳加重，得食则缓，喜温喜按，神疲倦怠，泛吐清水，手足不温，大便溏薄，舌淡苔白，脉虚弱。

（7）胃阴不足者，胃脘隐痛，兼胃中嘈杂，饥而不欲食，口燥咽干，五心烦热，口渴，消瘦，大便干结，舌红苔少，脉细数。

【治疗】

[基本处方]

组穴：脾胃区、胃病三穴、足阳明四穴、运中气穴。

[**操作**]采用分步针刺法治疗，共分两步。

（1）俯卧位，脾胃区背俞穴向内呈60°~70°斜刺，针尖过夹脊穴抵至椎体，行捻转手法，以局部酸胀为度，不留针。

（2）仰卧位，运中气穴诸穴向下斜刺1.0~1.5寸，两组穴交替使用；足阳明四穴直刺1.0~1.5寸；内关直刺0.5~1.0寸。以局部酸胀为度，留针30分钟。脾胃虚弱者可加用灸法。

针感、补泻手法、刺激强度因人制宜，并随时询问患者感觉以确定刺激量。

[**随证配穴**]在基本处方的基础上根据不同的症状配伍以下腧穴。

（1）寒邪客胃

组穴：中腹部四穴。

他穴：公孙。

操作：气海、天枢直刺1.0寸，施以温针灸。公孙直刺0.5~1.0寸，施提插捻转泻法，以局部酸胀为度。神阙予隔姜灸。

（2）湿热中阻

组穴：祛痰化浊四穴。

他穴：内庭。

操作：阴陵泉、丰隆直刺1.0~1.5寸，内庭直刺0.5~0.8寸，施提插捻转泻法，以局部酸胀为度。

（3）饮食积滞

组穴：消食三穴。

操作：璇玑向下平刺0.3~0.5寸，下脘呈70°~80°向下斜刺1.0~1.5寸，施泻法，以局部酸胀为度。四缝浅刺0.1寸，双侧各择2~3穴即可。

（4）肝气犯胃

组穴：逍遥五穴。

操作：合谷、内关直刺0.5~1.0寸，神门直刺0.3~0.5寸，三阴交直刺1.0~1.5寸，太冲直刺0.5~0.8寸，施提插捻转泻法，以局部酸胀为度。

（5）瘀血停胃

组穴：化瘀四穴。

操作：膈俞刺络拔罐，合谷、地机直刺0.5~1.0寸，血海直刺1.0~1.5寸，施提插捻转泻法，以局部酸胀为度。

（6）脾胃虚弱

组穴：补三气穴、补元气穴。

操作：膻中向下平刺1.0寸，气海、倒三角呈60°角向下斜刺1.0寸，施捻转补法，得气后配合按压行气法，大椎直刺1.2~1.5寸，得气后行烧山火手法。

（7）胃阴不足

组穴：滋阴二穴。

操作：三阴交直刺1.0~1.5寸，以局部酸胀为度。太溪浅刺0.2~0.3寸，施提插捻转补法，以出现酸麻放射感为度。

【方义】胃脘痛病位在胃，以手足厥阴、手足太阴、手太阳经脉及脾胃在体表投影为主，配合局部腧穴，合而为方。

脾胃区为脾胃在体表投影处，其中脾俞、胃俞等背俞穴是脾胃等脏腑之气血津液输注于背部之所，与运中气穴同为"腧穴所在，主治所在"的体现，针刺可调中焦以御肝旺，生气血而和阴阳，疗脾胃诸疾。心包络内关通于阴维脉，《奇经八脉考》载"阴维为病苦心痛"，急泻之可通壅止痛；胃经募穴中脘伍足三里健脾和胃、降气消胀，《针灸甲乙经》言："五脏六腑之胀，皆取三里。三里者，胀之要穴也。"胃经郄穴梁丘疏通经络，聚会气血，凡急慢性痛症皆可予之，伍大、小肠经之下合穴上、下巨虚以凝注气血，调补脏腑，濡养胃肠。

寒邪客胃者加中腹部四穴配合灸法以温中和胃，散寒止痛。气海凝注气血，天枢赣旋上下，神阙温中散寒。《标幽赋》言："脾痛胃疼，泻公孙而立愈。"故寒邪盛者，气机凝滞，泻公孙可缓急止痛，理气和胃；另公孙与心包经和阴维脉之交会穴内关相伍可通三焦气机，宽中行滞，通脉止痛。

湿热中阻者加祛痰化浊四穴配内庭，施泻法以祛湿化浊，清热止痛。阴陵泉、丰隆专攻祛湿除痰降浊，辅中脘、足三里健脾和胃，使痰湿无源以生，再伍内庭清阳明热邪，使湿热散结，两邪分消。

饮食积滞者，《长桑君天星秘诀》言"若是胃中停宿食，后寻三里起璇玑"，针刺三里、璇玑健运中焦，消导胃中宿食，标本同治；《针灸甲乙经》载"食饮不化，入腹还出，下脘主之"，下脘通腑导滞，四缝除积化滞。

肝气犯胃者加逍遥五穴，施泻法以疏肝和胃，行气止痛。三阴交是足三阴经交会之所，可健脾缓肝，通降胃肠；太冲平肝潜阳，配合谷调畅一身气机，伍内关、神门宁心安神，解郁通络。诸穴合之疏肝以行气，缓肝以解郁，和胃通络以止痛。

瘀血停胃者，《针灸大成》载膈俞"胸胁心痛，痰疟，痃癖，主一切血疾"，伍血海养血活血摄血。脾经郄穴地机，为太阴经气深聚之所，有较强的解肌镇痛之功，配伍合谷调理气血，使血行气畅，经筋和缓而痛止。

脾胃虚弱者加补三气穴、补元气穴，施补法或配合灸法以健脾和胃，补气升阳。膻中宽胸腹，中脘调脾胃，气海汇元气，三穴分居三焦，补养、统摄气血；倒三角可温补元阳，辅大椎调动阳中之阳，补虚固本。

胃阴不足者，《黄帝内经》载"肾者水脏，主津液"，一身阴津赖肾阴灌注、肾阳气化，肾强则脾胃和，故取太溪滋先天阴津，伍三阴交补后天气血，使中土得肾脏资助而津液充盛，胃荣则不痛。

【医案】于某，36岁，2010年2月14日就诊。

主诉：反复胃脘疼痛2年。

现病史：患者自诉工作繁忙，经常出差，饮食不规律。2008年4月，因饮酒饱食后突发胃脘部疼痛，呕吐物伴有血丝，呕吐物检查提示胃出血。当时经保护胃黏膜止血治疗后症状缓解。但自此之后，饮食稍有不慎，胃脘部疼痛即会发作。也曾口服中西药，病情有所缓解，但一直迁延难愈。现多食、饮冷后即出现胃痛、反酸、胃胀，大便不成形，食欲尚可，时感气短乏力，脉细滑，舌苔白腻。胃镜检查提示慢性浅表性胃炎。

西医诊断：慢性胃炎。

中医诊断：胃脘痛（脾胃气虚）。

中药治疗：佛手、香橼、陈皮各10g，炙黄芪40g，沙参、石斛、麦冬各10g，延胡索30g，瓦楞子、高良姜各10g，肉桂6g。考虑患者目前脾胃之气不足，嘱患者饭后间断服药而不求其速，以顾护胃气。

针灸治疗：巨阙、中脘、下脘、梁门、足三里、梁丘、三阴交、脾俞、胃俞。操作时嘱患者坐位，先用0.30mm×40mm毫针针刺脾俞、胃俞，得气后出针；让患者平卧，采用60mm毫针深刺中脘，得气后出针，以70°~80°向下斜刺，其他的腹部穴位均向下斜刺。

1个疗程后，患者感胃痛、反酸、胃胀好转，大便逐渐成形。继投原方10剂，腹部针刺不再深刺，仍以70°~80°向下斜刺。患者经3个疗程后症状痊愈，临床随访3个月未见复发。[梁静.李志道教授针药并用治疗慢性胃炎经验.针灸临床杂志，2012，28（8）：45-46.]

呃逆

呃逆是因气机失调，上逆动膈导致的以喉间呃声连连、短促而频、难以自制为主要表现的病证。

呃逆病位在膈，与胃、脾、肺、肝、肾密切相关。肺为气之本，是膈间气机启闭之门户，肾为气之根，主纳气归元，一身之气流转如常有赖二脏疏导。肝之疏泄太过，横逆犯胃，常使气逆上冲，客气动膈；或胃中寒冷，气机凝滞，升降失常，气逆动膈；或湿热中阻，腑气不通，浊气不降反升，逆而动膈；或气机郁滞，升发无度，上下不出，停滞膈间，气郁动膈；或胃阴亏虚，虚火上炎，气随火逆，膈肌不利；或脾胃阳虚，日久及肾，下焦冲脉亏虚，肾不纳气，气不得续，上逆动膈。

呃逆病位在膈，与除足太阳经以外的十二经脉及阴维脉都关系密切，手太阴也通过经筋与膈相连。手太阳经"下膈，抵胃"，手少阳经"下膈，循属三焦"，手阳明经"络肺，下膈"，手太阴经"还循胃口，上膈属肺"，手少阴经"下膈"，手厥阴经"下膈，历络三焦"，足少阳经"贯膈"，足阳明经"入缺盆，下膈"，足太阴经"上膈，挟咽""其支者……上膈"，足少阴经"从肾上贯肝膈"，足厥阴经"络胆，上贯膈""其支者……贯膈"，阴维脉"阴维起于诸阴之交……上胸膈……"，手太阴经筋"散贯贲，合贲下"。

西医学的胃肠神经官能症、顽固性呃逆、癔症性呃逆、食管炎、食管裂孔疝、胃炎、脑肿瘤等，以及各种原因导致呃逆反射弧异常兴奋的中枢或外周性疾病皆可参照本病治疗。

【症状】 喉间呃声连连、短促而频、难以自制，或突发突止，或持续不断，或瘥后反复。

（1）胃中寒冷者，呃声沉缓有力，兼胃脘部及膈间不舒，遇寒则甚、得热则减，喜食热饮，口淡不渴，舌淡苔薄而润，脉迟缓。

（2）湿热中阻者，呃声洪亮有力，兼口臭烦躁，渴喜冷饮，大便秘结，小便短赤，舌红苔黄腻，脉滑数。

（3）气机郁滞者，呃逆连声，兼胸胁胀满，嗳气纳呆，常因情志不畅而诱发或加重，肠鸣矢气，舌暗苔薄，脉弦涩。

（4）胃阴亏虚者，呃声短促不得续，兼口燥咽干，不思饮食，大便干结，舌红少苔，脉细数。

（5）脾肾阳虚者，呃声低长无力，兼泛吐清水，脘腹不舒，喜暖喜按，手足不温，食少乏力，大便溏薄，腰膝酸软，舌淡苔白，脉沉弱。

【治疗】

[基本处方]

组穴：运中气穴、胃病三穴。

他穴：公孙、膈俞、攒竹、翳风（单侧）。

[操作] 采用分步针刺法治疗，共分两步。

（1）俯卧位，膈俞45°向脊柱方向斜刺1.0~1.5寸，行捻转手法以局部酸胀为度，不留针。

（2）仰卧位，运中气诸穴向下斜刺1.0~1.5寸，两组穴交替使用。中脘70°~80°向下斜刺1.0~1.5寸。翳风直刺1.0~1.5寸，每次以单侧为宜；攒竹向眉中平刺0.5~0.8寸；公孙直刺0.5~1.0寸；内关直刺0.5~1.0寸；足三里直刺1.0~1.5寸。以局部酸胀为度，留针30分钟。寒邪较盛或阳虚者可加用温针灸。

针感、补泻手法、刺激强度因人制宜，并随时询问患者感觉以确定刺激量。

[随证配穴] 在基本处方的基础上根据不同的症状配伍以下腧穴。

（1）胃中寒冷

组穴：中腹部四穴。

操作：气海、天枢直刺1.0寸，下巨虚直刺1.0~1.5寸，施温针灸。神阙予隔姜灸。

（2）湿热中阻

组穴：清口气四穴。

他穴：阴陵泉。

操作：金津、玉液点刺放血，阴陵泉直刺1.0~1.5寸，内庭直刺0.5~0.8寸，劳宫直刺0.3~0.5寸，施提插捻转泻法，以局部酸胀为度。

（3）气机郁滞

组穴：逍遥五穴。

操作：三阴交直刺1.0~1.5寸，合谷、内关直刺0.5~1.0寸，神门直刺0.3~0.5寸，太冲直刺0.5~0.8寸，施提插捻转泻法，以局部酸胀为度。

（4）胃阴亏虚

组穴：滋阴二穴。

操作：三阴交直刺1.0~1.5寸，以局部酸胀为度。太溪浅刺0.2~0.3寸，施提插捻转补法，以出现酸麻放射感为度。

（5）脾肾阳虚

组穴：丹田三穴。

操作：丹田三穴均呈60°向下斜刺1.0~1.5寸，得气后配合按压行气法。

【方义】 呃逆病位在膈，治之宜升清降浊，疏利膈间气机，以手太阴、手足阳明、足太阴经脉及局部腧穴，配合呃逆常用单穴，合而成方。

运中气穴为"腧穴所在，主治所在"的体现。膈居胃上肺下，与贲门相邻，胃中谷气自贲门上出于肺，故取膈与胃脘局部腧穴宽胸利膈，和胃降逆。《针灸甲乙经》云："心腹胀满，噫，烦热，善呕，膈中不利，巨阙主之。"取巨阙疏利膈间气机，配梁门下气除满，中脘、下脘升清降浊，不容、太乙理肠和胃。胃合三里是胃气汇集之所，可通降胃气复还于此，配内关宽胸理气止呕。脾络公孙通于冲脉，《素问》言"冲脉为病，逆气里急"，公孙主一切逆气之症；公孙与内关相伍可通三焦气机，宽中行滞。《医林改错》云："血府血瘀……吸气不能下行，随上出，故呃气。"膈俞既可缓上焦气机闭塞、降中焦气逆，又因其为膈肌的体表投影处，故兼有舒缓肌紧张以顺气止呃之意。伍现代临床止呕的经验要穴——攒竹，畅达气机，降逆止呃。《景岳全书》言"致呃之由，总由气逆"，翳风可通过疏理三焦之气而止呃，因针刺本穴可刺激迷走神经，会影响心脏跳动，减少心输出量，故临床常取单侧。

呃逆病位膈肌处主要由膈神经和迷走神经支配，因呃逆实为神经反射性动作，反射中枢是第3~5颈髓节段，受延髓呼吸中枢控制，且与大脑皮层相关，故凡各种因素刺激迷走神经、膈神经的感觉纤维传入中枢，或中枢疾病使膈神经运动纤维传出冲动增加，均会引起呃逆。翳风处布有耳大、耳颞、迷走、舌咽、舌下神经等，针刺翳风可抑制迷走神经兴奋，缓解膈肌痉挛，从而发挥止呃的作用。攒竹处皮肤下布有眶上、面神经等，针刺攒竹可以强烈刺激眶上神经，从而抑制延髓呼吸中枢向膈肌传导神经兴奋，缓解膈肌不自主的间歇收缩运动，达到治疗呃逆的作用。

《灵枢》言："寒气客于胃，厥逆从下上散，复出于胃，故为噫。"取天枢降浊阴逆气，调上下气机，下巨虚、气海凝注气血，濡养胃肠，神阙走中焦而温脾胃，入下焦而暖肝肾，诸穴施灸法以增强除寒化滞之功。

《景岳全书》云："皆其胃中有火，所以上冲为呃。"故取心包经荥穴劳宫清三焦火热，内庭通腑泄热，金津、玉液点刺使火热邪气随血而出，再伍阴陵泉健脾祛湿化浊，使湿热分消。

《奇经八脉考》载："阴维起于诸阴之交……上胸膈……"三阴交作为阴维脉的起始穴，刺之可调节膈间气机而止呃逆。太冲平肝潜阳，配合谷调畅一身气血运行，加内关、神门宁心安神，解郁通络。

《三因极一病证方论》载："大率胃实即噫，胃虚则哕，此由胃中虚，膈上热，故哕。"故取肾经原穴太溪滋养阴液，疗五脏诸疾，加三阴交滋补三阴精血，降三经火气而止呃。

杨玄操注《难经》言："脐下肾间动气者，丹田也。丹田者，人之根本也。"人之元气收纳于肾，藏于丹田，借三焦之路遍行周身，充养脏腑。关元补肾壮阳以温煦戊土；石门调补三焦，气化水液，补阴生阳；气海培本固元，温养气血。诸穴配伍，行温养下焦、聚元纳气止呃之功。

【医案】车某，女，35岁。2012年3月5日初诊。

主诉：呃逆持续半月余，加重1周。

现病史：患者半月前因过食生冷食物，复感寒邪而出现呃逆，喉间呃呃连声，昼轻夜重，纳食欠佳。于附近诊所服用甲氧氯普胺后有所缓解，于就诊前1周与家人发生口角而呃逆加剧，昼夜不止，两胁胀满，脘腹不舒，服用甲氧氯普胺无效，遂前来就诊。查舌淡红，苔薄白，脉弦。

中医诊断：呃逆（肝郁气滞，胃气上逆）。

治则：疏肝解郁，降逆和胃。

中药治疗：赤芍30g，白芍30g，炙甘草40g。3剂。上3味，用水60ml，煮取300ml，去滓，分温再服。

针灸治疗：每次就诊时针刺内关、公孙，进针得气后行平补平泻，留针20分钟。

患者于针药1天后，呃逆有明显缓解，为巩固疗效，继续治疗2天后，呃逆停止，相应症状亦得到明显改善。［李鹏，杨励，李志道.芍药甘草汤合八脉交会穴治疗呃逆1例.吉林中医药，2012，32（8）：852.］

呕吐

呕吐是指因胃失和降，气逆于上，迫使胃内容物从口中吐出的病证。

呕吐病位在胃，与肝、脾关系密切。凡邪滞胃脘、肝胃，皆使气机不顺，脾胃纳运失调，导致胃失和降，运化失职，气逆作呕。外邪犯胃，寒阻气逆；或食滞内停，积滞胃肠，引浊气上行；或痰饮内阻，中阳不振，胃气上逆；或肝气不疏，横逆犯胃；或脾胃气虚，腐熟无力，水谷不化；或脾胃阳虚，清浊失常；或胃阴不足，胃失濡养，和降失司，均可引起呕吐。

呕吐病位在胃，与手足太阴、手太阳、足阳明、足厥阴经脉都关系密切，手少阴、手厥阴、足阳明、足太阴也通过经筋、经别或络脉与胃相连。手太阴经"还循胃口"，足太阴经"属脾，络胃""复从胃别"，手太阳经"抵胃"，足阳明经"属胃，络脾""起于胃下口"，足厥阴经"抵小腹，挟胃"。手少阴经筋"循贲，下系于脐"，手厥阴经筋"散胸中，结于贲"，足阳明经别"入于腹里，属胃"，足太阴络脉"其别者入络胃肠"。

西医学的急性胃炎、胃扩张、贲门痉挛、幽门梗阻、肠梗阻、神经官能症、心源性呕吐、颅脑疾病及癌症化疗后等疾病，凡见呕吐者皆可参照本篇治疗。

【症状】呕吐饮食、痰涎、水液等胃内容物，伴恶心、纳呆、反酸嘈杂、胸脘痞闷。

（1）外邪犯胃者，起病急骤，兼胸脘满闷，发热恶寒，头身疼痛，舌苔白腻，脉濡缓。

（2）食滞内停者，兼呕吐酸腐，脘腹胀满，嗳气厌食，大便或溏或结，舌苔厚腻，脉滑实。

（3）痰饮内阻者，兼脘闷不食，头眩心悸，舌苔白腻，脉滑。

（4）肝气犯胃者，兼吞酸嗳气，胸胁胀痛，舌质红，苔薄腻，脉弦。

（5）脾胃气虚者，兼食欲不振，食入难化，脘部痞闷，大便不畅，舌苔白滑，脉虚弦。

（6）脾胃阳虚者，饮食稍多即吐，时作时止，兼面色㿠白，倦怠乏力，喜暖恶寒，四肢不温，口干不欲饮，大便溏薄，舌质淡，脉濡弱。

（7）胃阴不足者，呕吐反复发作，或时作干呕，兼饥而不欲食，口燥咽干，舌红少苔，脉细数。

【治疗】

[基本处方]

组穴：胃病三穴、足阳明三合穴。

[操作]足三里、上巨虚、下巨虚均直刺1.0~1.5寸，得气后稍作休息再于内关直刺0.5~1.0寸，4穴边行针边嘱患者做深呼吸，随后中脘呈60°角向下斜刺1.0寸，得气后配合按压行气法。以局部酸胀为度，留针30分钟。针感、补泻手法、刺激强度因人制宜，并随时询问患者感觉以确定刺激量。

[随证配穴]在基本处方的基础上根据不同的症状配伍以下腧穴。

（1）外邪犯胃

他穴：尺泽。

操作：尺泽直刺0.5~1.0寸，施泻法，以局部酸胀为度。

（2）食滞内停

组穴：消食三穴。

操作：璇玑向下平刺0.3~0.5寸，下脘呈70°~80°向下斜刺1.0~1.5寸，施泻法，以局部酸胀为度。四缝浅刺0.1寸，双侧各择2~3穴即可。

（3）痰饮内阻

组穴：和中蠲饮四穴。

他穴：丰隆。

操作：天枢直刺1.0寸，施以温针灸。外关直刺0.5~1.0寸，丰隆、阴陵泉均直刺1.0~1.5寸，施捻转泻法，以局部酸胀为度。

（4）肝气犯胃

组穴：四关。

操作：太冲、合谷直刺0.5~1.0寸，施捻转泻法，以局部酸胀为度。

（5）脾胃气虚

组穴：补三气穴。

操作：膻中向下平刺1.0寸，气海呈60°角向下斜刺1.0寸，得气后配合按压行气法。

（6）脾胃阳虚

组穴：补元气穴。

操作：倒三角呈60°角向下斜刺1.0寸，施捻转补法，得气后配合按压行气法；大椎直刺1.2~1.5寸，得气后行烧山火手法。

（7）胃阴不足

组穴：滋阴二穴。

操作：三阴交直刺1.0~1.5寸，以局部酸胀为度。太溪浅刺0.2~0.3寸，施补法，以出现酸麻放射感为度。

【方义】呕吐病位在胃，其发病责之于胃失和降，气逆于上，故取穴以手足太阴、手太阳、足阳明、足厥阴经脉为主，治以降逆下气，和中止呕。

呕吐针刺治疗的顺序应从躯体远端至近端，先针刺足三里、上下巨虚以疏调胃肠气机、降逆化浊，得气后稍事休息再刺内关和胃降逆止呕，最后针刺中脘。如不注意针刺顺序，先刺中脘或内关则反而起到催吐的作用。《扁鹊神应针灸玉龙经》载："脾家之疾有多般，反胃多因吐食餐……金针中脘必痊安。"针刺中脘可升清降浊，健运中焦。

外邪犯胃者加尺泽施泻法以和中降逆，祛邪解表。《针灸甲乙经》言："振寒瘈瘲……气膈善呕，鼓颔不得汗，烦满身痛……尺泽主之。"尺泽主吐泻兼见寒热表证者。

食滞内停用消食三穴。《针灸聚英》载："翻胃下脘取之先，后取三里泻宜然。"针刺下脘降逆缓急，通腑和胃；《长桑君天星秘诀歌》言"若是胃中停宿食，后寻三里起璇玑"，再伍璇玑可消胃中宿食，缓解食积气逆之本，浅刺四缝以加强除积化滞之功。

痰饮内阻者加和中蠲饮四穴施泻法，配合温针灸可温化痰饮，其中三焦经络穴外关可通利三焦水液，《素问》载"太阴所至，为积饮否隔""太阴所至，为中满霍乱吐下"，故其配伍阴陵泉尤善利中焦津液，再合天枢、中脘可温中和胃，舒达气机。辅以胃经络穴丰隆可健脾利湿，除痰化饮。

肝气犯胃者加四关以疏肝和胃，理气止呕。肝经原穴太冲通调三焦气机，尤善通肝胆气机，缓肝胆之急，疗横逆犯胃之肝气，伍合谷调畅一身气血运行。

脾胃气虚者加补三气穴施补法以健脾和胃，益气止呕。膻中、中脘、气海三穴居三焦，既能宽胸降气以治呕之标，又可健脾和胃，聚合元阳，治虚劳之本。

脾胃阳虚者加倒三角以温补元阳，伍大椎调动阳中之阳，补虚固本，温阳散寒。

胃阴不足者加滋阴二穴施补法以滋养胃阴。十二经原穴可疗五脏六腑诸疾，肾阴为诸阴之本，针刺太溪伍三阴交可滋先天之阴津，补后天之气血，使胃荣可敛阴止呕。

胁痛

胁痛是因肝胆疏泄失司或肝络失和导致的以一侧或两侧胁肋部疼痛为主要表现的病证。

胁痛病位在胁肋，与肝胆、脾胃、肾密切相关。脾胃升降失司、肝肾阴虚、筋络失养均会引起肝胆枢机失职，不通则痛或不荣则痛。情志不遂，肝气郁结，失其条达，气机走窜引发疼痛；或饮食所伤，脾失健运，积湿生热，阻碍气血，留滞胁肋；或外感湿热郁滞少阳，枢机不利引发疼痛；或跌仆闪挫，损伤胁络，瘀血停着，不通则痛；或久病体虚，劳欲过度，阴血不足，肝络失养，不荣则痛。

胁痛病位在胁肋，与手足厥阴、足少阳、脾之大络、阳跷脉、阴维脉、阳维脉都关系密切，手太阴、足太阴、足少阳、足阳明通过经别、经筋与胁肋相连。手厥阴经"循胸出胁"，足厥阴经"布胁肋"，足少阳经"循胁里，出气街""循胸，过季胁"，脾之大络"布胸胁"，阳跷脉"沿髀胁上肩"，阴维脉"循胁肋会足厥阴于期门"，阳维脉"阳维起于诸阳之会……循胁肋"。手太阴经筋"抵季胁"；足太阴经筋"结于肋，散于胸中""下引脐两胁痛"。足少阳经别"别者，入季胁之间"，经筋"上乘眇，季胁"。足阳明经筋"上循胁"。

西医学中的肋间神经痛、急慢性肝炎、肝硬化、急慢性胆囊炎、胆道结石、胆道蛔虫症、胸膜炎等，及凡以胁痛为主要表现的疾病，皆可参照本病治疗。

【症状】一侧或两侧胁肋部疼痛。

（1）肝气郁滞者，胁肋胀痛，兼走窜不定，甚则牵引肩背，遇忧思烦怒加重，得嗳气则减，矢气频，舌暗红，苔薄黄，脉弦滑。

（2）肝胆湿热者，胁肋灼痛，兼口苦口黏，胸闷纳呆，心烦喜呕，小便短赤，大便不爽，舌红，苔黄腻，脉滑数。

（3）瘀血阻络者，胁肋刺痛，兼痛有定处，痛处拒按，夜间尤甚，舌暗，苔薄腻，脉弦涩。

（4）肝络失养者，胁肋隐痛，兼痛势绵绵不休，遇劳加重，口燥咽干，头晕目眩，舌红，少苔，脉细数。

【治疗】

[基本处方]

组穴：肝胆区、胁肋二穴。

他穴：阿是穴、章门。

[操作] 采用分步针刺法治疗，共分两步。

（1）俯卧位，肝胆区背俞穴向内呈60°~70°斜刺，针尖过夹脊穴抵至椎体，行捻转手法，以局部酸胀为度，不留针。

（2）仰卧位，在胁肋部寻找压痛点作为阿是穴，上下左右围刺4针。章门斜刺0.8~1.0寸。支沟直刺0.5~1.0寸，阳陵泉直刺1.0~1.5寸。以局部酸胀为度，留针30分钟。

针感、补泻手法、刺激强度因人制宜，并随时询问患者感觉以确定刺激量。

[随证配穴] 在基本处方的基础上根据不同的症状配伍以下腧穴。

（1）肝气郁滞

组穴：逍遥五穴。

操作：三阴交直刺1.0~1.5寸，合谷、内关直刺0.5~1.0寸，神门直刺0.3~0.5寸，太冲直刺0.5~0.8寸，施提插捻转泻法，以局部酸胀为度。

（2）肝胆湿热

组穴：四关、祛痰化浊四穴。

操作：中脘70°~80°向下斜刺1.0~1.5寸，合谷、太冲直刺0.5~1.0寸，阴陵泉、丰隆、足三里直刺1.0~1.5寸，施捻转泻法，以局部酸胀为度。

（3）瘀血阻络

组穴：化瘀四穴。

操作：膈俞刺络拔罐，合谷、地机直刺0.5~1.0寸，血海直刺1.0~1.5寸，施提插捻转泻法，以局部酸胀为度。

（4）肝络失养

组穴：滋阴二穴。

他穴：照海。

操作：三阴交直刺1.0~1.5寸，照海直刺0.5~0.8寸，以局部酸胀为度。太溪浅刺0.2~0.3寸，施提插捻转补法，以出现酸麻放射感为度。

【方义】胁痛病位在胁肋，其发病责之于肝胆疏泄失职，故疏泻肝胆，调和气血是治疗本病的关键，宜取足厥阴、足少阴、足少阳的腧穴为要。

肝胆区为肝胆在体表投影处，为"腧穴所在，主治所在"的体现，其中肝俞、胆俞等背俞穴是肝胆等脏腑之气血津液输注于背部之所，针刺此处利肝胆以和气血，滋阴津而止疼痛，可治疗肝胆诸疾。《针灸大全》曰："胁肋下痛，起止艰难：支沟二穴、章门二穴、阳陵泉二穴。"故取胁肋二穴配章门以疏肝利胆、调达气机；再伍"以痛为腧"的阿是穴，疏泄少阳经气，开郁散结，理气止痛。

肝气郁滞者加逍遥五穴施泻法以疏肝活络止痛，调心解郁平肝。太冲平肝潜阳，行气活血，配合谷、三阴交调畅一身气血运行，加内关、神门以宁心安神、解郁通络。诸穴合之，疏肝调气以止痛，调心安神以解郁。

肝胆湿热者加祛痰化浊四穴配四关施泻法以清热利湿，疏肝利胆。丰隆豁痰利湿，阴陵泉、足三里、中脘健脾和胃、淡渗利湿、化痰降浊。气郁湿积日久，易生热化火，湿热搏结，加重疏泄失司之弊，故取合谷、太冲疏通肝胆郁滞，泄阴阳热邪，滋阴降火，平抑肝阳。

瘀血阻络者加化瘀四穴施泻法以活血止痛，养血摄血。血会膈俞施刺络拔罐以补血养阴，活血祛瘀。脾经郄穴地机，为太阴经气深聚之所，有较强的解肌镇痛之功，伍同经血海活血不伤正，补血不留瘀；再配合谷以舒缓经筋，通络止痛。

肝络失养者用滋阴二穴伍照海。《灵枢》载："凡此十二原者，主治五脏六腑之有疾者也。"故取肾原太溪滋养阴液，疗五脏诸疾，伍三阴交滋肝脾肾三阴经津血。另肾经"从肾上贯肝膈"，与肝经经气相通，故针刺照海调补肝肾，通络达邪。诸穴配伍标本兼治，滋养三阴经经气，荣则痛止。

腹痛

腹痛是因脏腑气血郁滞或经脉失养导致的以胃脘以下、耻骨毛际以上部位发生疼痛为主症的病证。

腹痛病位在腹部，与诸脏腑关系密切。凡脏腑气血阴阳失和、脉络滞涩不通均会引起腹部疼痛。过食生冷或外受寒邪，寒凝气滞，邪客腹部，不通则痛；或湿热内结，气机不降，腑气不通；或肥甘厚味，壅滞肠间，积而化热，运化失司；或情志郁结，肝失调达，气机走窜；或血行滞涩，脉络不通，留滞瘀结，不通则痛；或下元虚损，命门火衰，诸腑脉络不得濡养，不荣则痛。

腹痛病位在腹部，与足阳明、足太阴、足厥阴及任脉都关系密切，足阳明、足太阴也通过经别或经筋与腹部相连。足阳明经"起于胃下口，循腹里"，足太阴经"入腹，属脾"，足厥阴经"抵小腹"，任脉"循腹里，上关元"。足阳明经别"入于腹里"，经筋"上腹而布"；足太阴经筋"上腹，结于脐，循腹里"。

西医学的肠炎、阑尾炎、胰腺炎、胆囊炎、肠梗阻、炎症性肠病、消化性溃疡等因各种原因引起的腹部疼痛均可参照本病治疗。

【症状】胃脘以下、耻骨毛际以上部位发生疼痛，伴便秘、腹泻，或尿频、尿急。

（1）寒邪内阻者，腹部拘急冷痛，得温痛减、遇寒尤甚，伴恶寒身蜷、手足不温、口淡不渴、小便清长、大便自可，苔薄白，脉沉紧。

（2）湿热壅滞者，腹部灼痛，痞满拒按，得热痛甚，遇冷则减，伴烦渴喜冷饮、小便短赤、大便秘结，或溏滞不爽，苔黄燥或黄腻，脉滑数。

（3）饮食积滞者，脘腹胀痛，疼痛拒按，伴嗳腐吞酸、厌食、痛而欲泻、泻后痛减、粪便奇臭，或大便秘结，多有伤食史，舌苔厚腻，脉滑。

（4）肝郁气滞者，脘腹胀闷，痛无定处，痛引少腹，或痛窜两胁，得嗳气矢气则舒、遇忧思恼怒则剧，舌淡暗，苔薄白，脉弦。

（5）瘀血内停者，痛如锥刺，痛势较剧，痛处固定而拒按，经久不愈，舌质紫暗或有瘀斑，脉细涩。

（6）中虚脏寒者，腹痛绵绵，时作时止，喜温喜按，饥饿劳累后加重，伴神疲乏力、气短懒言、形寒肢冷、胃纳不佳、大便溏薄，舌淡苔白腻，边有齿痕，脉沉细。

【治疗】

[基本处方]

组穴：运中气穴、足阳明三合穴。

[操作] 运中气穴诸穴向下斜刺1.0~1.5寸，两组穴交替使用。足阳明三合穴直刺1.0~1.5寸。以局部酸胀为度，留针30分钟。针感、补泻手法、刺激强度因人制宜，并随时询问患者感觉以确定刺激量。

[随证配穴] 在基本处方的基础上根据不同的症状配伍以下腧穴。

（1）寒邪内阻

组穴：中腹部四穴。

操作：天枢、气海直刺1.0寸，施以温针灸。神阙予隔姜灸。

（2）湿热壅滞

组穴：通便三穴。

操作：通便三穴均直刺1.0~1.5寸，施提插捻转泻法，以局部酸胀为度。

（3）饮食积滞

组穴：消食三穴。

操作：璇玑向下平刺0.3~0.5寸，下脘呈70°~80°向下斜刺1.0~1.5寸，施泻法，以局部酸胀为度。四缝浅刺0.1寸，双侧各择2~3穴即可。

（4）肝郁气滞

组穴：四关。

操作：太冲、合谷直刺0.5~1.0寸，施捻转泻法，以局部酸胀为度。

（5）瘀血内停

组穴：化瘀四穴。

操作：膈俞刺络拔罐，合谷、地机直刺0.5~1.0寸，血海直刺1.0~1.5寸，施提插捻转泻法，以局部酸胀为度。

（6）中虚脏寒

组穴：丹田三穴。

操作：丹田三穴呈60°向下斜刺1.0~1.5寸，施捻转补法后，采取按压行气法。

【方义】 腹痛病位在腹部，主因脏腑气血郁滞或经脉失养所致，临床取穴以足阳明、足太阴、足厥阴为主，合局部腧穴以舒肌活络，缓急止痛。

运中气穴是"腧穴所在，主治所在"的体现，《针灸甲乙经》中记载"腹中积气结痛，梁门主之"，凡腹部疾患不论定位脏腑，皆可取运中气两组穴治疗。《针灸甲乙经》言"肠中寒，胀满善噫……肠鸣腹痛，泄，食不化，心下胀，三里主之"，又载"五脏六腑胀，皆取三里。三里者，胀之要穴也"，腹痛发作时往往兼有胀闷不舒等症，故予足三里理肠和胃，消胀止痛；伍上、下巨虚降气活络，治胃调肠。

寒邪内阻者，《针灸甲乙经》载："脐疝绕脐而痛，时上冲心，天枢主之。"故以天枢赣旋上下，回转气机，伍神阙温中散寒，下巨虚调肠通络，气海温行气血。

湿热壅滞者，用通便三穴通腑泄肠，祛湿导滞，刺之使湿热二邪从肠腑而去。

饮食积滞者加消食三穴施泻法以消食导滞，通降止痛。《长桑君天星秘诀歌》言"若是胃中停宿食，后寻三里起璇玑"，针刺璇玑健运中焦，消导胃中宿食，标本同治；《针灸甲乙经》载"食饮不化，入腹还出，下脘主之"，故用下脘通腑导滞，四缝除积化滞。

肝郁气滞者加四关以疏肝解郁，理气止痛。肝经原穴太冲通调三焦气机，尤善通肝胆气机，缓肝胆之急，疗横逆冲腑之气机，伍合谷调畅一身气血运行。

瘀血内停者加化瘀四穴施泻法配合刺络拔罐以活血化瘀，活络止痛。膈俞活血化瘀，伍合谷舒筋活络，血海、地机扶脾统血、活血生血，使气血调和而通滞止痛。

中虚脏寒者加丹田三穴以温中补虚，回阳通络。《针灸甲乙经》有"腰背脐痛引阴，腹中窘急欲凑，后泄不止，关元主之""脐下疝绕脐痛，石门主之"，针刺三穴资先天以养后天，补阴助阳，使中焦得温，气血调和而痛止。

尿频

尿频是由于肾和膀胱气化功能失常、膀胱约束无权导致的以小便次数明显增多为主要表现的病证，基本病机可归纳为肾和膀胱气化功能失常，膀胱约束无权。

本病主要与脾、肝、肾、膀胱密切相关。膀胱湿热蕴结于下焦，导致膀胱气化功能失调；脾气亏虚，中气下陷，下元不固，气不化水，则小便频数或淋沥不畅；或肾元亏虚，肾阳不足，命门火衰，气不化水，是以"无阳则阴无以化"；或肾阴亏虚，水府枯竭，而致尿频。另外肝失疏泄，影响肾与膀胱的气化功能，也可致尿频。

尿频病位在膀胱与肾，与冲脉、足少阴、足太阳经络关系密切。冲脉"与少阴起于肾下"；足少阴经脉"贯脊，属肾，络膀胱"；足太阳经脉"入循膂，络肾，属膀胱"，足太阳经别"属于膀胱，散之肾"。另外循行经过少腹部以及阴器的经络如足厥阴肝经、足太阴经筋、任脉、督脉，均与本病密切相关。足厥阴经脉"循股阴，入毛中，环阴器，抵小腹"，足太阴经筋"上循阴股，结于髀，聚于阴器"，任脉"起于中极之下，以上毛际"，督脉"起于少腹"。

西医学认为尿频的原因较多，包括神经精神因素、病后体虚、炎症刺激、下尿路梗阻（如前列腺增生）、肿瘤、内分泌疾病等。

【症状】小便次数明显增多，伴淋沥刺痛，欲出未尽，小腹拘急，或小便量少，点滴而出，甚则闭塞不通。

（1）中气不足者，兼见纳差，口淡，大便溏薄，舌体胖大，脉弱。

（2）肾气不足者，兼见面白神疲，听力减退，腰膝酸软，小便频数而清，或尿后余沥不尽，或遗尿，舌淡苔白，脉沉弱。

（3）肝气郁滞者，兼见尿黄，会阴、小腹、睾丸疼痛，胁肋胀满疼痛，情绪焦虑，善太息，舌质暗红，苔少，脉弦。

【治疗】

[基本处方]

组穴：净府五穴、秩边透水道。

[操作]针刺秩边时针尖须向内上斜刺2.5~3.0寸，行导气手法，使针感达会阴部，不留针。净府五穴用1.5寸毫针45°~60°向下斜刺1.0~1.2寸，留针时配合弩法，以患者内衣顺势按压针身，加强针感，得气后可加用温针灸。留针30分钟。针感、补泻手法、刺激强度因人制宜，并随时询问患者感觉以调整刺激量。

[随证配穴]在基本处方的基础上根据不同的症状配伍以下腧穴。

（1）中气不足

组穴：足阳明三合穴、补三气穴。

操作：中脘、气海70°~80°向下斜刺1.0~1.2寸；膻中向下平刺0.5~0.8寸，足三里、上巨虚、下巨虚穴均可直刺1.0~1.5寸，施以捻转补法，以局部酸胀为度，得气后可用灸法。

（2）肾气不足

组穴：肾区。

操作：肾区膀胱经腧穴直刺1.5~2.5寸，督脉穴位直刺1.0~1.5寸，以局部酸胀为度。

（3）肝气郁滞

组穴：太冲、行间。

操作：太冲、行间均直刺0.5~1.0寸，施以泻法，以局部酸胀为度。

【方义】尿频多由脾肾气虚、膀胱虚寒或湿热蕴结下焦，致使膀胱气化功能失常所致，针刺以调节膀胱气化功能为主，选以膀胱投影处腧穴并根据不同证型取穴。

《针灸甲乙经》中有"膀胱胀者，曲骨主之""小便难，水胀满，溺出少，胞转不得溺，曲骨主之"，曲骨能有效调节膀胱疏利气化的功能，治疗膀胱不利所致诸疾，故临床多在辨证论治的基础上选用净府五穴治疗泌尿系统病证，且本组穴的解剖位置均接近膀胱，尤其曲骨深部即为膀胱所在，针刺可直接调节膀胱功能。

秩边属膀胱经，进行长针深刺可激发太阳经气，疏通膀胱经脉。水道深部相当于小肠并靠近膀胱，属下焦，为水道之所出，功在治水。肾与膀胱相表里，开窍于二阴，故秩边透水道可通闭利水，通过刺激病位感受器，通过神经反射到达脊髓中枢或大脑皮质，发挥良性调节作用。

中气不足者用足阳明三合穴与补三气穴先后天同补，共同促进膀胱气化，以达补肾固尿之效。足阳明三合穴分别为胃、大肠、小肠的下合穴，可通过调整后天之气以补益先天之气和宗气，配合补三气穴膻中、中脘、气海依次补充清气、谷气、元气，以益气温阳、培本固元，可用于治疗中气不足所致的尿频。

肾气不足者用肾区，补肾气、壮命门之火。肾区即肾脏在体表投影区域，在此范围的腧穴皆可治疗肾系病证。凡由肾脏功能失调导致者，皆可选取局部之"肾区"以复机巧之能。

肝气郁滞可用太冲、行间二穴疏肝解郁。肝经原穴太冲可以治疗肝脏疾患，也可以间接地通调三焦气机，可用于治疗小便频数。

遗尿

遗尿是指3岁以上儿童，在梦中小便自遗，醒后方觉的一种病证，平均每周至少2次，持续至少3个月。又称"遗溺""尿床""夜尿"等。基本病机为膀胱和肾的气化失司，膀胱约束无权。

遗尿的发生常与禀赋不足、久病体虚等因素有关。本病与肾、脾、膀胱关系密切。《素问·逆调论》云："肾者水藏，主津液。"肾主司二便，肾气不足则气化功能失调，发为遗尿；《金匮翼·小便失禁》言："脾肺气虚，不能约束水道而病不禁者。"肺脾气虚，不能约束水道，膀胱失约而患遗尿；《灵枢·经脉》曰："是主肝所生病者……遗溺、闭癃。"肝失疏泄，郁热下移膀胱，也可发为遗尿。

遗尿病位在膀胱与肾，与冲脉、足少阴、足太阳经络关系密切。冲脉"与少阴起于肾下"；足少阴经脉"贯脊，属肾，络膀胱"；足太阳经脉"入循膂，络肾，属膀胱"，足太阳经别"属于膀胱，散之肾"。另外循行经过少腹部以及阴器的经络如足厥阴肝经、足太阴经筋、任脉、督脉，均与本病密切相关。足厥阴经脉"循股阴，入毛中，环阴器，抵小腹"，足太阴经筋"上循阴股，结于髀，聚于阴器"，任脉"起于中极之下，以上毛际"，督脉"起于少腹"。

本病西医学称为"儿童单症状性夜遗尿"，也可常见于神经发育尚未成熟，大脑皮质或皮质下中枢功能失调者，以及泌尿系统异常、感染等疾病。

【症状】睡中小便自遗，醒后方觉，数夜或每夜1次，甚至1夜数次。

（1）肾气不足者，兼见神疲乏力，面色苍白，肢凉怕冷，白天小便亦多，舌淡，苔薄白，脉沉细无力。

（2）脾肺气虚者，兼见疲劳后遗尿加重，少气懒言，食欲不振，大便溏薄，自汗出，舌淡，苔薄，脉细无力。

（3）肝经郁热者，兼见尿量少、色黄、味臊，性情急躁，面赤唇红，或夜间龄齿，舌红，苔黄，脉弦滑数。

【治疗】

［基本处方］

组穴：净府五穴、丹田三穴。

他穴：神阙、三阴交。

［操作］净府五穴向下45°~60°斜刺1.0~1.5寸，使针感传至会阴部；丹田三穴向下70°~80°斜刺1.0~1.2寸，配合按压行气法；神阙用灸法；三阴交直刺1.0~1.5寸，以局部酸胀为度。留针30分钟。针感、补泻手法、刺激强度因人制宜，并随时询问患者感觉以确定刺激量。

［随证配穴］在基本处方的基础上根据不同的病机配伍以下腧穴。

（1）肾气不足

组穴：肾区（取肾俞、命门、腰阳关）。

操作：肾俞直刺1.5~2.0寸，命门、腰阳关直刺1.0~1.5寸。针用补法，以局部酸胀为度。亦可用灸法。

（2）脾肺气虚

组穴：补三气穴。

操作：中脘、气海70°~80°向下斜刺1.0~1.2寸，膻中向下平刺0.5~0.8寸。针用补法，以局部酸胀为度。

（3）肝经郁热

组穴：退热三穴。

他穴：太冲、行间。

操作：大椎、曲池、外关、太冲、行间均直刺0.5~1.0寸。针用泻法，以局部酸胀为度。

【方义】《仁斋直指小儿附遗方论·大小便诸证》："肾与膀胱俱虚，而冷气乘之，故不能制约。其水出而不禁，谓之遗尿。"故本病治以益肾固摄、调节膀胱气化功能，取穴以膀胱体表投影在任脉的腧穴为主，随证配穴。

曲骨可调节膀胱气化，根据膀胱及生殖器官的体表投影，曲骨向外旁开1.5寸和3寸之处分别为曲骨Ⅰ、曲骨Ⅱ，三穴同用以调节膀胱功能；丹田三穴均位于任脉上，气海补之可益肾助肺、益气固精，石门可调补三焦、气化水液，关元可培元固本、补益下焦；神阙灸之可温阳补肾健脾，三阴交为脾经要穴，脾主土，遗尿如因脾气不能散精、土虚不能制水者，取此穴可扶脾实土制水。诸穴合用以补肾益精、调摄膀胱。

肾气不足者加用肾区以补肾固摄。"肾者，主蛰，封藏之本，精之处也"，肾俞可调补肾气，命门可温阳助火，腰阳关补肾壮阳，三穴合用可益肾气，温阳调元，使肾气充足，促进膀胱气化，水道治节有常则达补肾固尿之效。

脾肺气虚者加用补三气穴以健脾养肺。膻中可调节人体全身气机，中脘疏利中焦气机、补益脾肺，气海益气补肺。三穴相配，共筑补脾益肺、补气固本之用。

肝经郁热者加用退热三穴、太冲、行间以疏肝清热。诸阳之会大椎退热清热，大肠经合穴曲池行气清热，三焦经络穴外关为退热要穴，肝经原穴太冲可疏肝解郁，肝经荥穴行间清泻力强，主理气泻热。诸穴共用，以达疏肝理气、约利膀胱之功。

淋证

淋证是以小便频数，淋沥刺痛，欲出未尽，小腹拘急，或痛引腰腹为主症的疾病。从病因和症状特点看，淋证可细分成六种证型，分别为石淋、热淋、膏淋、气淋、血淋、劳淋。其发生常与外感湿热、饮食不节、情志失调、禀赋不足或劳伤久病五个方面有关。基本病机为湿热蕴结下焦，肾与膀胱气化不利。

淋证与肾和膀胱密切相关。肾者主水，维持机体水液代谢。膀胱者州都之官也，有贮尿与排尿功能。两者互为表里，经脉相互络属，共主水道、司决渎。湿热等邪蕴结膀胱，或久病脏腑功能失调，均可引起肾与膀胱气化不利，而致淋证。

淋证病位在膀胱与肾，与冲脉、足少阴、足太阳经络关系密切。冲脉"与少阴起于肾下"；足少阴经脉"贯脊，属肾，络膀胱"；足太阳经脉"入循膂，络肾，属膀胱"，足太阳经别"属于膀胱，散之肾"。另外循行经过少腹部以及阴器的经络如足厥阴肝经、足太阴经筋、任脉、督脉，均与本病密切相关。足厥阴经脉"循股阴，入毛中，环阴器，抵小腹"，足太阴经筋"上循阴股，结于髀，聚于阴器"，任脉"起于中极之下，以上毛际"，督脉"起于少腹"。

西医学中的急慢性尿路感染、泌尿道结核、尿路结石、急慢性前列腺炎、化学性膀胱炎、乳糜尿以及尿道综合征等均可归属本病范畴。

【症状】小便频数，淋沥涩痛，小腹拘急引痛。

（1）热淋，兼见小便短涩灼热，溺色黄赤，寒热起伏，口苦，呕恶，腰痛拒按，大便秘结，苔黄腻，脉滑数。

（2）石淋，兼见尿中夹砂石，或排尿时突然中断，往往突发，一侧腰腹绞痛难忍，甚则牵及外阴，尿中带血，舌红，苔薄黄，脉弦或带数。

（3）血淋，兼见尿色深红，或夹有血块，心烦，舌尖红，苔黄，脉滑数。

（4）气淋，常发生在郁怒之后，兼见少腹胀满疼痛，苔薄白，脉弦。

（5）膏淋，兼见小便浑浊，乳白或如米泔水，上有浮油，置之沉淀，或伴有絮状凝块物，尿时阻塞不畅，口干，舌质红，苔黄腻，脉濡数。

（6）劳淋，遇劳即发，病程缠绵，兼见面色萎黄，少气懒言，神疲乏力，小腹坠胀，大便时小便点滴而出，腰膝酸软，肾阳虚见畏寒肢冷，肾阴虚见面色潮红，五心烦热，舌质淡，脉细弱。

【治疗】

［基本处方］

组穴：净府五穴、丹田三穴、秩边透水道。

他穴：足三里、上巨虚、三阴交、太冲。

［操作］采用分步针刺法治疗，共分两步。

（1）针刺秩边时针尖须向内上斜刺2.5~3.0寸，施以提插捻转，使针感达会阴部，不留针。

（2）丹田三穴以70°~80°向下斜刺1.0~1.2寸，净府五穴向下45°~60°斜刺1.0~1.2寸，配合按压行气法，可加用温针灸。三阴交、足三里、上巨虚均直刺1.0~1.5寸，太冲直刺0.5~0.8寸，以局部酸胀为度，留针30分钟。

针感、补泻手法、刺激强度因人制宜，并随时询问患者感觉以确定刺激量。

［随证配穴］在基本处方的基础上根据不同的症状配伍以下腧穴。

（1）热淋

组穴：退热三穴。

操作：大椎直刺1.0~1.5寸，用泻法，或配合刺穴拔罐。曲池直刺0.5~1.0寸，外关直刺0.5~1.0寸，以局部酸胀为度。

（2）石淋

他穴：阳陵泉。

操作：阳陵泉直刺1.0~1.5寸，施提插泻法，以局部酸胀为度。

（3）血淋

他穴：膈俞。

操作：膈俞采用背俞穴透夹脊法，毫针45°角斜刺1.0~1.5寸，针尖抵至椎体，以局部酸胀为度。

（4）气淋

组穴：四关。

操作：合谷直刺0.5~1.0寸，施泻法，以局部酸胀为度。

（5）膏淋

他穴：水分、丰隆。

操作：水分直刺1.0~1.5寸，丰隆直刺1.0~1.5寸，施泻法，以局部酸胀为度。

（6）劳淋

组穴：肾区。

操作：肾区膀胱经腧穴直刺1.5~2.5寸，督脉穴位直刺1.0~1.5寸，施补法，以局部酸胀为度。

【方义】《诸病源候论·淋病诸候》："诸淋者，由肾虚而膀胱热故也。"故本病治以利尿通淋，疏利膀胱气机，取穴以膀胱体表投影处任脉腧穴为主，并随证配穴。

《针灸甲乙经》中有"膀胱胀者，曲骨主之""小便难，水胀满，溺出少，胞转不得溺，曲骨主之"，曲骨能有效调节膀胱疏利气化的功能，可治疗膀胱不利所致诸疾。故临床多在辨证论治的基础上选用净府五穴治疗泌尿系统病证，且本组穴的解剖位置均接近膀胱，尤其曲骨深部即为膀胱所在，针刺可直接调节膀胱功能；丹田为人体元气聚集之所，故取丹田三穴配伍三阴交、足三里、上巨虚可起益气活血、固本培元之功；肝经绕阴器，故取肝经原穴太冲以强肝固本。秩边属足太阳经，水道深部相当于小肠并靠近膀胱，属下焦，《灵枢·官针》言"病在中者，取以长针"，故秩边透水道进行长针深刺，可激发太阳经气，疏通膀胱经脉，通闭利水，以治淋证。

热淋者可用退热三穴，大椎为诸阳之会，外关为少阳经穴，曲池为阳明经穴，阳主表，故三穴同用可去内外之热，治疗因热所致诸疾。

石淋者加胆经下合穴阳陵泉，其为脉气所入，可利胆排石、疏泄肝胆，有清泄湿热、缓急止痛的作用。

血淋者可加血会膈俞以活血止血。

气淋者可用四关以疏肝解郁，大肠经原穴合谷可清肝理气，肝经原穴太冲可平肝降火、行气调血。

膏淋者可用水分、丰隆分利清浊，化痰祛湿。水分穴下为小肠之所处，小肠司化物，分清浊，主液所生病。丰隆为治痰之要穴，可化痰泄浊，清利湿热。

劳淋者可用肾区补脾益肾。

癃闭

癃闭是以小便量少，点滴而出，甚则闭塞不通为主症的一种病证。其中小便不利，点滴短少，病势较缓者为"癃"；小便闭塞，点滴不通，病势较急者为"闭"。两者均指排尿困难，只是轻重程度不同，故多合称癃闭。本病主要由外感湿热或温热毒邪、饮食不节、情志失调、尿路阻塞、体虚久病等引起三焦气化不利，或尿路阻塞，肾和膀胱气化失司所致。

本病病位主要在膀胱与肾，并与三焦、肺、脾、肝密切相关。小便的通畅，有赖于膀胱的气化；水液的吸收、运行、排泄，还有赖于三焦的气化和肺脾肾的通调、转输、蒸化。肺失其职，则不能通调水道，下输膀胱；脾气虚弱，则不能升清降浊；肾阳亏虚，气不化水，肾阴不足，水府枯竭，均可导致癃闭。同时肝郁气滞，使三焦气化不利，也会发生癃闭。

癃闭病位主要在膀胱与肾，与冲脉、足少阴、足太阳经络关系密切。冲脉"与少阴起于肾下"；足少阴经脉"贯脊，属肾，络膀胱"；足太阳经脉"入循膂，络肾，属膀胱"，足太阳经别"属于膀胱，散之肾"。另外循行经过少腹部以及阴器的经络如足厥阴肝经、足太阴经筋、任脉、督脉，均与本病密切相关。足厥阴经脉"循股阴，入毛中，环阴器，抵小腹"，足太阴经筋"上循阴股，结于髀，聚于阴器"，任脉"起于中极之下，以上毛际"，督脉"起于少腹"。

西医学中的神经性尿闭、尿路结石、尿路肿瘤、尿路损伤、尿道狭窄、前列腺增生及脊髓炎等疾病中出现的尿潴留及肾功能不全皆可参照本病治疗。

【症状】本病一般在癃的阶段表现为排尿淋沥不尽，或排尿无力，全日总尿量明显减少；在闭的阶段表现为小便不通，全日总尿量极少，甚至点滴全无，小腹满胀，状如覆碗。尿闭可突然发生，亦可由癃逐渐发展而来，尿道无疼痛感觉。病情严重时，还可出现头晕，胸闷气促，恶心呕吐，口气秽浊，水肿，甚至烦躁，神昏等症。

（1）膀胱湿热者，兼小便短赤灼热，小腹胀满，口苦口黏，或渴不欲饮，或大便不畅，舌质红，苔黄腻，脉数。

（2）肺热壅盛者，兼咽干，烦渴欲饮，呼吸急促，或有咳嗽，舌质红，苔薄黄，脉数。

（3）肝郁气滞者，兼情志抑郁，或多烦善怒，胁腹胀满，舌质红，苔薄黄，脉弦。

（4）痰瘀阻络者，兼尿细如线，甚则阻塞不通，小腹胀满疼痛，舌紫暗，或有瘀点，脉涩。

（5）脾气不升者，兼小腹坠胀，时欲小便而不得出，或量少而不畅，神疲乏力，食欲不振，气短声低，舌质淡，苔薄，脉细弱。

（6）肾气衰惫者，兼小便排出无力，面色㿠白，神气怯弱，畏寒肢冷，腰膝酸软无力，舌淡胖，苔薄白，脉沉细或弱。

【治疗】

[基本处方]

组穴：净府五穴、丹田三穴、秩边透水道、肾区。

他穴：中极、归来、三阴交。

[操作] 采用分步针刺法配合按压行气法治疗，共分两步。

（1）针刺秩边时针尖须向内上斜刺2.5~3.0寸，行提插捻转手法，使针感达会阴部。肾区膀胱经腧穴直刺1.5~2.5寸，督脉穴位直刺1.0~1.5寸。不留针。

（2）丹田三穴以70°~80°向下斜刺1.0~1.2寸，净府五穴向下45°~60°斜刺1.0~1.2寸，得气后配合按压行气法，可加用温针灸。中极、归来、三阴交直刺1.0~1.5寸，以局部酸胀为度。

针感、补泻手法、刺激强度因人制宜，并随时询问患者感觉以调整刺激量。

[随证配穴] 在基本处方的基础上根据不同的症状配伍以下腧穴。

（1）膀胱湿热

组穴：利水消肿五穴。

操作：三焦俞以60°~70°向内斜刺1.0~1.2寸，针尖可抵至椎体。水分70°~80°向下斜刺1.0~1.5寸。阴陵泉直刺1.0~1.5寸。外关、复溜直刺0.8~1.2寸。以局部酸胀为度。

（2）肺热壅盛

他穴：鱼际、合谷。

操作：鱼际、合谷直刺0.5~1.0寸，以局部酸胀为度。

（3）肝郁气滞

组穴：逍遥五穴。

操作：神门直刺或针尖稍斜向内刺0.3~0.5寸，太冲直刺0.5~0.8寸，合谷、内关直刺0.5~1.0寸，以局部酸胀为度。

（4）痰瘀阻络

组穴：祛痰化浊四穴。

他穴：血海。

操作：血海刺络拔罐。中脘70°~80°向下斜刺1.0~1.5寸，足三里、丰隆、阴陵泉直刺1.0~1.2寸，以局部酸胀为度。

（5）脾气不升

组穴：脾胃区。

他穴：百会。

操作：脾胃区背俞穴向内呈60°~70°斜刺，针尖过夹脊穴抵至椎体，行捻转手法，以局部酸胀为度。百会平刺0.5~0.8寸，可灸。

（6）肾气衰惫

组穴：补三气穴。

他穴：肾俞、命门、腰阳关。

操作：中脘、气海均70°~80°向下斜刺1.2寸，膻中向下平刺0.5~0.8寸。肾俞、命门、腰阳关均直刺0.5~1.0寸，以局部酸胀为度。

【方义】《针灸甲乙经》中有"膀胱胀者，曲骨主之""小便难，水胀满，溺出少，胞转不得溺，曲骨主之"，曲骨能有效调节膀胱疏利气化的功能，可治疗膀胱不利所致诸疾，且本组穴的解剖位置均接近膀胱，尤其曲骨深部即为膀胱所在，针刺可直接调节膀胱功能。气海为元气之海，主治脏器虚惫诸证，补之可化气行水，以治气虚不足引起的癃闭；泻之可行气化湿、利尿通淋。石门可调补三焦、气化水液。关元为元气贮藏之所，因此取气海、石门和关元三穴合用，以治元气不足或肾气亏虚所致的癃闭。

膀胱经秩边有疏通膀胱经脉作用；水道为三焦之所出，有通利水道的作用，故秩边透水道进行长针深刺，可使激发太阳经气，疏通膀胱经脉，通闭利水，调节人体排尿功能。肾区位于第2~4骶椎神经根段，在此范围的腧穴皆可治疗肾系病证及生殖系统等病证。凡由肾脏功能失调导致者，皆可选取局部之"肾区"以复机巧之能，针刺肾区可调节肾气，纳肾固本，从而纠正下尿路功能障碍。

中极为膀胱募穴，该穴位置与膀胱较近，局部刺激可以兴奋膀胱的交感神经，增加膀胱收缩力，增强排尿功能；归来可调节人体水液代谢、增强膀胱功能；三阴交交通足三阴经脉，起活血利水作用。

膀胱湿热者用利水消肿五穴意在化气利水兼消肿，重在标本同治；肺热壅盛者常用肺经荥穴鱼际，配合谷可清肺经实热，并防止肺热下移大肠；肝郁气滞者取逍遥五穴疏肝解郁；祛痰化浊四穴可使脾胃强健，气血调和，升降协调，则痰化湿祛，津液流通无阻，血海功于活血化瘀，共用可祛痰化瘀、疏通经络，可治疗痰瘀阻络者；脾胃区的背俞穴恰为脾胃等脏腑气血输注于背部之处，配合百会可升阳健脾，故用于脾气不升者；肾气衰惫加补三气穴补谷气，益元气，固本培元。

【医案】马某，男，75岁，2017年6月4日就诊。

主诉：小便不利4年，加重1周。

现病史：小便不利，尿细如线，夜尿频多，有尿不尽感，面色苍白，气短懒言，小腹胀满，腰膝无力，舌淡，苔薄白，脉沉细。

中医诊断：癃闭（肾元亏虚）。

针灸治疗：净府五穴、命门、气海、关元、中极、三阴交、太溪。患者排空膀胱后，取仰卧位。采用0.3mm×40mm毫针针刺曲骨、曲骨Ⅰ、曲骨Ⅱ，针身与小腹呈30°左右向会阴部平刺，使针感传至会阴部，产生尿意为佳。余穴常规针刺。留针30分钟，10分钟行针1次。针刺治疗每日1次，10次1个疗程。

治疗1个疗程后，小便较前顺畅，夜尿减少。继续治疗3个疗程后，患者小便正常。随访1个月，未见复发。［姜婧.李志道教授净府五穴临床应用举隅.内蒙古中医药，2017，36（Z2）：123-124.］

泄泻

泄泻是因脾胃运化失职、湿邪内盛、病及大肠导致的以排便次数较平素增多（＞3次/天），粪质稀溏或完谷不化，甚至泻出如水样为主要表现的病证。

泄泻病位在大肠，与肝、脾、肾密切相关。《素问》载："脾病者，虚则腹满肠鸣，飧泄，食不化。"《灵枢》记："肾脉小甚为洞泄。"脾肾虚弱、肝郁乘脾甚或外感淫邪者均可引起水液疏布失调，从而聚湿成泻。感受外湿，与寒、热邪气相合，侵犯脾胃，困阻脾阳，清阳下沉即泻；或饮食不当，宿食内停，伤及肠胃，传导失司；或情志不舒，郁怒伤肝，木横乘脾，中土受制，肝脾不调；或素体脾胃虚弱，中气下陷，清阳不升，水谷糟粕顺势而下；或久病、年老肾亏，命门火衰，不得温煦水谷，糟粕失于固涩，引起泄泻。

泄泻病位在大肠，与手阳明、手太阴经脉和经别联系密切，此外也与足太阴络脉相关。手阳明经"属大肠"，经别"下走大肠"；手太阴经"下络大肠"，经别

"散之大肠"；足太阴络脉"其别者入络肠胃"。

西医学中的胃肠功能紊乱、肠易激综合征腹泻型、肠道菌群失调、抗生素相关性腹泻、急慢性胃肠炎等，以及可能出现腹泻的其他系统疾病皆可参照本节治疗。

【症状】排便次数较平素增多（＞3次/天），粪质稀溏或完谷不化，甚至泻出如水样。

（1）寒湿内盛者，泻下清稀，兼腹痛肠鸣，痞满食少，或伴恶寒发热、鼻塞头痛、肢体酸痛等症，舌薄白，苔白腻，脉濡缓。

（2）湿热伤中者，泻下急迫，势如水注，或泻下不爽，粪色黄褐臭秽，兼烦热口渴，小便短赤，肛门灼热，舌红，苔黄腻，脉濡数或滑数。

（3）饮食内停者，泻下臭如败卵，夹不消化的食物残渣，兼腹痛肠鸣，泻后痛减，嗳腐酸臭，不思饮食，舌暗，苔厚腻，脉滑而有力。

（4）肝气乘脾者，腹痛即泻，泻后痛缓，兼肠鸣窜痛，每因忧思愤怒而诱发，平素胸胁胀痛，嗳气、矢气频作，舌暗，苔白腻，脉弦涩。

（5）脾胃虚弱者，大便时溏时泻，完谷不化，甚至久泻不止，兼小腹坠胀，脱肛，脘腹胀闷不舒，体倦纳呆，舌淡，苔薄腻，脉沉濡。

（6）脾肾阳虚者，每于黎明时脐腹作痛，继则肠鸣而泻，完谷不化，兼形寒肢冷、喜温喜按、腰膝酸软，舌淡，苔白润，脉沉弱。

【治疗】

[基本处方]

组穴：足阳明三合穴、运中气穴。

他穴：天枢。

[操作]运中气穴诸穴向下斜刺1.0~1.5寸，两组穴交替使用。足阳明三合穴、天枢均直刺1.0~1.5寸。以局部酸胀为度，留针30分钟。脾胃虚弱者加用灸法。针感、补泻手法、刺激强度因人制宜，并随时询问患者感觉以确定刺激量。

[随证配穴]在基本处方的基础上根据不同的症状配伍以下腧穴。

（1）寒湿内盛

组穴：祛痰化浊四穴。

他穴：神阙。

操作：中脘直刺1.0~1.5寸，施温针灸；阴陵泉、丰隆直刺1.0~1.5寸，施提插捻转泻法，以局部酸胀为度。神阙予隔姜灸。

（2）湿热伤中

组穴：祛痰化浊四穴。

他穴：曲池。

操作：阴陵泉、丰隆直刺1.0~1.5寸，曲池直刺0.5~1.0寸，施提插捻转泻法，以局部酸胀为度。

（3）饮食内停

组穴：消食三穴。

操作：璇玑向下平刺0.3~0.5寸，下脘呈70°~80°向下斜刺1.0~1.5寸，施泻法，以局部酸胀为度。四缝浅刺0.1寸，双侧各择2~3穴即可。

（4）肝气乘脾

组穴：胁肋二穴。

操作：支沟直刺0.5~1.0寸，阳陵泉直刺1.0~1.5寸，施提插捻转泻法，以局部酸胀为度。

（5）脾胃虚弱

组穴：补三气穴、外四神聪透百会。

操作：膻中向下平刺1.0寸，气海呈60°角向下斜刺1.0寸，得气后配合按压行气法。外四神聪向百会平刺0.8~1.2寸，以局部酸胀为度。

（6）脾肾阳虚

组穴：补元气穴。

操作：倒三角均呈60°向下斜刺1.0寸，施捻转补法后，采取按压行气法。大椎直刺1.2~1.5寸，得气后行烧山火手法。

【方义】泄泻病位在大肠，其主要致病因素是湿邪，即脾失健运，津液疏布异常，偏渗胃肠而致，故取穴以手阳明、足太阴经脉为主，治以除湿固本，通腑止泻。

运中气穴是"腧穴所在，主治所在"的体现，《四圣心源》载："中气者，阴阳升降之枢轴，所谓土也。"阳明胃肠同气相求，治肠兼治胃。《针灸甲乙经》言"肠中寒，胀满善噫……肠鸣腹痛，泄，食不化……三里主之"，故凡寒温不适、饮食积滞损伤肠胃，使浊气留于阳明者，均可取胃经合穴足三里以降逆止痛，升清止泻；大、小肠之下合穴上、下巨虚有凝注气血、濡养胃肠之功。《针灸甲乙经》载："腹胀肠鸣，气上冲胸……冬日重感于寒则泄……天枢主之。"故配天枢降浊阴逆气，调上下气机，健脾化湿以调中止泻。

寒湿内盛者加祛痰化浊四穴伍神阙施灸法以温中散寒，祛湿止泻。丰隆、阴陵泉专攻痰湿，足三里、中脘和健脾胃，神阙温暖三焦，诸穴合之，温暖中土，使寒湿消散，气机升降有序而泻止。

湿热伤中者加祛痰化浊四穴加曲池施泻法以清热祛邪，渗湿止泻。在攻除痰湿、健补中焦的基础上配伍大肠经合穴曲池，清泻本经热邪，使湿热浊气随粪便而解。

饮食内停者加消食三穴以消积化滞。《素问》王冰注："飧泄者，食不化而泄出也。"取璇玑、下脘消食导滞、消积化浊；浅刺四缝以加强除积化滞之功，兼行疏理三焦，升清降浊之功。三穴合用予邪以出路，使积消浊化而泻止。

肝气乘脾者加胁肋二穴调肝。《针灸甲乙经》云："胁下楮满，呕吐逆，阳陵泉主之。"针刺阳陵泉以舒调肝胆、除胀消痞为要，配伍支沟通调三焦腑、泄肝利胆以抑木扶脾而止泻。

脾胃虚弱者加补三气穴、外四神聪透百会施补法以健脾补气，升阳止泻。膻中利上焦，中脘调中土，气海补下元，三穴共奏统摄、补养气血之功。《医宗金鉴》载："百会主治……大肠下气脱肛病，提补诸阳气上升。"故凡中气下陷，清阳不升引起的久泻、脱肛诸疾，皆可以外四神聪透刺百会治疗。

脾肾阳虚者加补元气穴施补法以补气壮阳，温肾暖脾，涩肠止泻。由三角灸变化而来的倒三角可以温补元阳，辅大椎调动阳中之阳，补虚固本，温阳散寒。

【医案】患者，女，57岁，2011年10月初诊。

主诉：大便溏泄2年余。

现病史：患者近两年大便时溏时泻，迁延反复，曾就诊于某西医院，行胃镜、肠镜检查，未见明显异常。近日腹泻加重，受寒饮冷后更甚，且食后胃脘部胀闷不适。来诊时神疲乏力，面色萎黄，每日腹泻3~5次，畏寒肢冷，小便频数，纳少，舌淡，苔白，脉细。

西医诊断：慢性腹泻。

中医诊断：泄泻（脾胃气虚）。

针灸治疗：取阳明四穴（梁丘、足三里、上巨虚、下巨虚）、公孙、大横、腹结、膻中、中脘、气海。膻中、中脘、气海针刺法如前所述；大横、腹结针尖呈80°角向下斜刺1.0寸，采用按压行气法；余穴常规针刺，得气后留针30分钟。每日1次，10次为1个疗程。

针刺1个疗程后患者腹泻次数较前减少。针刺3个疗程后患者腹泻停止。[宋艳东，李志道.李志道教授"补三气"组合穴应用举隅.上海针灸杂志，2013，32（5）：403-404.]

便秘

便秘是指大肠通降受阻，传导失司导致粪便在肠道内存积过久，粪质干硬，滞涩难下甚至秘结不通，或粪质不硬但软而无力排便，或虽有便意但便而不畅，每周排便少于3次，甚至需用药物助便者。

便秘病位在大肠，与肺、脾胃、肝、肾、小肠、三焦等脏腑关系密切。脾胃升清降浊，中焦土气斡旋，肝升肺降，三焦周转，一身之气运行，大肠气机方可通降自如。《血证论》云："肺遗热于大肠则便结……肺气不降则便结。"故肺气壅滞则腑气结聚；《兰室秘藏》言："夫肾主五液，津液润则大便如常。"故肾液不盈、肺津不布亦使得大肠传导滞涩，发为此病。

便秘病位在大肠，与手阳明、手太阴经脉和经别联系密切，此外也与足太阴络脉相关。手阳明经"属大肠"、经别"下走大肠"、手太阴经"下络大肠"、经别"散之大肠"，足太阴络脉"其别者入络肠胃"。

西医学各种原因引起的功能性便秘、肠易激综合征便秘型，及以便秘为首发症状的器质性疾病如结直肠息肉、机械性肠梗阻等可参照本篇治疗。

【症状】排便时间延长，排便费力，粪便量少，干结成球或质软，便意减少或虽有便意但难以结出，或粪质不硬但软而无力排便，每周排便少于3次，甚至需用药物助便，伴或不伴腹痛、腹胀。

（1）热积秘者，粪质干硬涩滞、其气臭秽，兼口渴、小便短赤，舌红，苔黄，脉滑数。

（2）气滞秘者，兼矢气频作，胁肋不舒，口苦，嗳气，舌暗，苔薄，脉弦或数。

（3）气虚秘者，粪质软、排便无力、用力弩挣则排出稍许，兼腹中隐痛喜按，时神疲乏力、食少懒言、心悸短气，舌淡暗，苔薄白，边有齿痕，脉细弱。

（4）阴血不足秘者，兼面色潮红，口干，手足心热，形体消瘦，潮热盗汗，舌红，少苔，脉细数。

（5）阳虚秘者，兼畏寒肢冷，小便清长，腰膝酸软，舌淡胖，苔白，脉沉细。

【治疗】

[基本处方]

组穴：运中气穴、足阳明三合穴、通便三穴。

他穴：天枢、支沟。

[操作]运中气诸穴向下斜刺1.0~1.5寸，两组穴交替使用。天枢直刺进针

1.0~1.5寸，必要时配以温针灸。通便三穴以左侧腧穴为主，直刺1.0~1.5寸。足阳明三合穴直刺1.0~1.5寸。支沟直刺0.5~1.0寸。以局部酸胀为度，留针30分钟。针感、补泻手法、刺激强度因人制宜，并随时询问患者感觉以调整刺激量。

[随证配穴] 在基本处方的基础上根据不同的症状配伍以下腧穴。

（1）热积秘

组穴：清口气四穴。

操作：金津、玉液点刺放血；劳宫直刺0.3~0.5寸，内庭直刺0.5~0.8寸，施提插捻转泻法，以局部酸胀为度。

（2）气滞秘

组穴：逍遥五穴。

操作：三阴交直刺1.0~1.5寸，合谷、内关直刺0.5~1.0寸，神门直刺0.3~0.5寸，太冲直刺0.5~0.8寸，施提插捻转泻法，以局部酸胀为度。

（3）气虚秘

组穴：补三气穴。

操作：膻中向下平刺1.0寸，中脘、气海呈80°角向下斜刺1.0寸，施捻转补法，得气后采取按压行气法。

（4）阴血不足秘

组穴：滋阴二穴。

他穴：照海。

操作：太溪浅刺0.2~0.3寸，施捻转补法，以出现酸麻放射感为度。三阴交直刺1.0~1.5寸，照海直刺0.5~1.0寸，施捻转补法，以局部酸胀为度。

（5）阳虚秘

组穴：丹田三穴。

他穴：神阙。

操作：丹田三穴均呈60°向下斜刺1.0~1.5寸施捻转补法后，采取按压行气法。神阙予隔姜灸。

【方义】便秘病位在大肠，以手足阳明经、手足太阴经及肠腑的体表投影为主，配以便秘常用单穴，合而为方。

运中气穴是"腧穴所在，主治所在"的体现，《四圣心源》载："中气者，阴阳升降之枢轴，所谓土也。"阳明胃肠同气相求，胃肠兼治。《针灸甲乙经》载"腹中不便，取三里，盛则泻之，虚则补之"，胃经合穴足三里是胃经气血贮藏之穴，兼健脾和胃，降气活络；大、小肠之下合穴上、下巨虚可凝注十二经经血以濡养胃肠。左侧通便三穴是降结肠在体表的投影区，可急则治标，降气化浊；五枢、维道疏利肝胆枢机，斡旋一身之气，解腑气郁滞之本。大横补脾运脾以推动糟粕下行，调补兼行。另天枢是大肠迂曲会聚之处，腑气通降之枢，配支沟通三焦经气，清三焦火热。

热积秘加清口气四穴施泻法以泄热行气。胃经荥穴内庭清泻胃火，心包经荥穴劳宫清三焦火热，两穴相伍，尤善清中焦火气。金津、玉液分布口腔，点刺二穴可使火热邪气随血而出。

气滞秘加逍遥五穴施泻法以疏通肝肠，行气导滞。三阴交健脾柔肝，补养气血，配以内关、神门宁心安神，解郁通络。太冲佐合谷，推肝经升发之气、顺大肠通降之力，使气畅郁舒，粪便得解。

气虚秘加补三气穴施捻转补法以益气养血通便，膻中、中脘、气海，三穴居三焦，调补一身之气。其中气海收纳腹部元气，配天枢培补下焦以通便。

阴血不足秘加滋阴二穴施捻转补法以滋阴补血，生津润肠。肾阴是诸阴之本，津血同源，取肾经原穴太溪配伍三阴交，滋先天阴津，补后天气血，使肾脏得水谷精微充养而气化生津，润泽脏腑。《医贯》指出："大肠主津，小肠主液，津液皆得肾水所化。"故伍照海增液行舟，补肾润肠通便。

阳虚秘佐丹田三穴施补法并配合神阙隔姜灸以补气生阳，温中散寒。关元是精血藏蓄之所，气海主治虚劳诸疾，石门气化水液，补阴生阳，神阙健运中焦，理肠化湿。诸穴共奏调和阴阳，聚元纳气之功。

水肿

水肿是由于多种原因导致体内水液潴留，泛溢肌肤，引起眼睑、头面、四肢、腹背甚至全身浮肿为主要临床特征的一类病证。

水肿与肺、脾、肾、三焦关系密切，肺失通调、脾失转输、肾失开阖，三焦气化不利，则致水液积聚，泛溢肌肤。肺主一身之气，有主治节、通调水道、下输膀胱的作用。风邪袭表，肺失宣肃，水道不利，则风水相搏，发为水肿；脾主运化，有转输、布散水津的功能。水湿浸渍，脾阳被困，或饮食劳倦等损及脾气，造成脾失转输，水湿内停，湿热相搏，乃成水肿。肾主水，水液的输化有赖于肾阳的蒸化、开阖作用。体虚久病，肾脏受损，则肾失蒸化，开阖不利，水液泛溢肌肤，则为水肿；若水邪壅盛或阴水日久，脾肾衰微，水气上犯，则可出现水邪凌心犯肺的心悸、喘脱重症。

水肿病位主要在肺、脾、肾，关键在肾，与手太阴、手阳明、足太阴、足阳明、足少阴、足太阳经均有密切联系，手太阴经"上膈属肺"，手阳明经"络肺"，足太阴经"入腹属脾络胃"，足阳明经"下膈属胃络脾"，足少阴经"贯脊属肾络膀胱"，足太阳经"络肾"。

西医学中的急慢性肾炎、肾病综合征、继发性肾小球疾病等以水肿为主要表现者，均可归于本病范畴。

【症状】水肿先从眼睑或下肢开始，继及四肢全身。轻者仅眼睑或足胫浮肿，重者全身皆肿，腹大胀满，气喘不能平卧，甚则出现尿闭或尿少，恶心呕吐，口有秽味，鼻衄牙宣，头痛，抽搐，神昏谵语等危象。

（1）风水相搏者，兼见恶寒，发热，肢节酸楚，小便不利等，来时迅速，苔薄白，脉浮。

（2）湿热壅盛者，兼见皮肤绷急光亮，胸脘痞闷，烦热口渴，小便短赤，大便干结，舌红，苔黄腻，脉沉数或濡数。

（3）脾肾阳虚者，兼见身肿日久，腰以下为甚，按之凹陷不易恢复，脘腹胀闷，纳减便溏，面色不华，神疲乏力，腰酸冷痛，四肢厥冷，小便短少，舌质淡或胖，苔白腻或白滑，脉沉缓或沉弱。

（4）心肾阳虚者，水肿下肢明显，心悸，胸闷气短，甚则不能平卧，腰酸冷痛，四肢厥冷，舌质淡，苔白，脉沉缓或沉弱。

【治疗】

[基本处方]

组穴：祛痰化浊四穴、丹田三穴。

他穴：水分。

[操作] 中脘、水分70°~80°向下斜刺1.0~1.5寸，丹田三穴以70°~80°角向下斜刺1.0~1.2寸，得气后配合按压行气法，可加用温针灸。足三里、丰隆、阴陵泉均直刺1.0~1.5寸，以局部酸胀为度。留针30分钟。针感、补泻手法、刺激强度因人制宜，并随时询问患者感觉以调整刺激量。

[随证配穴] 在基本处方的基础上根据不同的症状配伍以下腧穴。

（1）风水相搏

组穴：散风四穴。

操作：风池、风府、大椎直刺0.5~1.0寸，风市齐刺1.0~1.5寸，施以泻法，以局部酸胀为度。

（2）湿热壅盛

组穴：退热三穴。

操作：大椎、外关、曲池直刺0.5~1.0寸，以局部酸胀为度。

（3）脾肾阳虚

组穴：肾区。

操作：肾区膀胱经腧穴直刺1.5~2.5寸，督脉穴位直刺1.0~1.5寸，施补法，以局部酸胀为度，或施以灸法。

（4）心肾阳虚

组穴：肾区、心肺区。

操作：肾区膀胱经腧穴直刺1.5~2.5寸，督脉穴位直刺1.0~1.5寸，心肺区向内斜刺60°~70°，针尖过夹脊穴抵至椎体，施提插捻转补法，以局部酸胀为度，或施以灸法。

【方义】水液潴留，泛溢肌肤引发水肿，当以健脾祛湿。选穴以足太阴和足阳明经腧穴为主，配以任脉腧穴调畅三焦、利水消肿。

中脘为胃之募穴、腑之所会，功擅调理中焦之气；胃经合穴足三里功擅健脾和胃，两穴配伍，可理脾健运、祛湿利水。胃经络穴丰隆同调脾胃两经之气，功擅化痰降浊，为治痰之要穴；脾经合穴阴陵泉，合治内腑，二穴合用可理脾化湿。四穴合用使脾胃强健气血调和、升降协调，津液流通无阻则消肿利水。丹田为人体元气聚集之所，故取丹田三穴配伍祛痰化浊四穴可增行气化湿之功。水分属任脉，有分利水湿之功，为治疗水病之要穴，灸之尤佳。

风水相搏者加散风四穴以疏风解表。风池乃"风所从入之池"，为手足少阳、阳维之会。风府为"风邪所入之府"，二穴合用以散风祛邪。风市为治疗风邪的要穴，大椎是疏风的要穴，四穴同用可疏风散邪。

湿热壅盛者加退热三穴以清退邪热。大椎为诸阳之会，性纯主阳，其既可治督脉的疾患，又可治诸阳经的全身性疾患而具有重要的双向调节作用，可作为退热之要穴。三焦经络穴外关，通阳维脉，"维络诸阳而主表"，大肠经合穴曲池五行属土，土乃火之子，泻之具有清热作用，故三穴同用可去内外之热。

脾肾阳虚者加肾区以温补肾阳。肾区为"腧穴所在，主治所在"的体现，凡由肾脏功能失调导致者，皆可选取局部之"肾区"以复机巧之能，灸之可起到温肾壮阳之功。

心肾阳虚者加肾区和心肺区腧穴以补肾宁心，施以灸法增强温补之效。

汗证

汗证是由于阴阳失调，营卫失和，腠理不固，而致汗液外泄失常为主症的一类病证，表现为全身或局部皮肤出汗异常、出汗过多，其中不因外界环境因素的影响，白昼时时汗出，动辄益甚者，称为自汗；寐中汗出，醒来即止者，称为盗汗。

汗证主要涉及的脏腑为肺，与脾、心、肝、肾也有密切联系。肺与皮毛相表里，司开阖腠理，肺卫不固，腠理不密，则致汗出。脾属土，生金，脾虚无以养肺，皮肤卫外司开合的功能失调，另脾虚则营气亏虚、营阴不足，当营卫失调，汗出无止；汗为心之液，汗液的藏泻由心主宰，思虑烦劳过度，损伤心脾，血不养心，心不敛营，汗液外泄；气机郁滞，肝郁化火，火热逼津外泄，而见汗出；肾阴耗伤，虚火内生，蒸津外泄，则致汗出。

汗证病位在皮肤，与肺最为相关，而《素问·阴阳应象大论》中明确："皮毛者，肺之合。"从经络循行来看，肺与手太阴密切相关，与手阳明、手少阴、足少阴、足厥阴经有联系。手太阴经脉"上膈属肺，从肺系"，手太阴经别"入走肺"；手阳明经脉"络肺"，手阳明经别"属于肺"；手少阴经脉"复从心系却上肺"；足少阴经脉"入肺中"；足厥阴经脉"上注肺"。

西医学中的甲状腺功能亢进、自主神经功能紊乱、风湿热、低血糖、虚脱、休克及结核病、肝病等以汗出为主要症状者均属本病范畴。

【症状】不因外界环境的影响，头面、颈胸或四肢、全身汗出，自汗表现为清醒时不因劳动而常常出汗，盗汗表现为睡眠中不自主的异常出汗。

（1）肺脾气虚者，兼见易于感冒，稍劳尤甚，体倦乏力，面部少华，苔薄白，脉细弱。

（2）心血不足者，兼见心悸怔忡，失眠多梦，神疲气短，面色少华，舌质淡，苔白，脉细。

（3）肝胆湿热者，兼见汗质黏稠，易使衣物黄染，面赤烘热，烦躁，口苦，小便色黄，苔薄黄，脉弦数。

（4）肾阴亏虚者，兼见五心烦热，或午后潮热，两颧色红，口渴，舌红，少苔，脉细数。

【治疗】

[基本处方]

组穴：汗证四穴。

[操作]大椎、合谷直刺0.5~1.0寸，复溜浅刺0.2~0.3寸，阴郄直刺0.3~0.5寸，以局部酸胀为度。留针30分钟。针感、补泻手法、刺激强度因人制宜，并随时询问患者感觉以确定刺激量。

[随证配穴] 在基本处方的基础上根据不同的症状配伍以下腧穴。

（1）肺脾气虚

组穴：补三气穴。

他穴：足三里。

操作：膻中向下平刺0.5~0.8寸，中脘、气海均70°~80°向下斜刺1.0~1.2寸，足三里直刺1.0~1.5寸，施捻转补法，以局部酸胀为度。

（2）心血不足

组穴：心肺区。

操作：心肺区背俞穴向内呈60°~70°斜刺，使针尖过夹脊穴抵至椎体，行捻转手法，以局部酸胀为度。

（3）肝胆湿热

他穴：太冲、阳陵泉。

操作：太冲直刺0.5~0.8寸，阳陵泉直刺1.0~1.5寸，施以提插捻转泻法，以局部酸胀为度。

（4）肾阴亏虚

组穴：滋阴二穴。

他穴：涌泉。

操作：三阴交直刺1.0~1.5寸，行捻转补法，涌泉直刺0.5~1.0寸，以局部酸胀为度；太溪浅刺0.2~0.3寸，以出现酸麻放射感为度。

【方义】汗证为津液外泄失常之证，治以平衡阴阳、调和营卫为主，取穴以经验用穴为主，配以治本之法补气、养血、利湿、滋阴。

大椎为诸阳之会，针法泻之可清泻诸阳经之邪热而清热泻火，补之可壮全身之阳气而固卫安营，使用补法或泻法针刺大椎，可以调节阳气的盛衰以使阴阳平衡、营卫调和，从而达到正常的汗出水平。因此大椎是治疗汗证的要穴，无论是表虚不固的自汗还是阴虚火旺的盗汗都可取用之。《针灸大成》："多汗先泻合谷，次补复溜；少汗先补合谷，次泻复溜。"大肠经原穴合谷，主气，该穴贯通表里二经，施用补法可补益肺气，具有补气固表之功；施用泻法具有清肺疏卫、清宣阳明之效。肾经复溜五行属金应肺，金生水可滋阴液，滋水则汗止。二穴相伍可双向调节汗证。心经阴郄，与复溜为同名经配穴，阴液生则阳亢自减，虚热退则卫气固，故针刺本穴可达清虚热敛汗的目的。四穴合用阴阳相配，刚柔相济，可奏协调阴阳、益气清热、滋阴敛汗之功，起到双向调节作用，为治疗汗证常用组穴。

肺脾气虚可取足三里、膻中、中脘、气海四穴相配补肺脾气。胃经下合穴足三里补益中气，中脘为补中气要穴，气会膻中乃宗气在胸中积聚之处，补之可益宗气，气海为元气聚集之处，四穴合用可以补肺脾气而达到固表止汗之功。

心血不足加心肺区以补益心血、调补心血。背俞穴为五脏六腑之气输注于背部的腧穴，是调节脏腑功能、振奋人体正气之要穴，针刺心肺区可以共奏止汗之功。

肝胆湿热取太冲、阳陵泉清肝利胆。肝经原穴太冲可以治疗与肝相关的一切病证。胆与肝相表里，胆经下合穴阳陵泉具有疏肝理气、清利湿热的作用，两穴合用可清利肝胆湿热，舒达肝胆气机，以达湿去热清而汗止的功效。

肾阴亏虚取太溪、三阴交、涌泉滋肾养阴。三阴交会穴三阴交可补肾健脾养肝，肾经原穴太溪可使肾气通达，滋肾阴而助潜阳，肾经井穴涌泉可以滋补肾经阴液、引火下行，三穴合用滋阴降火，清退虚热则汗止。

消渴

消渴是由先天禀赋不足、饮食不节、情志失调、劳倦内伤等导致阴虚内热，以多饮、多食、多尿、形体消瘦的"三多一少"表现为主要症状的病证。

消渴病变脏腑涉及肺、胃、肾，尤以肾为关键。基本病机是阴津亏损，燥热偏盛，阴虚为本，燥热为标。燥热在肺，肺燥津伤，则口渴多饮；热郁于胃，消灼胃液，则消谷善饥，脾胃运化失司，则形体消瘦；虚火在肾，肾虚精亏，封藏失职，则尿多稠浑。燥热愈盛则阴愈虚，阴愈虚则燥热愈盛，终至肺燥、胃热、肾虚，三者互为因果，表现为"三多一少"之症。临床上根据患者的症状，可分为上、中、下三消，三者亦可同时存在。消渴日久，阴损及阳，导致阴阳俱虚，则见饮一溲一、腰膝酸软、四肢乏力欠温等症状，严重者可因阴液极度耗损，虚阳浮越，而见烦躁、头痛、呕恶、呼吸深快等症，甚则出现昏迷、肢厥、脉细欲绝等阴竭阳亡危象。

消渴与肾关系最为密切，肾与足太阳经、足少阴经经脉和经别相关。足太阳经脉"络肾属膀胱"，经别"散之肾"；足少阴经脉"贯脊属肾络膀胱"，经别"上至肾"。

西医学的糖尿病属于本病范畴，可参照本病辨证论治；其他具有多尿、烦渴的临床特点，与消渴有某些相似之处的疾病或症状，如尿崩症等，亦可参考本病辨证论治。

【症状】多饮、多食、多尿，形体消瘦，或尿浊、尿有甜味。

（1）肺热津伤（上消）者，兼口干舌燥，烦热多汗，舌尖红，苔薄黄，脉洪数。

（2）胃热炽盛（中消）者，兼多食善饥，嘈杂，烦热多汗，形体消瘦，或大便干结，尿浑黄且甜，苔黄而燥，脉滑数。

（3）肾阴亏虚（下消）者，兼尿浊如脂膏且甜，头晕，视物模糊，颧红，虚烦，多梦，遗精，腰膝酸软，乏力，头晕耳鸣，口干唇燥，皮肤干燥，全身瘙痒，舌红少苔，脉细数。

（4）阴阳两虚者，兼小便浑浊如膏，甚至饮一溲一，面色黧黑，耳轮焦干，腰膝酸软，四肢乏力欠温，阳痿或月经不调，舌苔淡白而干，脉沉细无力。

【治疗】

［基本处方］

组穴：心肺区、脾胃区、肾区。

［操作］心肺区、脾胃区向内60°~70°斜刺0.8~1.2寸，针尖过夹脊穴抵至椎体。肾区中膀胱经腧穴直刺1.5~2.5寸，督脉穴位直刺1.0~1.5寸。行捻转平补平泻法，使局部酸胀为度。留针30分钟。针感、补泻手法、刺激强度因人制宜，并随时询问患者感觉以确定刺激量。

［随证配穴］在基本处方的基础上根据不同的症状配伍以下腧穴。

（1）肺热津伤（上消）

组穴：鱼际四穴、桡神经浅支五穴（去臑会、肘髎）。

操作：鱼际四穴45°~60°斜刺0.5~0.8寸，针尖指向大鱼际部肌肉隆起最高点，施捻转泻法，使局部酸胀。尺泽、孔最直刺0.5~0.8寸，施提插捻转补法使针感经前臂桡侧沿掌侧面向手部放散；列缺向上斜刺0.2~0.3寸，施捻转补法使针感沿掌侧面向手部放散。

（2）胃热炽盛（中消）

组穴：清口气四穴。

操作：金津、玉液点刺放血。劳宫直刺0.3~0.5寸，内庭直刺0.5~1.0寸。劳宫、内庭施提插捻转泻法，内庭以针感传至足趾或手指为宜，劳宫以局部酸胀为度。

（3）肾阴亏虚（下消）

组穴：滋阴二穴。

操作：三阴交直刺0.5~1.0寸，太溪浅刺0.2~0.3寸。行提插捻转补法，以针感传至足底为宜。

（4）阴阳两虚

组穴：丹田三穴。

操作：向下70°~80°斜刺1.0~1.2寸，同时配合按压行气法，以局部酸胀为度。

【方义】消渴基本病机为阴虚为本，燥热为标，清热润燥、养阴生津为基本治疗原则。消渴涉及多个脏腑，故针刺治疗以背俞穴为主，根据辨证分型不同，选用清热润肺、清胃泻火、滋阴固肾、滋阴温阳等多种治疗原则。

消渴上、中、下三消可相互转化，故选用心肺区培补肺阴、脾胃区清胃泻火、肾区滋阴补肾，兼顾各脏。其中胃脘下俞为经外奇穴，对应胰脏的投影区，是治疗本病的经验效穴。

肺热津伤者，取鱼际四穴、桡神经浅支五穴清热润肺。鱼际为肺经荥穴，"荥主身热"，故鱼际有清泄肺热之功。取肺经尺泽、孔最、列缺施补法以滋肺阴。

胃热炽盛者，取清口气四穴以清胃泻火。胃经荥穴内庭清泻胃火，心包经荥穴劳宫清三焦火热，两穴相伍，可清中焦脾胃火气。点刺金津、玉液二穴可使火热邪气随血而出。

肾阴亏虚者，取滋阴二穴以滋阴补肾。肾经原穴太溪专滋肾阴，配以脾经三阴交可补后天以益先天，健脾以益肾。

阴阳两虚者，取丹田三穴以调节阴阳。气海、石门、关元三穴都别称"丹田"，丹田是人体的中心，藏元气，是任、督、冲三脉经气运行的起点，补丹田三穴可以温阳补阴，调节阴阳。

虚劳

虚劳是因五脏虚损、气血阴阳失和导致的以神体疲倦，心悸气短，面容憔悴，头晕目眩，自汗盗汗，或五心烦热，或畏寒肢冷，脉虚无力等为主要表现的病证。

虚劳病位在五脏。肝为刚脏，舒发调达力弱者易郁结不快；心主神志，气血不足、心神失养者易神识恍惚；脾为后天之本，精微乏源易生痰湿邪实困阻津液疏布；肺金宣肃，且主呼吸，易因气虚而喘、阴虚而燥；肾主水，纳气归元，易元阳不足滋生寒水，上凌心肺，或阳损及阴致阴阳两虚而失衡。

虚劳病位在五脏，与手太阳、手阳明、手太阴、手少阴、足三阳经、足三阴经都密切相关。足三阳经、手太阳、手厥阴、手足太阴也都通过经别、络脉与五脏相连。手太阳经"络心"，手阳明经"络肺，下膈，属大肠""下走大肠，属于肺"，手太阴经"上膈属肺，从肺系"，手少阴经"起于心中，出属心系……从心系……复从心系，却上肺"，足阳明经"属胃，络脾"，足太阳经"络肾"，足少阳经"络肝"，足少阴经"属肾……从肾上贯肝膈，入肺中……从肺出，络心"，足太阴经"属脾"，足厥阴经"属肝……复从肝别，贯膈，上注肺"。足少阳经别"循胸里……贯心""散之肝"，足阳明经别"散之脾，上通于心"，足太阳经别"散之肾……循脊当心入散"，手太阳经别"走心"，手厥阴络脉"络心系"，手太阴经别"入腋走心"，足太阴经别"上至肾"。

西医学中肿瘤、慢性肝炎、肺结核等各系统慢性虚损性疾病均归为此病范畴。

【症状】体疲神倦，心悸气短，面容憔悴，头晕目眩，自汗盗汗，或五心烦热，或畏寒肢冷，脉虚无力。

（1）肝脏虚损者，兼胁痛，肢体麻木，筋脉拘急或筋剔肉瞤，女子月经不调甚至闭经，舌淡，脉弦沉细。

（2）心脏虚损者，兼怔忡健忘，失眠多梦，神识恍惚，舌淡，脉细或结代。

（3）脾脏虚损者，兼面色萎黄，纳差食少，大便溏泄，舌淡，苔白腻，边有齿痕，脉濡缓。

（4）肺脏虚损者，或声低气怯、短气自汗、时寒时热，或干咳咽燥、咯血潮热、面色潮红，平素易于感冒，舌淡，脉弱，或舌红少津，脉细数。

（5）肾脏虚损者，兼腰膝酸软，耳鸣耳聋，小便频数清长，或白带清晰，或遗精遗尿，舌淡或红，脉沉细数或弱。

【治疗】

［基本处方］

组穴：补气养血四穴、补元气穴、滋阴二穴。

［操作］采用分步针刺法配合按压行气法治疗，共分两步。

（1）俯卧位，大椎直刺1.2~1.5寸，得气后行烧山火手法。膈俞45°斜刺，针尖抵至椎体，留针30分钟。

（2）仰卧位，气海、倒三角呈60°角向下斜刺1.0寸，施捻转补法，得气后配合按压行气法；太溪浅刺0.2~0.3寸，施提插捻转补法，以出现酸麻放射感为度。足三里、三阴交直刺1.0~1.5寸，施提插捻转补法，以局部酸胀为度。

针感、补泻手法、刺激强度因人制宜，并随时询问患者感觉以确定刺激量。

［随证配穴］在基本处方的基础上根据不同的症状配伍以下腧穴。

（1）肝脏虚损

组穴：肝胆区、四关。

操作：肝胆区背俞穴向内呈60°~70°斜刺，针尖过夹脊穴抵至椎体，行捻转补法，以局部酸胀为度。太冲、合谷直刺0.5~1.0寸，施捻转泻法，以局部酸胀为度。

（2）心脏虚损

组穴：心肺区、调心神三穴。

操作：心肺区腧穴在背俞穴处者以针尖向内呈60°~70°斜刺，使针尖过夹脊穴抵至椎体，行捻转补法，以局部酸胀为度。内关直刺0.5~0.8寸，得气后将针尖提至皮下，使针体与体表成30°夹角向间使方向刺入1.0~1.5寸，郄门直刺0.5~1.0寸，边嘱患者深呼吸边施提插捻转补法使内关透间使、郄门针感传至前臂或手指，行互动式针法1分钟。

（3）脾脏虚损

组穴：脾胃区、祛痰化浊四穴。

操作：脾胃区背俞穴向内呈60°~70°斜刺，针尖过夹脊穴抵至椎体，行捻转补法，以局部酸胀为度。中脘、阴陵泉、丰隆直刺1.0~1.5寸，施提插捻转泻法，以局部酸胀为度。

（4）肺脏虚损

组穴：心肺区。

他穴：尺泽、照海、列缺、膻中。

操作：心肺区背俞穴向内呈60°~70°斜刺，针尖过夹脊穴抵至椎体，行捻转补法，以局部酸胀为度。膻中向下平刺1.0寸，施捻转补法，得气后配合按压行气法。照海、尺泽直刺0.5~0.8寸，列缺平刺0.3~0.5寸，以局部酸胀为度。

（5）肾脏虚损

组穴：肾区、丹田三穴。

操作：肾区背俞穴向内呈60°~70°斜刺，针尖过夹脊穴抵至椎体，行捻转补法，以局部酸胀为度。丹田三穴均呈60°向下斜刺1.0~1.5寸，施捻转补法，得气后采取按压行气法。

【方义】虚劳病位在五脏。因其病机为五脏虚损，气血阴阳俱不足，故以补益为基本原则，针刺留针时间较长，分别俯卧和仰卧体位各留针30分钟，意在引经气来聚，加强补益作用，临证辨五脏，或阴阳双补，或气血同调，随证加减，密切联系诸脏腑。

足三里是补虚要穴，既能益气养血安神，又能健益后天气血生化之本，太溪滋先天阴津，三阴交填后天气血，气海汇聚潜藏元气，膈俞养血活血通络，倒三角温补三焦元阳，大椎调动诸阳之阳以补虚固本，诸穴配伍使气血阴阳有源可生，且行而不滞。

肝脏虚损者加肝胆区及四关柔肝解郁。肝胆区为肝胆在体表投影处，为"腧穴所在，主治所在"的体现，其中肝俞、胆俞等背俞穴是肝胆等脏腑之气血津液输注于背部之所，针刺此处利肝胆以解郁结，滋阴血而消倦怠，疗肝胆诸疾。在此基础上伍合谷、太冲以疏肝化滞，柔肝解郁。

心脏虚损者加心肺区及调心神三穴以养血滋阴，宁心安神。针刺心肺区诸穴以沟通脏腑及气血津液等的关联，和阴阳以安精神，通经络以和气血。《针灸甲乙经》载："心痛……惊恐畏人，神气不足，郄门主之。"又言："心痛善悲……心澹澹而惊恐，大陵及间使主之。"故取内关透间使调心安神，伍郄门补养心气。

脾脏虚损者加脾胃区及祛痰化浊四穴以健脾祛湿，豁痰理气。在脾胃区诸穴的基础上加专供祛痰化湿的阴陵泉、丰隆，及温中健脾的中脘，意在标本兼顾，资后天气血之源，除困着脾脏之邪。

肺脏虚损者加心肺区及尺泽、照海、列缺、膻中。《针灸甲乙经》载："咳逆上气，舌干胁痛，心烦肩寒，少气不足以息，腹胀喘，尺泽主之。"肺脏虚损者针刺尺泽、列缺补肺气不足，清肺中邪热，伍照海滋阴降火、膻中宽胸利气，再加心肺区沟通脏腑气血阴阳，共奏滋阴补气，理肺润燥之功。

肾脏虚损加肾区和丹田三穴。杨玄操注《难经》言："脐下肾间动气者，丹田也。丹田者，人之根本也。"人之元气收纳于肾，藏于丹田，借三焦之路遍行周身，充养脏腑。肾脏虚损者加关元补肾壮阳以温煦戊土，石门调补三焦、气化水液以补阴生阳，再配伍肾区诸穴，加强脏腑对气血津液的疏布，共奏温暖下焦，阴阳同调之力。

肥胖症

肥胖症是指由遗传和环境等多种因素共同作用导致的以脂肪细胞数量增多、体脂分布失调、局部脂肪沉积为主要特征的慢性代谢性疾病。

古籍中多有对肥胖症的记载，将"肥人""肥贵人""体肥""盛人""膏粱"等归为肥胖症范畴。《针灸甲乙经》曰"肥贵人则膏粱之病也""年质壮大，血气充上……此肥人也……其血黑以浊，其气涩以迟，其人贪于取予"，即提示肥胖症是因能量摄入过多，或与消耗产生负平衡差、代谢失衡所致。本病临证可辨虚实、寒热，其中阴阳虚损、脏腑不足、痰浊、食积、热腐等都会使得肥甘厚味堆积不化；如叶天士于《临证指南医案》中提出："盖阳虚之体，为多湿多痰……所谓肥人之病，虑虚其阳。"即阳虚体质，时常因为无法气化蒸腾而致水液停聚者，应从阳论治，温阳化湿，利水除痰；肾精不足、后天水谷精微式微或过食燥热之品致阴津亏损者，皆会导致津液疏布失常，气血滞涩，痰湿凝结。因寒热致病者，往往热多寒少，如《素问·奇病论》云："肥者令人内热。"《张氏医通》载"肥人多湿痰""肥人素多痰饮湿热结聚"等。

肥胖与肝、脾、胃、肾、大肠密切相关。如脾胃俱虚，水饮不化，上泛肌肤；或痰湿不消，溢则阻气困血，延缓津液疏布；或气郁血滞，瘀堵经脉，浊邪不化；或脾胃俱旺，胃纳偏亢，食积于内，腑气不通；或脾肾阳虚，气化失常，饮邪上逆；或过食肥甘燥热之品损伤脾胃阴液，致阴津亏少而运行迟缓。

【症状】颈、腹、臀、股脂肪堆积，体重增加，腰围增粗，体重指数上涨（BMI ≥28.0kg/m²），更甚者可伴胸闷、气急、胃纳亢进、便秘、腹胀、关节痛、肌肉酸痛、疲乏倦怠、焦虑抑郁等。

（1）脾虚湿盛者，兼疲乏无力，寐差，腹满便溏，食少懒言，舌淡红，苔薄腻，脉沉细。

（2）痰湿内盛者，兼肢体困重，头重昏蒙，困倦怠惰，尿少，口干，舌暗，苔白腻，脉濡缓。

（3）气郁血瘀者，兼胸痛胁胀，烦躁易怒，月经不调，排便不畅，舌紫暗，苔薄腻，或有瘀点瘀斑，脉弦涩。

（4）胃肠腑热者，兼头涨眩晕，消谷善饥，口渴喜饮，大便臭秽，腹满不消，舌红，苔黄腻，脉滑数。

（5）脾肾阳虚者，兼倦怠乏力，腰膝酸软，下肢水肿，或心悸气短、胸闷憋气，或阳痿、停经，舌淡胖，苔滑腻，脉沉弱。

（6）阴虚内热者，兼头昏眼花，头涨头痛，眩晕耳鸣，口干舌燥，五心烦热，低热盗汗，舌红少津，脉细数。

【治疗】

[基本处方]

组穴：运中气穴。

他穴：天枢、大横、足三里。

[操作]运中气诸穴向下斜刺1.5~2.0寸，两组穴交替使用。天枢、大横直刺进针1.5~2.0寸，必要时配以温针灸。足三里直刺1.0~1.5寸，以局部酸胀为度。针感、补泻手法、刺激强度因人制宜，并随时询问患者感觉以确定刺激量。

[随证配穴]在基本处方的基础上根据不同的症状配伍以下腧穴。

（1）脾虚湿盛

组穴：补三气穴。

操作：膻中向下平刺1.0寸，气海呈60°角向下斜刺1.0寸，得气后配合按压行气法。施提插捻转补法，以局部酸胀为度。

（2）痰湿内盛

组穴：祛痰化浊四穴。

操作：足三里、阴陵泉、丰隆直刺1.0~1.5寸，施提插捻转泻法，以局部酸胀为度。

（3）气郁血瘀

组穴：四关、化瘀四穴。

操作：膈俞刺络拔罐。合谷、太冲、地机直刺0.5~1.0寸，血海直刺1.0~1.5寸，施提插捻转泻法，以局部酸胀为度。

（4）胃肠腑热

组穴：消食三穴、通便三穴。

他穴：内庭。

操作：通便三穴直刺1.0~1.5寸，璇玑向下平刺0.3~0.5寸，下脘呈70°~80°向下斜刺1.0~1.5寸，内庭直刺0.5~0.8寸，施提插捻转泻法，以局部酸胀为度。四缝浅刺0.1寸，双侧各择2~3穴即可。

（5）脾肾阳虚

组穴：丹田三穴、利水消肿五穴。

操作：三焦俞呈60°向内斜刺1.0~1.2寸，针尖抵至椎体，不留针。丹田三穴均呈60°向下斜刺1.0~1.5寸，施捻转补法；水分呈80°向下斜刺1.0~1.5寸，施捻转泻法，得气后采取按压行气法。阴陵泉直刺1.0~1.5寸，外关、复溜直刺0.8~1.2寸，提插捻转泻法，以局部有酸胀感为度。

（6）阴虚内热

组穴：滋阴二穴。

操作：太溪浅刺0.2~0.3寸，施捻转补法，以出现酸麻放射感为度。三阴交直刺1.0~1.5寸，施捻转补法，以局部酸胀为度。

【方义】肥胖与肝、脾、胃、肾、大肠均密切相关，其病机以后天精微乏源为本，以痰湿热瘀结滞脏腑为标，临床治疗应标本兼行，在调运中土的同时予邪以出路，既需缓解不适症状，亦应减脂制重。

运中气穴是"腧穴所在，主治所在"的体现，肥胖者常见腹部膨隆，肥肉蓄积，故取运中气穴理三焦而化滞，行津液以消痰。《针灸甲乙经》载："腹中积气结痛，梁门主之。"凡腹胀横满，谷气凝涩皆可刺梁门以行气消食除满，与运中气诸穴中太乙、中脘配伍以涤痰开窍，和中化滞。《针灸甲乙经》又言："腹中不便，取三里，盛则泻之，虚则补之。"故刺足三里补生湿之源，泻蓄积之实；配天枢、大横降气通腑，泄痰湿实邪。

脾虚湿盛者加补三气穴。《仁斋直指方论》言："肥人气虚生寒，寒生湿，湿生痰。"故脾虚湿盛者取补三气穴以充三焦元气，除痰湿困阻之本。补三气穴位居三焦，刺之宣上焦以调心神，补脾胃以除湿滞，利肝胆以畅枢机。

痰湿内盛者加祛痰化浊四穴施泻法以豁痰理气，健脾祛湿。其中阴陵泉、丰隆可在主穴健运中焦的基础上增强祛湿除痰降浊之力。

气郁血瘀者加四关伍化瘀四穴施泻法以疏肝解郁，化瘀通络。凡七情致病，必因肝起，取太冲配合谷推肝经升发之气、顺大肠通降之力，使气畅郁舒，津液得行。《针灸大成》载膈俞："胸胁心痛，痰疟，疝癖，主一切血疾。"配伍血海、地机养血活血。

胃肠腑热者加消食三穴、通便三穴伍内庭施泻法以清利湿热，通腑泄肠。璇玑消导宿食，下脘行气除满，五枢、维道疏利肝胆枢机，斡旋一身之气，疏解腑中郁结，内庭清热利湿，诸穴配伍引体内痰、湿、热、瘀等实邪从肠腑而泄。

脾肾阳虚者加丹田三穴伍利水消肿五穴以温阳化气，利水燥湿。《金匮要略》载："病痰饮者当以温药和之。"刺丹田三穴温暖肾阳，使阳气得振，脾气得充，中焦运化有功，阴津输布如常，痰湿之邪无以生成。元阳不足，寒水滋生，上凌心肺致心悸奔豚，肥胖者尤甚，故取三焦俞通调水道，外关行三焦气机，伍水分利水消肿、分清别浊，复溜滋阴潜阳，诸穴合之共奏温阳化湿，行气利水之功。

阴虚内热加滋阴二穴。《医贯》指出："大肠主津，小肠主液，津液皆得肾水所化。"阴虚内热者取三阴交滋养阴津以化气利水，伍太溪滋阴清热以解内热结滞。

中风后遗症

中风是以突然昏仆、不省人事，伴半身不遂、舌强不语、口眼歪斜，或不经昏仆仅以口歪、半身不遂为主症的病证。本病发病急骤，症见多端，病情变化迅速，与风之善行数变特点相似，故名中风。中风病位在脑，与心、肝、脾、肾多个脏腑有密切联系。基本病机为脏腑阴阳失调，气血逆乱，上扰清窍，窍闭神匿，神不导气。肝火逆上，心火亢盛，肝肾阴精亏损，脾虚致痰浊内生，气血瘀滞，可导致风、火、痰、瘀、虚。其相互影响，相互转化，使气血逆乱，横窜经脉，直冲犯脑，导致血瘀脑脉或血溢脉外而发中风。

中风以后可造成不同程度脑组织损伤，导致运动、言语、感觉、认知等功能障碍，形成复杂多样的中风后遗症，改善中风后患者的功能障碍，是中风后康复的主要目标。

纵观中风后遗症，肢体功能障碍主要表现为健患不平衡，患侧屈伸、内收外展、内旋外旋不平衡，如《难经·二十九难》中载："阴跷为病，阳缓而阴急；阳跷为病，阴缓而阳急。"在平衡阴阳法大原则基础上，李志道教授根据多年的临床经验，并结合西医康复医学，提出"三常法三变法"，可对颈、腰、肩、肘、腕、手、髋、膝、踝、足、大小便、构音吞咽、面瘫等种病证进行针刺治疗：以平衡阴阳针刺法、飞经走气法、肌腹针刺法为三常法；在三常法的基础上，临床施术时以选穴灵活、驾驭针感法、整体组方灵活为三变法。三常法与三变法相辅相成，切中中风后遗症康复治疗的关键病机，治疗上正如《素问·阴阳应象大论》云："善用针者，从阴引阳，从阳引阴，以右治左，以左治右。"因此，平衡阴阳法为治疗中风后遗症第一大法，平衡阴阳针刺法有效平衡肢体拮抗肌与痉挛肌张力，将共同运动向分离运动转化，建立肢体正常运动模式。

中风病可分为软瘫期、硬瘫期、恢复期。一般来说软瘫期和硬瘫期没有非常明确的分界点。软瘫期患者的肢体运动功能障碍主要表现为肌力弱，治疗以飞经走气法为主，激发经气恢复损伤的神经功能，配合肌腹针刺法，直接作用于瘫痪肌肉，促进肌肉收缩，恢复肌肉功能。

硬瘫期，上肢主要表现阴急阳缓，即屈肌痉挛，伸肌无力的症状；下肢主要表现阴缓阳急，即屈肌无力，伸肌痉挛的症状，治疗上主要采用平衡阴阳针刺法，对痉挛肌采用慢进针、轻刺激、静留针的方法来缓解痉挛、降低肌张力，对拮抗肌采用飞经走气法、强刺激法来恢复肌力和肌张力，以达到阴阳平衡的目的。

进入恢复期以后，硬瘫痉挛的肌肉也会出现因长期废用产生肌力不足的情况，因此，也可以通过飞经走气法来激发经气，强化痉挛、瘫痪肌肉的力量。

以膝关节病为例，在软瘫期，股前侧主要通过使用飞经走气法针刺冲门三穴激发经气，恢复股神经的功能，并配股前九穴恢复股四头肌的肌力；股后侧主要通过使用飞经走气法针刺坐骨神经四穴激发经气，恢复腘神经的功能，同时配股后五穴恢复腘绳肌的肌力，从而分别从神经和肌肉角度进行康复治疗。在硬瘫期，主要表现为股四头肌痉挛，治疗上通过采用轻刺激、静留针的方法针刺股前九穴缓解股四头肌的痉挛，股后侧主要通过使用飞经走气法针刺坐骨神经四穴激发经气，恢复腘神经的功能，并强刺激股后五穴以强化腘绳肌的肌力，从而恢复膝关节屈曲功能，达到屈肌伸肌的阴阳平衡。在恢复期，股四头肌仍有痉挛，同时会出现肌力不足，究其原因还是与股神经损伤及股四头肌因痉挛而运动收缩减少有关，治疗上仍然以分经走气法针刺冲门三穴，激发经气治疗。

另外，平衡阴阳针刺法的另一层含义，即在健侧选穴，如膝关节病，患侧股四头肌无力，在针刺患侧股前九穴的前提下，进一步针刺健侧股四头肌，通过健患平衡提高疗效。

在实际应用组穴时，我们可以酌情进行增减，例如治疗膝关节病证，冲门三穴取冲门一穴进行飞经走气法，配合其他穴位治疗，可达到取穴少而精的效果。在临床中也发现这样的现象，例如髋关节外旋患者，针刺阴股三穴取效甚微，偶然间发现针刺伏兔会产生髋关节内旋的效应，从而达到治疗目的，这可能与中风后神经重构有关。因此在临床中，我们通过观察针刺后患者的效应，灵活取穴。

飞经走气法的针感多为神经支配区域的酸麻胀及放电感，李教授也观察到一些其他针感效应，如针刺内翻患者丘墟、悬钟会出现足外翻的现象，后溪透劳宫可出现痉挛屈曲的手掌伸展效应，这些针感产生的运动模式正好与肢体痉挛模式相反，因此通过这样的方式可治疗痉挛瘫痪。此外，通过慢进针、轻刺激、静留针的针感达到缓解痉挛，降低肌张力的目的，临证时要结合患者的实际情况，灵活驾驭针感，以达到不同的治疗目的。

在整体治疗上应灵活组方，在实际临证时，必须结合临床情况，力求取穴精练，例如下肢硬瘫伴足下垂，大腿后侧取股后五穴，小腿取小腿外侧六穴，再取环跳，用飞经走气法，就能很好地解决下肢病证。

总而言之，"三常法三变法"体现了权不离经、实事求是、道法自然的思想。虽然临床疾病千变万化，但是抓住其关键病机，诸症迎刃而解，正如《素问·六元正纪大论》："故知其要者，一言而终，不知其要，流散无穷，此之谓也。"

【治疗】

[基本处方]

组穴：外四神聪透百会、平衡阴阳四穴、四关。

他穴：阴陵泉、阳陵泉、足三里、手三里。

[操作] 外四神聪向百会平刺0.8~1.2寸，以局部酸胀为度；三阴交、阴陵泉、阳陵泉、足三里直刺1.0~1.5寸，悬钟直刺0.5~1.0寸，施提插捻转手法可出现向下至足的针感传导；会宗、间使、手三里直刺0.5~1.0寸，施提插捻转手法可出现向下至手的针感传导。合谷、太冲直刺0.5~1.0寸，以局部酸胀为度。留针30分钟。针感、补泻手法、刺激强度因人、因病制宜，随时询问患者感觉以确定刺激量，不必尽以飞经走气为度。

【方义】中风乃阴阳气血逆乱所致，治之当求阴平阳秘，故李志道教授提出平衡阴阳针刺法治疗中风诸症。平衡阴阳针刺法取穴时阴阳兼顾，健患同治，对伸肌和屈肌进行不同强度刺激，在促进肌力恢复的同时兼顾了肌张力的动态平衡，通过调整脏腑经络，最大限度地调动人体平衡阴阳的潜能，大大减轻中风后遗症的损伤程度，为中风的针刺治疗提供了新的治疗思路。

中风患者多遗留半身不遂，基本处方腧穴分布在头、肘、腕、手、膝、踝、足，旨在调整全身各处，疏通经络、平衡阴阳。

百会位于头部巅顶，为诸阳汇聚之地。外四神聪透百会，通经接气，携头部四方经气汇至巅顶，可起到平衡阴阳，调节一身之阳气的作用。合谷、太冲，合称"四关"。合谷属阳，主气，轻清升散；太冲属阴，主血，重浊下行。二穴相配，一阴一阳，一气一血，一升一降，阴阳顺接。

根据腧穴命名原则和针感效应，李志道教授提出在腕、踝上3寸内外侧各有一个三经交会穴，三阴交为足三阴经交会穴，悬钟为足三阳经交会穴，会宗为手三阳经交会穴，间使为手三阴经交会穴。其中三阳络位于腕背横纹上4寸，各版本穴名释义均认为三阳络为手三阳经交会处，但会宗居三阳络之前，统三阳络，汇聚三阳经于一处，也是手三阳经交会穴，考虑会宗在腕背横纹上3寸，和他穴相配更有平衡阴阳之效。四穴配伍刺之可调整阴阳，沟通十二经气血。

阴陵泉、阳陵泉两穴相对，分居于小腿内外侧，刺之调整内外侧经气，平衡阴阳。阳陵泉为筋会，可治疗经筋病，改善中风后肌肉功能异常、运动障碍。足三里、手三里二穴分居于肘膝下部，上下对应，疏经活络，调整气血，平衡阴阳。

本组腧穴健患侧同取。健侧腧穴选取乃巨刺法的体现，左病取右，右病取左，从阴引阳，从阳引阴，使机体达到阴阳平衡。《针灸甲乙经》载"偏枯，身偏不用而痛，言不变，智不乱，病在分腠之间，巨针取之，益其不足，损其有余，乃可复也"，《素问·缪刺论》云"左盛则右病，右盛则左病……如此者，必巨刺之"，左右交叉取穴对中枢神经系统的影响是多层次的，针刺一侧穴位可诱导皮肤反射作用于对侧肢体。巨刺健侧是利用健侧经络之经气，在针刺下激发调动患侧经络中残存之真气，疏通经络、运行气血，共同发挥祛除同经之邪气的作用，使患侧潜在的能力得以发挥，从而促使受损功能恢复，可达到事半功倍之效。

附：

中风后面瘫

【**症状**】中枢性面瘫主要表现为双侧额纹正常，鼻唇沟变浅，口角歪斜，多伴口角流涎，伸舌偏歪，眼睑不能闭合、眼球偏斜、偏盲、复视等。

【**治疗**】在阴阳平衡针法基础上根据不同的症状配伍以下腧穴。

组穴：眼病六穴、三叉神经四穴。

他穴：下关、迎香、翳风、牵正、天容、口禾髎透地仓、夹承浆透地仓、地仓透颧髎、地仓透颊车。

操作：四白向上斜刺0.3~0.5寸，用雀啄法微调，以产生上口唇部和上牙齿的酸胀感为度。大迎向颏下孔方向斜刺，施捻转手法以刺中颏神经第二磨牙处有针感为度。风池、太阳、下关、翳风、牵正、天容直刺1.0~1.2寸，攒竹向眉中平刺0.3~0.5寸，鱼腰略向上斜刺0.3~0.5寸，丝竹空向瞳子髎方向透刺1.5寸左右，迎香斜刺0.3~0.5寸，口禾髎向地仓透刺0.3~0.5寸，夹承浆向地仓透刺0.3~0.5寸，地仓向颧髎、颊车透刺1.0~1.2寸。留针30分钟。

【方义】中枢性面瘫的主要原因是大脑皮质运动区、内囊皮质脑干束等面神经核以上的神经通路受损，并累及支配面神经的中枢部位，导致面神经支配部位面肌出现瘫痪。

面神经为第7对脑神经，在二腹肌后腹与外耳道软骨之间向前越过茎突、面后静脉和颈外静脉进入腮腺峡部，进入腮腺后先分上、下主干，再分出5个分支，即颞支、颧支、颊支（又分为上、下颊支）、下颌缘支和颈支。三叉神经为第5对脑神经，三叉神经节的周围突分别组成三叉神经的三大分支：眼神经、上颌神经、下颌神经。眼神经从三叉神经节发出后，穿眶上裂入眶，发出额神经、泪腺神经及鼻睫神经等分支，位于上睑提肌上方的额神经较粗大，分2~3支，其中眶上神经较大，经眶上切迹，分支分布于额顶部皮肤。面神经于三叉神经在颅外段走行大部分重合，因此在治疗中风后面瘫上以针刺眼病六穴、三叉神经四穴为主。

眼病六穴中，眼轮匝肌呈环形分布在眼眶周围，分为眶部轮匝肌和睑部轮匝肌。丝竹空、瞳子髎正当其处，丝竹空还布有颞浅动静脉的颞支、眶上神经、颞面神经、面神经颞支和颧支。瞳子髎深层为颞肌，在颧眶动、静脉分布处，布有颧面神经与颧颞神经及面神经的颞额支。四白在眶下孔处，当眼轮匝肌和上唇方肌之间，有面动静脉分支，眶下动、静脉有面神经颧支，在眶下神经处。太阳浅层有上颌神经颧颞支和颞浅动脉分布；深层有下颌神经肌支和颞浅动脉肌支分布。攒竹有额肌及皱眉肌，在额动静脉处，布有额神经内侧支。风池的神经径路与颈3神经后支、枕小神经干或枕大神经分支的外侧支、枕下三角外侧、颈后神经丛、椎动静脉丛等关系密切。

三叉神经四穴中，鱼腰当眶上神经外侧支分布处，同时还布有面神经颞支和眶上动静脉外侧支。大迎在咬肌附着部前缘，前方有面动、静脉，布有面神经及下颌支颊神经。

地仓深层有颊肌、面神经和眶下神经分支，通过多向透刺加大作用范围。针刺四白、下关可刺激到颧支，牵正可刺激到颊支，颊车可以刺激到下颌缘支，承浆透地仓则可同时刺激到颊支和下颌缘支，而取翳风可以刺激到面神经干，来恢复面神经功能和面肌瘫痪。

中医学认为中枢性面瘫的发病病机在于阴阳失和、经筋失养、纵缓不收，治疗当平衡阴阳、濡养经脉。局部颧髎、颊车、地仓、下关、迎香疏通面部经络。合谷为治疗面瘫经验效穴，合谷、太冲合称四关，合谷属阳，主气，轻清升散；太冲属阴，主血，重浊下行，二穴相配，一阴一阳，一气一血，一升一降，阴阳顺接。

中风后构音障碍、吞咽困难

【**症状**】中风后构音障碍主要表现为构音不准确、咬字不清晰、响度、音调、速度和节律异常以及鼻音过重等言语听觉感知特征的改变。

中风后吞咽困难主要表现为不同程度的吞咽困难、饮食水呛咳。

【**治疗**】在阴阳平衡针法基础上根据不同的症状配伍以下腧穴。

1.构音障碍

组穴：项中四穴、内踝三穴。

操作：采用分步针刺法配合互动式针法，共分两步。

（1）患者取坐位，项中四穴向咽喉方向刺入，风府、哑门刺入1.0~1.2寸，大椎刺入1.2~1.5寸，崇骨刺入0.5~1.0寸，以咽喉有针感为宜，得气后持定针柄做小幅度、低频率的提插捻转平补平泻手法，同时指导患者做一些发音练习，特别是针对中风前发音清楚而中风后发音困难者，要练习发音不清的音节、音调，甚至词组、语句，之后引导患者做进一步的言语恢复功能的互动训练，如谈话、理解、复述、命名等，操作2~3分钟后将针缓慢起针。

（2）患者取仰卧位，照海、商丘、中封直刺0.3~0.5寸，施以强刺激、强针感的提插捻转手法，以患者下肢出现电流感或抽动为宜，留针30分钟。

2.吞咽障碍

组穴：项中四穴、内踝三穴、咽喉三穴。

操作：项中四穴、内踝三穴操作同上，互动时嘱患者做吞咽动作。廉泉、旁廉泉向舌根部刺入0.5~1.0寸，施捻转手法使针感传至舌根部；直刺人迎前0.5~0.8寸，施捻转手法使针感传至喉部。留针30分钟。

【**方义**】手足三阳的阳气由大椎汇入督脉，并上行头颈，入脑中，"阳气者，精则养神，柔则养筋"，针刺大椎可以调动并激发全身阳气，起到通畅气血、通关利窍、利舌活络的作用，且大椎前方为咽喉部位。哑门"在后发际宛宛中，入系舌本"，使督脉与咽喉、舌本发生直接的联系，为督脉腧穴治疗咽舌部病证提供了重要的理论依据。且哑门、风府二穴为督脉与阳维脉的交会穴，主治暴喑、舌强不语。经外奇穴崇骨，位于督脉循行路线。本组穴施以互动式针刺方法是治疗吞咽困难和构音障碍取得佳效的关键。

内踝三穴位分属于足三阴经足踝部，足少阴经"循喉咙，挟舌本"，经别"系舌本"；足太阴经"挟咽，连舌本，散舌下"，经别"上结于咽，贯舌本"；足厥阴经"循喉咙之后，上入颃颡"。肾、脾、肝三经与舌咽部关系密切。脾经经穴商丘和肝经经穴中封，是经气旺盛的部位；照海是八脉交会穴，通于阴跷脉，"阴跷照海隔喉咙"，主治咽喉病证。又舌咽部在颈部，从生物全息律的角度来看，颈部与腕踝关节附近的腧穴相对应，而商丘、照海、中封三穴正在该处。

《针灸甲乙经》载廉泉主"舌下肿，难以言，舌纵涎出"，《铜人腧穴针灸图经》言其"治舌下肿难言，舌纵涎出，咳嗽上气，喘息，呕沫，口噤，舌根急缩，下食难"。廉泉系任脉与阴维脉之会穴，有清热化痰、通利咽膈之功。与旁廉泉均位于舌骨上方，三穴深层有舌下神经及舌咽神经分布，也有颌下舌骨肌分布，因此针刺廉泉、旁廉泉可以治疗舌体运动不灵活。人迎前布有甲状舌骨肌、胸骨舌骨肌、肩胛舌骨肌，取人迎前作为针刺进针点，避开动脉组织的同时，接近局部神经组织，作用于舌骨肌，更易产生针感，调控喉部气血。

中风后颈、腰部病证

【症状】中风后颈部病证主要表现为患侧颈部肌肉僵硬疼痛，颈椎侧曲，头偏向健侧。

中风后腰部病证主要表现为核心力量及平衡能力下降，患者无法久坐、久站，骨盆上抬并向后方旋转。

【治疗】在阴阳平衡针法的基础上根据不同的症状配伍以下腧穴。

1. 颈部病证

组穴：臂丛四穴（去颈臂）、颈夹脊。

操作：臂丛四穴、颈夹脊均向颈椎横突方向直刺，针尖可至骨面，扶突、天突、天鼎施捻转手法使针感传至手指，颈夹脊以局部酸胀为度。留针30分钟。

2. 腰部病证

组穴：肾区。

操作：主要取肾俞、气海俞、大肠俞、关元俞，直刺2.0~2.5寸，以局部酸麻胀为度，体质较强者可施提插捻转手法使针感传导至下肢。留针30分钟。

【方义】中风后颈部病证主要由患侧肌肉失用或痉挛所致，天窗、天牖、天鼎其下布有浅筋膜和颈筋膜浅层，深面为椎前筋膜及其覆盖下的头夹肌、肩胛提肌和中、后斜角肌等，颈夹脊其下布有斜方肌、颈夹肌、半棘肌、头下斜肌、头下直肌等肌肉，刺之维持颈椎的稳定和屈伸功能。

腰部肌肉是维持躯干稳定的重要组成部分，肾俞、气海俞、大肠俞、关元俞下布有腰部筋膜、竖脊肌、多裂肌、腰大肌、腰方肌，刺之可以恢复腰部神经肌肉功能，恢复核心力量，有助于下肢功能恢复。此外深刺后施以提插捻转手法使针尖直接刺中腰丛神经根出现针感直达足部，可起到恢复下肢坐骨神经、股神经的作用。

中风后肩关节病证

【症状】软瘫期主要表现为肩关节屈伸无力，侧方外展上举无力，前臂内外旋转无力，肩胛骨后撤、下沉。废用性肌肉萎缩较为严重者出现肩关节半脱位、肩手综合征、肩关节疼痛。硬瘫期主要表现为肩关节内收内旋状态，肩关节活动受限，以上举外展受限为主。

【治疗】在阴阳平衡针法基础上根据不同的症状配伍以下腧穴。

1.软瘫期

组穴：条口/丰隆透承山、肩五穴、肩胛冈三穴、臂丛四穴。

操作：采用分步针刺法配合互动式针法，共分两步。

（1）条口/丰隆透承山先向小腿中心直刺1.0~1.5寸，行提插捻转手法使针感达足背或足趾后，继续向承山方向深刺，当足跟/足心/足趾有针感后，边行针边应用被动活动的康复手法辅助患者活动肩关节。行针2~3分钟，不留针。

（2）肩五穴向臂臑方向斜刺1.0~1.5寸，以局部酸胀为度。肩胛冈三穴沿肩胛冈平刺0.5~0.8寸，以针尖抵至肩胛冈为度。扶突、天窗指向颈部中心直刺1.0~1.5寸，天鼎直刺0.3~0.5寸，颈臂直刺0.1~0.2寸，施捻转手法使2~3穴出现放电样针感下传至肩、上臂、大拇指、次指、中指。留针30分钟。

2.硬瘫期

组穴：条口/丰隆透承山、肩五穴、肩胛四穴。

他穴：肩贞、臑俞。

操作：条口/丰隆透承山、肩五穴操作同上。天宗刺至肩胛骨，秉风、曲垣向下斜刺0.5~1.0寸，使针尖达肩胛冈，巨骨直刺，使针尖达肱骨头；肩贞、臑俞直刺1.0~1.5寸，以出现较弱针感为宜。留针30分钟，可视患者情况延长留针时间。

【方义】肩关节周围肌肉丰富，其中最主要的运动功能由三角肌完成，主要作用是使肩关节外展，前部肌纤维收缩可使肩关节前屈并略旋内，后部肌纤维收缩可使肩关节后伸并略旋外。

软瘫期三角肌肌力下降可致肩关节上举、外展受限甚至导致肩关节脱位，肩五穴局部附着丰富的肌肉和肌腱，如三角肌、冈上肌、大圆肌、小圆肌、冈下肌、冈上肌腱、肱二头肌长头肌腱、背阔肌腱、肩胛下肌肌腱等。局部分布有锁骨上神经、腋神经、肩胛下神经、桡神经和旋肱后动静脉等。针刺肩五穴可以促进三角肌肌力的恢复。

肩胛冈三穴解剖位置下布有冈上肌，冈上肌位于斜方肌深层，起自冈上窝，经肩峰深面，止于肱骨大结节上部，可使肩关节外展。肩胛冈三穴刺中斜方肌和冈上肌，使针尖刺到肩胛冈上，能使肌肉、肌腱及粘连组织的缺血缺氧状态改善，以减轻疼痛，提高肩关节活动度，治疗肩外展功能障碍。

肩关节周围肌肉主要由第5~7颈椎神经根支配，因此选用臂丛四穴飞经走气，使针感直到肩部，可恢复神经功能。

肩关节主要由盂肱关节、肩锁关节、肩胛胸壁关节构成，其中影响肩关节活动度主要是盂肱关节、肩胛胸壁关节。

硬瘫期三角肌痉挛会导致盂肱关节活动受限，尤其以外展与上举为著，冈上肌、冈下肌痉挛会导致肩胛胸壁关节活动受限，大圆肌、小圆肌痉挛会导致肩关节内外旋转活动受限。肩五穴可以有效缓解三角肌痉挛，肩胛四穴可以解除冈上肌、冈下肌痉挛，肩贞、臑俞位于大、小圆肌周围，可以有效治疗大小圆肌痉挛，从而改善肩关节内外旋转功能。

手足三阳经经气相通，条口/丰隆透承山行互动式针刺法，通过针刺足阳明经以及足太阳经穴位，可以有效缓解肩部疼痛，对于肌力Ⅲ级以上患者，配合患者主动活动可以逐渐扩大肩部的活动度，从而充分锻炼肩部肌肉，恢复肌力力量。

中风后肘关节病证

【症状】软瘫期主要表现为肘关节屈伸无力。

硬瘫期主要表现为肘关节屈曲痉挛。

【治疗】在阴阳平衡针法基础上根据不同的症状配伍以下腧穴。

1.肘关节伸直无力

组穴：肱三头肌三穴、桡神经浅支五穴（去尺泽、孔最、列缺）。

操作：肘髎紧贴肱骨外上髁上缘，刺入0.5~0.8寸；臑会直刺0.5~0.8寸，施提插捻转手法使针感经前臂桡侧沿掌侧面向手部放散。肱三头肌三穴直刺0.8~1.2寸，以局部酸胀为度。留针30分钟。

2.肘关节屈曲无力

组穴：肱二头肌三穴。

他穴：下极泉。

操作：下极泉直刺0.8~1.2寸刺到臂丛神经之肌皮神经针感放射至手部。肱二头肌三穴直刺0.8~1.2寸，以局部酸胀为度。留针30分钟。

3.肘关节屈曲痉挛伴活动受限

组穴：肱二头肌三穴、肱三头肌三穴、前臂掌侧六穴。

操作：肱二头肌三穴直刺0.8~1.2寸，采用弱针感法；肱三头肌三穴直刺0.8~1.2寸，采用强针感法。前臂掌侧六穴向前臂掌侧正中斜刺1.0~1.5寸，采用轻刺激、静留针的方法。留针30分钟。

【方义】软瘫期主要由上臂肌力下降而导致。肘关节伸直无力为伸肌群肌力下降，肱三头肌是肘关节的主要伸肌，针刺时重点刺激肱三头肌，促进其肌力的提升。肱三头肌三穴作用于肱三头肌肌腹，能够起到通经活络、行气活血的作用，促进肌肉力量恢复。桡神经为臂丛后束发出的神经分支，该神经发出后始位于腋动脉的后方，与肱深动脉伴行，先经肱三头肌长头和内侧头之间，继而沿桡神经沟绕肱骨中段后面行向外下（臑会），在肱骨外上髁上方（肘髎）穿过外侧肌间隔至肱桡肌与肱肌之间，后继续下行于肱肌与桡侧腕长伸肌之间。因此选取桡神经浅支五穴中的臑会、肘髎起到飞经走气恢复肱三头肌的支配神经的功能。

肘关节屈曲无力为上臂屈肌群肌力下降。肱二头肌与肱肌是肘关节的主要屈肌，针刺时重点刺激肱二头肌。肱二头肌三穴直接作用于肱二头肌肌腹，针刺能够起到通经活络、行气活血的作用，促进肌肉力量恢复。下极泉下分布有臂丛神经，其中肌皮神经支配肱二头肌，因此针刺下极泉能够起到飞经走气的作用，恢复肱二头肌的支配神经的功能。

硬瘫期时，患者肱二头肌肌张力增高伴肘关节屈曲痉挛，采用平衡阴阳针刺法。对于肌张力升高的肱二头肌和前臂屈肌，采用静留针、轻刺激的方法，起到舒筋活血，缓解痉挛的作用。对于拮抗肌肱三头肌，采用强刺激的方法促进肌肉收缩，从而起到平衡阴阳的作用。

【医案】刘某，男，72岁，2014年11月1日初诊。

主诉：右上肢活动不利1年。

现病史：患者1天前突发右侧肢体无力，查头CT示双侧基底节区腔隙性梗死灶伴软化灶，经对症输液治疗后症状好转，但右上肢仍活动不利。刻诊见肘关节挛缩，不能伸直，拇指不能屈伸，四指背伸无力。

针灸治疗：选肱三头肌三穴（将肱三头肌4等分，于等分点取穴）、前臂外侧六穴（分别将阳溪与曲池、阳谷与小海连线，将两条线4等分，于等分点处取穴），以上9穴直刺30~40mm，强刺激、不留针；肱二头肌三穴（将肱二头肌4等分，于等分点处取穴，直刺30~40mm）、前臂内侧六穴（分别将太渊与尺泽、神门与少海连线，将两条线4等分，于等分点处取穴，进针时针尖朝向前臂正中线，与体表呈15°斜刺30~40mm，以扩大针刺的作用范围），以上9穴静留针30分钟；选取上八邪，医者右手持针，左手至于患者手掌内侧面，以医者可以感受到针尖到达掌侧皮下为度，留针30分钟；健侧选取内关、足三里、三阴交，配合补三气（膻中、中脘、气海），直刺30~40mm，产生酸、麻、重、胀感为得气，留针30分钟。治疗15次后，患者自诉治疗前欲向前抛掷物体，结果却抛向身后，经治疗后现可向前抛掷物体，肘关节可伸直，拇指可展、屈，其余四指可全部张开，手指可自由分开、并拢，说明患者上肢肱二头肌及前臂内侧屈肌肌肉肌张力降低，肱三头肌及前臂外侧伸肌力量恢复，屈、伸肌群肌肉协调性恢复，临床效果满意，随访2个月未复发。[罗丹，李志道，任莉莎，等.针刺肌腹法治疗中风后上肢痉挛.河南中医，2016，36（10）：1833-1835.]

中风后腕关节病证

【症状】软瘫期主要表现为腕关节活动迟缓无法充分完成屈伸动作。

硬瘫期主要表现为腕关节活动受限与疼痛，部分患者临床出现肩-手综合征，表现为腕、掌指关节、指间关节疼痛肿胀伴活动受限。

【治疗】在阴阳平衡针法基础上根据不同的症状配伍以下腧穴。

1.腕关节屈曲无力

组穴：前臂掌侧六穴、正中神经六穴、尺神经五穴。

操作：内关直刺0.5~0.8寸，得气后将针尖提至皮下，使针体与体表成30°夹角向间使方向刺入1.0~1.5寸，郄门直刺0.5~1.0寸，施提插捻转手法使针感传至前臂或手指。极泉下2.0寸直刺0.5~0.8寸，曲泽直刺1.0~1.5寸，青灵、支正直刺1.0~1.5寸，大陵、通里、阴郄、神门直刺0.3~0.5寸，施提插捻转手法使酸麻感达指端。前臂掌侧六穴向前臂掌侧正中斜刺1.0~1.5寸，以局部酸胀为度。留针30分钟。

2.腕关节伸直无力

组穴：前臂背侧六穴、桡神经深支三穴。

操作：前臂背侧六穴向前臂背侧正中斜刺1.0~1.5寸，以局部酸胀为度。肘髎紧贴肱骨外上髁上缘凹陷直刺0.5~0.8寸，施提插捻转手法使针感经前臂向手背部放散。外关、支沟直刺0.5~1.0寸，施提插捻转手法使针感向无名指传导，或者在针刺过程中出现腕关节背伸的动作。留针30分钟。

3.腕关节活动受限屈曲痉挛

组穴：前臂掌侧六穴、前臂背侧六穴、桡神经深支三穴、正中神经六穴。

操作：针刺操作同上。前臂背侧六穴、桡神经深支三穴，采用强刺激不留针的方法；前臂掌侧六穴、正中神经六穴采用静留针的方法，留针30分钟。

【方义】中风后腕关节屈曲无力主要由于前臂屈侧肌肉肌力下降和相关运动神经功能受损所致，故针刺前臂掌侧六穴刺激局部肌肉，针刺正中神经六穴、尺神经五穴促进神经功能恢复。

前臂掌侧六穴之桡侧三穴有肱桡肌、旋前圆肌、桡侧腕屈肌、拇长屈肌，尺侧三穴有掌长肌、尺侧腕屈肌、指浅屈肌、指深屈肌、旋前方肌。桡侧肌群功主屈肘、屈腕及外展桡关节，尺侧肌群有屈腕、内收桡关节、屈指和使前臂旋前之用。依据"经络所过，主治所在"的原则，并结合该部解剖特点，选定前臂掌侧六穴治疗屈肌无力的病证。正中神经支配前臂屈侧的大部分肌肉，其肌支在通过旋前圆肌两头之间，支配旋前圆肌、桡侧腕屈肌、掌长肌和指浅屈肌，尺神经在前臂支配尺侧腕屈肌和指深屈肌尺侧半，有使前臂旋前、屈腕及屈指关节的作用。通过针刺正中神经六穴、尺神经五穴飞经走气，起到激发经气、恢复神经功能的作用，临床使用时，可酌情使用1~2穴，辨证施针。

中风后腕关节伸直无力主要由于前臂背侧肌肉肌力下降和相关运动神经功能异常，故针刺前臂背侧六穴刺激局部肌肉，针刺桡神经深支三穴促进神经功能恢复。

前臂背侧的桡侧三穴局部有桡侧腕长伸肌、桡侧腕短伸肌、指伸肌，有伸、展腕关节的作用。尺侧三穴局部有小指伸肌、尺侧腕伸肌以及肘后部的肘肌，有伸腕和收腕关节、伸肘关节之用。因此，应用前臂背侧六穴治疗腕关节背伸无力。肘髎下的肱骨外上髁为指伸肌的起点，指伸肌止于第2~5指中节和远节指骨底，受桡神经支配，具有伸指、伸腕的作用，其局部深面有桡神经，故针感可沿前臂下行放射于手背部，外关、支沟针感近似，针效亦同。桡神经深支三穴能够飞经走气、恢复前臂神经支配的功能。

腕关节活动受限屈曲痉挛主要是由前臂屈肌痉挛、前臂伸肌无力所致，因此治疗时采用平衡阴阳针刺法，调整前臂"阳缓阴急"的屈、伸肌群失衡状态，前臂掌侧六穴、正中神经六穴采用静留针的方法，前臂掌侧六穴桡神经深支三穴，采用强刺激不留针的方法。

中风后手及手指功能障碍

【症状】软瘫期主要表现为拇指内收、屈曲，其余四指屈曲抓握无力或者手指伸展无力，手指精细动作无法完成。部分患者表现为肩手综合征，主要表现为手及手指疼痛肿胀，后期出现手部肌肉萎缩。

硬瘫期主要表现为手呈攥拳状挛缩，部分患者可在牵伸后做出轻微的伸指动作，但无法连续做出此动作，须再次牵伸降低张力才可引出，或表现为手指精细动作障碍。

【治疗】在阴阳平衡针法基础上根据不同的症状配伍以下腧穴。

1.手掌抓握无力

组穴：前臂掌侧六穴、正中神经六穴、桡神经浅支五穴、尺神经五穴。

操作：前臂掌侧六穴向前臂掌侧正中斜刺1.0~1.5寸，以局部酸胀为度。内关直刺0.5~0.8寸，得气后将针尖提至皮下，使针体与体表成30°夹角向间使方向刺入1.0~1.5寸，郄门直刺0.5~1.0寸，施提插捻转手法使针感传至前臂或手指。极泉下2.0寸处直刺0.5~0.8寸，曲泽、青灵、支正直刺1.0~1.5寸，大陵、通里、阴郄、神门紧贴尺侧腕屈肌腱的桡侧缘或向尺侧腕屈肌腱的下方斜刺0.3~0.5寸，施捻转手法可使小指出现酸麻感。肘髎紧贴肱骨外上髁上缘，直刺0.5~0.8寸，施提插捻转手法可使针感向前臂或手背部放散。臑会、尺泽、孔最直刺0.5~0.8寸，施提插捻转手法可使针感经前臂桡侧，沿掌侧面向手部放散。列缺向下斜刺0.3~0.5寸，施提插捻转手法可使针感沿掌侧面向手部放散。以上腧穴不必尽得飞经走气针感，因病因人制宜。留针30分钟。

2.手掌伸展无力

组穴：前臂背侧六穴、桡神经深支三穴、腕背侧三穴、手阳明四穴。

他穴：八邪、合谷。

操作：前臂背侧六穴向前臂背侧正中斜刺1.0~1.5寸，外关、支沟、合谷直刺0.8~1.2寸，腕背侧三穴直刺0.3~0.5寸，手阳明四穴直刺0.5~1.0寸，八邪直刺0.3~0.5寸，以局部酸胀为度。曲池也可向手腕方向斜刺1.0~1.5寸，施提插捻转手法使电击麻胀感向食指或腕背处放射。肘髎贴肱骨外上髁上缘凹陷，直刺0.5~0.8

寸，针感经前臂向手背部放散。留针30分钟。

3.手掌部活动受限及手指精细运动障碍

组穴：手掌对刺三穴、鱼际四穴、前臂掌侧六穴、前臂背侧六穴。

他穴：甲根穴[①]、八邪。

操作：甲根穴采用互动式针法，斜刺0.1寸，小频率、低幅度行针1分钟，嘱患者主动伸展手指。前臂掌侧六穴向前臂掌侧正中斜刺1.0~1.5寸，采用静留针、轻刺激的方法；前臂背侧六穴向前臂背侧正中斜刺1.0~1.5寸，采用强刺激、不留针的方法。八邪直刺0.3~0.8寸，以局部酸胀为度。合谷直刺0.3~0.5寸，施提插捻转使食指跳动，继续沿掌骨掌侧面直刺至掌心，当中指有针感时，即为合谷透劳宫；直刺后溪，得气后将针提至皮下，向内斜刺1.0~1.2寸，使针尖达劳宫，即后溪透劳宫。留针30分钟。

【方义】软瘫期主要是由于前臂、手及手指部神经功能障碍，肌力下降导致。可因屈肌和伸肌的肌力下降程度不同而表现为屈曲无力或伸展无力，治疗以恢复神经肌肉功能为主。

前臂背侧有桡侧腕长伸肌、桡侧腕短伸肌和尺侧腕伸肌；掌侧有尺侧腕屈肌、桡侧腕屈肌和掌长肌。腕屈肌的力量大于腕伸肌，二者间的力量对比为13：5。手及手指的抓握动作主要靠前臂的屈肌收缩完成，通过针刺前臂掌侧六穴直接作用于前臂屈肌肌腹，促进肌肉功能恢复。正中神经支配前臂屈侧的大部分肌肉，有使前臂旋前、屈腕及屈指关节的作用，取桡神经浅支五穴、尺神经五穴配合正中神经六穴能够激发经气使针感直达每一根手指，从而恢复手指功能。

针刺前臂背侧六穴直接作用于前臂伸肌肌腹，促进肌肉功能恢复。手阳明四穴分布于桡侧腕长伸肌、桡侧腕短伸肌上，因此也可以治疗前臂伸肌无力。桡神经深支三穴中肘髎穴下的肱骨外上髁为指伸肌的起点，指伸肌止于第2~5指中节和远节指骨底，受桡神经支配，具有伸指、伸腕的作用。其局部深面有桡神经，故针感可沿前臂下行放射于手背部。外关、支沟针感近似，针效亦同。腕背侧三穴位居腕关节，具有舒筋利节、通经活络、祛风湿、止痹痛之功，配合八邪、合谷可治疗中风后手部疼痛肿胀。

硬瘫期主要是由于前臂及手掌部屈肌肌张力过高引起。除了表现为明显的痉挛屈曲，手指精细运动障碍也是其主要表现之一。大部分患者表现为患侧手指屈曲、强握、不能伸展，被动活动困难，甚则强握日久出现手掌糜烂或废用性萎缩。

---

① 甲根穴：少商、中商、老商，其余四指取穴定位同大拇指。

手精细运动是个体凭借手及手指等部位小肌肉或小肌肉群运动完成特定任务的能力。手精细动作的执行在很大程度上依赖于手部肌肉肌力的控制，即拮抗肌和主动肌的共同协调，所以我们可以通过运用平衡阴阳针刺法兴奋伸肌、抑制屈肌治疗偏瘫痉挛状态。前臂掌侧六穴静留针，前臂背侧六穴强刺激不留针。

手掌对刺三穴中的合谷浅层分布有桡神经浅支分支，深层有正中神经的指掌侧固有神经。后溪当小指展肌起点外缘，布有尺神经手背支。劳宫位于正中神经在手掌的分布区，透刺可以缓解蚓状肌和指伸屈肌的痉挛。

鱼际四穴位于手掌大鱼际边缘处。此处局部有拇对掌肌、拇短展肌、拇短屈肌分布，拇对掌肌主要使拇指完成对掌动作，拇短展肌主要起到使拇指外展的作用，拇短屈肌则负责完成拇指近端指骨的屈曲。中风后患者遗留的拇指对掌、外展不利等功能失用，可通过直接刺激鱼际部肌肉群调节、恢复肌肉肌力的作用。这种类似于"以痛为腧"的"肌腹刺法"，避开了对疼痛局部的再次刺激，作用于已经产生病理性变化的肌肉，将变紧张或松弛的肌肉逐渐调节至正常，恢复关节的功能活动，并恢复肌肉与肌肉之间、肌群与肌群之间原有的运动生物力学上的平衡，缓解指关节疼痛及中风后手指活动不利等症。由于鱼际四穴位于手部，而手部痛觉感受器较丰富，针刺疼痛感较强，故临床需视患者耐受性灵活选用。八邪在骨间背侧肌，针刺起到通经活络的作用。

手足末端为相表里的阴阳两经的交接部位，且手指末端肉少皮薄，针感较强，易准确取穴，易"气速至而速效"，针刺这些可以加强井穴激发经气、交通阴阳、舒筋活络的作用，从而使阻滞之气通达指端，则手指得以活动。从现代医学来讲，甲根穴均位于指端，基于其穴位下丰富的末梢动静脉网和神经末梢，针刺甲根穴可直接刺激游离神经，增强周围小血管的收缩功能，从而丰富手拇指的动静脉血运。刺激神经还可产生循经感传的现象，激发脏腑经络功能，从而起到通经接气的作用。

【医案】患者，女，66岁，2016年4月8就诊。

主诉：脑卒中后右手指活动不利2年余。

现病史：2年前患脑卒中，经中西医结合治疗后遗留右侧肢体活动不利。患者于李志道教授门诊治疗1年余，右侧肢体大关节活动恢复良好，屈伸自如，上下肢可自由外旋外展，独右手指活动不利。刻诊见自然状态下，右手五指轻度屈曲，可做圆柱状抓握，拇、示指不能主动伸展，无法对指，右拇指能侧捏示指并小范围滑动，但力微弱，余三指有小范围的联合屈伸，被动伸展均无抵抗及拘急不适感，纳可，寐安，二便可，舌暗，苔白，脉细涩。

西医诊断：脑卒中后遗症。

中医诊断：中风（中经络）。

中医治则：平衡阴阳，舒筋活络。

针灸治疗：以拇指的针刺治疗为例详细阐述其取穴及操作方法。①取拇指甲根穴，即患侧少商穴、老商穴、中商穴，又名"排行三针"。②局部皮肤常规消毒，采用0.25mm×25mm规格毫针，与皮肤表面呈向心性45°角斜刺，分别刺入1~2mm，小幅度（约60°~90°）、低频率（约30~40次/分钟）捻转手法行针，使局部有轻微的酸胀感即可，行针操作约1分钟，得气后嘱患者意守病所，体针感，并尝试手拇指主动伸展，留针10分钟，同时配合活动患指。患者拇指随即大范围主动伸展，速度和准确性良好。按照以上取穴方法定位示指、中指、环指、小指的甲根穴，并按照以上操作依次针刺患侧余指的甲根穴，患侧手指出现不同范围内的主动伸展，但速度、准确性均比健侧稍差，且不能持久，继续按照此法操作，每日1次，1周治疗4次，10次为一疗程。治疗1个疗程后，患侧示指的主动伸展功能恢复。此时，患者已恢复部分手指侧捏、手指尖捏、手指腹捏等精细动作，捏力可。余三指主动伸展范围、速度、准确性日益好转，又继续治疗1个疗程，余三指运动功能恢复。患者共接受针刺治疗20次，右手精细动作恢复如常人。1个月后随访，患者右手精细活动与常人无异。[杨栋婷，曹煜，赵志恒，等.脑卒中后手精细动作障碍案.中国针灸，2017，37（9）：1021-1022.]

中风后髋关节病证

【症状】 软瘫期主要表现为髋关节屈伸无力。屈髋不足表现为患侧下肢拖地行走或划圈、挺腹行走；伸髋不足表现为步行时健侧下肢无法超过患侧下肢，呈现跟步；臀中肌力量不足表现为鸭步，左右摇摆。

硬瘫期主要表现为髋关节处于过度外旋伸展位并且无法完成内旋内收动作。

【治疗】 在阴阳平衡针法基础上根据不同的症状配伍以下腧穴。

1.伸髋无力

组穴：股后五穴、臀三穴、坐骨神经四穴。

操作：环跳、殷门直刺2.5~3.0寸，得气后施以提插手法。针尖微向内，针感可沿下肢后侧向下传导，自臀部正后方传至腘窝，再传至足跟和足底；针尖微向外，针感可沿下肢外侧向下传导，自臀部正后方传至腘窝，再沿腘窝外侧缘向外下方行，至小腿前面，并传至足背。股后五穴朝腘窝方向斜刺2.0~3.0寸，臀三穴、秩边、承扶直刺2.0~3.0寸，施提插捻转手法，以局部酸胀为度。留针30分钟。

2.屈髋无力

组穴：冲门三穴、股前九穴。

操作：冲门三穴直刺1.5~2.0寸且需微调针尖，施提插捻转手法，以出现针感放射至大腿及膝关节为度。股前九穴针尖朝膝关节方向斜刺2.0~3.0寸，施以捻转手法以促进肌肉收缩，以局部酸胀为度。留针30分钟。

3.髋关节活动受限

组穴：阴股三穴、三风市、臀三穴、冲门三穴。

操作：臀三穴、冲门三穴操作同前。足五里、阴廉、急脉、三风市直刺1.0~1.5寸，施提插捻转手法，足五里、阴廉、急脉以针感沿大腿内侧向下传导为度，三风市以针感沿大腿外侧传至膝部为度。留针30分钟。

【方义】软瘫期伸髋无力，主要是由于腘绳肌、臀肌力下降导致。腘绳肌群由3块肌肉共同组成，其中半膜肌、半腱肌组成内侧腘绳肌，股二头肌长头组成外侧腘绳肌。该肌群共同的起点位于骨盆的坐骨结节，均跨越膝关节；半膜肌位于半腱肌的深面，二者向下均止于胫骨内侧，而股二头肌长头止于腓骨头外侧。大收肌起点位于坐骨结节及闭孔前下缘，止于股骨粗线内侧唇上。股后五穴的内侧纵向二穴分布有内侧腘绳肌和大收肌，外侧纵向三穴主要分布有股二头肌长头。针刺股后五穴可以行气活血恢复腘绳肌的肌力。

臀三穴主要作用于臀大肌、臀中肌以及梨状肌肌腹。臀大肌是臀部肌肉中最大而最表浅的肌肉，几乎占据了整个臀部皮下，主要参与伸展及外旋髋关节，其远端借助髂胫束稳定髋关节外侧和膝关节。

腘绳肌主要由坐骨神经支配。坐骨神经下降至腘窝上角处分为胫神经和腓总神经两个终支，胫神经及其分支分布于小腿后侧至足底，腓总神经及其分支分布于小腿外侧至足背。因此通过针刺坐骨神经四穴飞经走气，恢复支配腘绳肌的神经功能。

软瘫期屈髋无力，主要是由于屈髋肌群肌力下降所致，针刺选相应肌群，即大腿前侧股四头肌。股四头肌作为全身最大最有力的肌肉之一，由4个头组成：股直肌起自髂前下棘及髋臼上缘；股内侧肌和股外股前九穴侧肌分别起自股骨粗线内、外侧唇和转子间线；股中间肌位于股直肌的深面，在股内、外侧肌之间，起自股骨体的前外侧面上3/4。4个头向下形成人体最大的籽骨——髌骨和髌骨韧带。股前九穴内侧纵向三穴分布于股内侧肌，外侧纵向三穴位于股外侧肌，中间纵向三穴分布于股直肌和股中间肌。股前九穴主要作用于股四头肌肌腹，起到行气活血，恢复股四头肌肌力的作用。

冲门下有股直肌、股外侧肌、股神经等分布。股神经发出的数条肌支支配髂肌、耻骨肌、股四头肌和缝匠肌。故该组穴是治疗大腿前部神经肌肉病变的要穴。因此通过针刺冲门三穴飞经走气，恢复支配股四头肌的神经功能。

硬瘫期是由于髋周臀中肌、臀大肌肌张力增高肌肉痉挛，内收肌肌力减弱并粘连挛缩造成。阴股三穴位于闭孔神经处，闭孔神经发出肌支主要支配闭孔外肌、长收肌、短收肌、大收肌、股薄肌等。在以上肌肉的协同作用下髋关节完成内收与外展的动作，并使髋关节微屈。闭孔神经皮支主要分布于大腿内侧皮肤。闭孔神经损伤表现为内收肌瘫痪，大腿不能内收，外旋无力，卧位时患肢内收困难，坐位时患肢不能置于健侧腿上，虽能行走，但病侧下肢外斜，同时可能伴有大腿内侧面中部小块皮肤感觉障碍。因此选用阴股三穴配合冲门三穴和臀三穴可改善髋关节内屈、伸展、外旋的功能。

三风市穴处依次有髂胫束、股外侧肌、股中间肌。髂胫束属于阔筋膜张肌，阔筋膜张肌位于大腿上部前外侧，起自髂前棘，肌腹在阔筋膜两层之间，向下移行于髂胫束，止于胫骨外侧髁，使阔筋膜紧张并屈髋。因此选用三风市穴来治疗髋关节伸展痉挛与活动受限。

中风后膝关节病证

【症状】软瘫期主要表现为伸膝和屈膝无力，进一步导致膝关节稳定性下降，产生膝关节周围炎症肿胀疼痛。

硬瘫期主要表现为屈膝困难或者行走时出现膝关节过伸。

【治疗】在阴阳平衡针法基础上根据不同的症状配伍以下腧穴。

1.屈膝无力

组穴：股后五穴、坐骨神经四穴。

操作：环跳、殷门直刺2.5~3.0寸，得气后施以提插手法。针尖微向内，针感可沿下肢后侧向下传导，自臀部正后方传至腘窝，再传至足跟和足底；针尖微向外，针感可沿下肢外侧向下传导，自臀部正后方传至腘窝，再沿腘窝外侧缘向外下方行至小腿前面，并传至足背。股后五穴朝腘窝方向斜刺2.0~3.0寸，秩边、承扶直刺2.0~3.0寸，以局部酸胀为度。留针30分钟。

2.伸膝无力

组穴：三风市、冲门三穴、股前九穴。

操作：冲门三穴直刺1.5~2.0寸且须微调针尖，施提插捻转手法，以出现针感放射至大腿及膝关节为度。三风市直刺1.0~1.5寸，股前九穴针尖朝膝关节方向斜刺2.0~3.0寸，以局部酸胀为度。施以捻转手法以促进肌肉收缩。留针30分钟。

3.膝关节屈膝困难伴疼痛肿胀

组穴：股前九穴、股后五穴。

他穴：内膝眼、犊鼻、鹤顶。

操作：采用平衡阴阳针刺法，股前九穴针尖朝膝关节方向斜刺2.0~3.0寸，采用静留针轻刺激的方法，股后五穴直刺或朝腘窝方向斜刺2.0~3.0寸，采用强刺激或者不留针的方法。内膝眼、犊鼻、鹤顶直刺0.8~1.2寸，以局部酸胀为度，留针30分钟，内膝眼、犊鼻、鹤顶亦可采用火针点刺法。

【方义】屈膝无力主要由于股后屈肌群肌力下降。腘绳肌主要作用是使膝关节屈曲，大收肌参与内收髋关节。股后五穴直接刺激腘绳肌及大收肌肌腹促进肌力恢复。坐骨神经在股后部行于大收肌和股二头肌长头之间，肌支主要支配腘绳肌，因此通过针刺坐骨神经四穴飞经走气，可恢复神经功能。

伸膝无力主要由于膝关节伸肌肌力下降所致。股四头肌是膝关节主要的伸肌，针刺股前九穴直接刺激股四头肌肌腹，提高肌力。冲门下有股直肌、股外侧肌、股神经等分布，因此通过针刺冲门三穴飞经走气，可恢复支配股四头肌的神经功能。三风市穴处依次有髂胫束、股外侧肌、股中间肌。髂胫束属于阔筋膜张肌，阔筋膜张肌位于大腿上部前外侧，起自髂前棘，肌腹在阔筋膜两层之间，向下移行于髂胫束，止于胫骨外侧髁，具有稳定膝关节的作用，因此可取三风市穴来恢复髂胫束的神经肌肉功能，同时刺激股四头肌肌腹，促进伸肌肌力恢复。

硬瘫期患者膝关节屈膝困难伴局部疼痛肿胀，主要由于股四头肌肌张力过高伴腘绳肌力量不足所致，另外膝关节本体感觉障碍致膝关节屈膝0°~15°控制障碍也是屈膝困难的病因之一。通过平衡阴阳针刺法，股前九穴采用静留针、轻刺激的方法来缓解股四头肌的肌张力，股后五穴采用强刺激的方法，促进肌肉收缩加强肌力力量。内膝眼、犊鼻、鹤顶三个穴位位于膝关节滑膜及髌上滑囊处，针刺可起到消肿止痛的作用，尤其采用火针刺法能够迅速消除膝关节水肿及积液，起到治疗膝关节肿痛的作用。

中风后踝关节病证

【症状】软瘫期主要表现为背伸与跖屈无力。

硬瘫期主要表现为足下垂与足内翻。

【治疗】在阴阳平衡针法基础上根据不同的症状配伍以下腧穴。

1.踝关节背伸无力

组穴：足阳明四穴、小腿前外侧六穴、腓深神经五穴。

操作：足三里、阳陵泉、上巨虚、下巨虚直刺1.0~1.5寸，悬钟向胫前动脉搏动处外侧进针0.5~1.0寸，施提插捻转手法，使针感沿小腿向足背放射传导。梁丘、小腿前外侧六穴直刺1.0~1.5寸，阳辅、解溪直刺0.5~1.0寸，以局部酸胀为度。留针30分钟。

2.踝关节跖屈无力

组穴：足三阴七穴、小腿后七穴、胫神经五穴。

操作：蠡沟、中都向上平刺0.5~0.8寸，阴陵泉、地机、漏谷、小腿后七穴直刺1.0~1.5寸，以局部酸胀感为度。委中直刺0.5~0.8寸，合阳直刺0.5~1.0寸，承山直刺2.0~2.5寸，三阴交直刺1.0~1.5寸，太溪浅刺0.2~0.3寸，施提插捻转手法以针感循经传至足底或足内侧为宜。留针30分钟。

3.足下垂

组穴：小腿后七穴、足阳明四穴、小腿前外侧六穴、丘墟透照海。

操作：小腿后七穴采用轻刺激、静留针的方法，针刺深度同上。足阳明四穴、小腿前外侧六穴采用强刺激使针感传至足部，针刺深度同上。自丘墟向照海进针2.0~3.0寸。留针30分钟。

4.足内翻

组穴：足阳明四穴、小腿前外侧六穴、腓总神经四穴、丘墟透照海。

操作：足阳明四穴、小腿前外侧六穴前侧三穴采用轻刺激、静留针的方法，小腿前外侧六穴后侧三穴采用强刺激的方法，针刺深度同上。丘墟透照海操作同上。委阳、浮郄、阳陵泉直刺1.0~1.5寸，陵下浅刺0.3~0.5寸，施提插手法使针感沿小腿向足传导。留针30分钟。

【方义】软瘫期足背伸或跖屈无力主要是支配屈伸肌神经功能障碍以及屈伸肌力下降导致。

踝关节完成背伸运动的主要肌群是胫骨前肌、胫骨后肌、趾长伸肌、踇长伸肌、第三腓骨肌。足阳明四穴其下布有小腿前侧胫骨前肌、胫骨后肌、趾长伸肌、踇长伸肌；小腿前外侧六穴前侧三穴主要作用于胫骨前肌、踇长伸肌、趾长伸肌；后侧三穴主要作用于腓骨长肌、腓骨短肌、第三腓骨肌、踇长屈肌及比目鱼肌肌腹。通过针刺足阳明四穴、小腿前外侧六穴能够激发经气、舒筋活血，促进肌肉收缩。腓深神经肌支支配小腿肌前群（胫骨前肌、踇长伸肌和趾长伸肌）和足背肌（踇短伸肌和趾短伸肌）。通过针刺腓深神经五穴配合飞经走气，恢复支配踝关节背伸肌群的神经功能，从而治疗踝背伸无力。

踝关节跖屈主要由腓肠肌、比目鱼肌、趾长屈肌、踇长屈肌、腓骨长肌、腓骨短肌这六块肌肉组成的肌肉群共同完成。足三阴七穴皮下有胫骨骨面，分布有趾长屈肌、胫骨后肌、踇长屈肌、腓肠肌内侧头等；小腿后七穴局部分布有腓肠肌、比目鱼肌、胫骨后肌、踇长屈肌、趾长屈肌；通过针刺足三阴七穴、小腿后七穴能够激发经气、舒筋活血、促进肌肉收缩。胫神经主要支配腓肠肌、比目鱼肌、趾长屈肌、踇长屈肌，因此通过针刺胫神经五穴配合飞经走气，可恢复支配踝关节跖屈肌群的神经功能，从而治疗踝背跖屈无力。

硬瘫期足下垂或足外翻主要是小腿部主动肌与拮抗肌失衡所致。

足下垂是由于背侧屈肌腓肠肌、比目鱼肌、趾长屈肌、踇长屈肌、腓骨长肌、腓骨短肌肌张力升高、肌肉痉挛，以及小腿前侧胫骨前肌、胫骨后肌、趾长伸肌、踇长伸肌、第三腓骨肌肌力下降导致；治疗采用平衡阴阳针刺法，小腿后侧痉挛肌群选小腿后七穴采用轻刺激、静留针的方法缓解痉挛降低肌张力。小腿前侧伸踝肌群足阳明四穴、小腿前外侧六穴采用强刺激以达到兴奋瘫痪无力肌肉神经的目的。

足内翻主要是由胫骨前肌、胫骨后肌、踇长伸肌肌张力升高，而腓骨长肌、腓骨短肌、第三腓骨肌肌力下降导致。采用平衡阴阳针刺法，取足阳明四穴、小腿前外侧六穴、前侧三穴，采用轻刺激、静留针的方法缓解痉挛，降低肌张力。小腿前外侧六穴、后侧三穴其下布有腓骨长肌、腓骨短肌、第三腓骨肌，这三块肌肉主要功能是使足外翻，故对此三穴进行强刺激，配合腓总神经分经得气、使针感沿着腓浅神经传导，可达到兴奋瘫痪无力肌肉神经的目的。

丘墟透照海一针两穴，采用透刺法可刺透关节囊，起到消肿止痛、滑利关节的作用，另外针刺丘墟可触及腓神经使关节出现背伸。

中风后足趾关节病证

【症状】软瘫期主要表现为背伸与跖屈无力。

硬瘫期伴发于足内翻及足下垂，主要表现为足趾屈曲、内收，且关节无法活动。

【治疗】在阴阳平衡针法基础上根据不同的症状配伍以下腧穴。

1.足趾关节背伸无力

组穴：足阳明三合穴、小腿前外侧六穴、腓深神经五穴、利趾三穴、足背胆经三穴。

操作：足三里、阳陵泉、上巨虚、下巨虚直刺1.0~1.5寸，悬钟向胫前动脉搏动处外侧进针0.5~1.0寸，施提插捻转手法，使针感沿小腿向足背放射传导。小腿前外侧六穴直刺1.0~1.5寸，京骨、太白、阳辅、解溪直刺0.5~1.0寸，丘墟、上八风直刺0.5~0.8寸，足临泣、地五会直刺0.3~0.5寸，以局部酸胀为度。留针30分钟。

2.足趾关节跖屈无力

组穴：足三阴七穴、小腿后七穴、胫神经五穴。

操作：蠡沟、中都向上平刺0.5~0.8寸，三阴交、阴陵泉、地机、漏谷、小腿后七穴直刺1.0~1.5寸，以局部酸胀为度。太溪浅刺0.2~0.3寸，委中直刺0.5~0.8寸，合阳直刺0.5~1.0寸，承山直刺2.0~2.5寸，施提插捻转手法使针感循经传至足底。留针30分钟。

3.足趾内收屈曲挛缩

组穴：利趾三穴、足背胆经三穴。

操作：京骨、太白直刺0.5~1.0寸，丘墟、上八风直刺0.5~0.8寸，足临泣、地五会两穴直刺0.3~0.5寸，以局部酸胀为度。留针30分钟。

【方义】足趾关节屈伸运动的肌群同踝关节基本相同，因此足趾关节屈伸无力以及足趾内收屈曲挛缩的针刺选穴在踝关节病证的针刺取穴基础上加用分布于足部屈伸肌群的利趾三穴、足背胆经三穴来改善足趾部神经肌肉的状态。

利趾三穴主要作用于足底肌腹。上八风分布有拇收肌横头、骨间背侧肌及骨间足底肌，其中骨间背侧肌收缩可使第2~4趾关节外展，骨间足底肌收缩可内收第3~5趾关节，针身沿骨缘进针深刺京骨可及小趾展肌，刺太白可及拇短屈肌及拇展肌，此组穴通过作用于以上足底肌群肌腹，从而缓解足底内收肌的痉挛，配合八风穴可以促进足趾关节的伸展。

第4跖趾关节近端凹陷处可取地五会，第4、5跖骨结合部的前方，在第2~5趾抗阻力伸展时，在足背可见趾长伸肌肌腱，在小趾伸肌肌腱的外侧凹陷中即为足临泣，此二穴只有一筋之隔。足外踝前下方，趾长伸肌肌腱外侧凹陷处，沿外踝前下方找到跗骨窦外口当为丘墟。因此针刺足背胆经三穴可以使足及足趾背伸外展，从而治疗足趾关节屈曲内收。针刺时结合踝关节病证，辨证取穴、灵活组穴以达到整体治疗的效果。

中风后大小便功能障碍

【症状】中风后大便功能障碍主要表现为便秘和大便失禁。便秘的主要表现是大便次数减少和排出困难两个方面，大便失禁的主要表现是反复出现无法控制的排便。

中风后小便功能障碍主要包括尿失禁和尿潴留。尿失禁的主要特点是尿频、尿急和急迫性尿失禁，尿潴留的主要表现是尿液无法正常排出。

【治疗】在阴阳平衡针法基础上根据不同的症状配伍以下腧穴。

1.中风后大便功能障碍

组穴：通便三穴、丹田三穴。

他穴：天枢、水道、归来、外水道（左）、外归来（左）。

操作：丹田三穴均向下70°~80°斜刺1.0~1.2寸，配合按压行气法。水道、归来、外水道、外归来可采用3.0寸长针根据患者情况深刺，施提插捻转泻法，后以1.5寸短针浅留于腹肌层。五枢、维道、天枢、大横直刺1.2寸，以局部酸胀为度。留针30分钟。

2.中风后小便功能障碍

组穴：净府五穴、丹田三穴、秩边透水道。

操作：秩边向内水道方向斜刺3.0~5.0寸，行提插捻转法，使针感达会阴部，不留针。净府五穴向会阴方向45°~60°斜刺1.5~2.0寸，提插捻转使针感向会阴部传导，配合按压行气法。丹田三穴刺法同前。留针30分钟。

【方义】中风后大便功能障碍的主要原因是脑中枢神经系统受损，影响交感及副交感神经，破坏骨盆及肛门括约肌的协调性，同时导致胃肠激素分泌紊乱，引起胃肠功能紊乱。

通便三穴体表投影位于结肠部位。肝胆疏泄不利，则气滞肠腹不通，五枢、维道属胆经，针刺可疏泄肝胆，行气通腑；脾虚则运化无能，辅以脾经大横调脾助运，使糟粕下至大肠，得运化之力而出。三穴相辅为用，通三焦气机，升清降浊以助便排出，或使泻止。天枢为通便要穴，既可通便，又可止泻，配合丹田三穴可培补元气，推动肠道运化，同时也可以起到涩肠止泻的作用。水道、归来为足阳明胃经循行于腹部的穴位，水道为胃经水液通行的道路，归来可使气血旺盛，二者合用具有益血生津、调理腑气，助胃气通降之功能。外水道、外归来均在原穴外开2.0寸，即足太阴脾经循行线上，"经络所过，主治所在"，二穴具有健脾生津之功。四穴相配使津液得生、脾气得升、胃气得降、气机条畅。

中风后小便障碍多由脑卒中损伤导致大脑失去了对脊髓排尿中枢的随意控制引起。

净府五穴中曲骨、曲骨Ⅰ、曲骨Ⅱ深部即为膀胱所在，针刺该穴可直接调控膀胱功能，治疗膀胱不利所致诸疾。秩边透刺水道时穿过臀大肌，到达梨状肌中央，沿坐骨神经内侧缘进入坐骨大孔，穿过骶丛神经，继续深刺到达骨盆侧壁的腹膜处，针尖到达盆丛神经前下部。在针刺过程中出现放射针感传到膀胱、会阴部和尿道，患者自觉盆腔内出现热、胀、松、快等感觉，调控阴部神经治疗中风后小便功能障碍。

第二节　骨伤科病证

颈椎病

颈椎病是指颈椎椎间盘退行性改变及其相邻结构继发病理改变，导致颈椎内外力学平衡失调，累及周围组织结构（神经根、椎动脉、交感神经、脊髓等）所致的一系列临床综合征。主要临床表现有颈部疼痛、活动不利，甚至牵涉肩背及上肢麻木疼痛，或出现头晕头痛、恶心呕吐等症。临床上根据压迫部位、证候群特点，将颈椎病分为颈型、神经根型、脊髓型、椎动脉型、交感神经型以及混合型。

颈椎病属中医学"项痹""痹证""项强""眩晕""痿证"等病的范畴。《素问·痹论》言："风寒湿三气杂至合而为痹也。"《灵枢·百病始生》："风雨寒热，不得虚，邪不能独伤人。"本病的发生主要是由于卫气不足，或长期姿势不当，或肝肾不足、年老体弱，感受风、寒、湿等外邪，导致颈部寒湿痹阻、气滞血瘀，不通则痛。

本病与肝、脾、肾关系密切，肝主筋、脾主肉、肾主骨。《灵枢·天年》："五十岁，肝气始衰，肝叶始薄，胆汁始减，目始不明；六十岁，心气始衰，苦忧悲，血气懈惰，故好卧；七十岁，脾气虚，皮肤枯；八十岁，肺气衰，魄离，故言善误；九十岁，肾气焦，四脏经脉空虚。"随着年龄的增加，肝肾精气亏虚、脾气虚弱，血不养筋，劳损、外伤、风寒湿邪乘虚而入，发为本病。《素问·痹论》："痹在于骨则重；在于脉则血凝而不流；在于筋则屈不伸；在于肉则不仁；在于皮则寒。"皮、肉、筋、骨、脉之痹互相作用、互为因果。

本病病位在颈项部，与督脉、手足三阳经脉、经筋、经别、络脉密切相关，此外，足少阴经筋循行过项。督脉"上至风府"，督脉之别"挟脊上项"；手少阳经脉"上项系耳后"，经筋"上肩、走颈"；手阳明经脉"从缺盆上颈"，经筋"从肩髃上颈"；手太阳经脉"缺盆循颈上颊"，经筋"循颈出走太阳之前"；足太阳经脉"还出别下项，循肩髆内"，经筋"上挟脊上项"，经别"从膂上出于项""复出于项"；足少阳经脉"循颈行手少阳之前""下颈"；足阳明经筋"上颈"，络脉

"上络头项"。足少阴经筋"循脊内挟膂上至项"。

【症状】多见颈部局部疼痛僵硬不适，伴活动受限。

（1）颈型颈椎病者，常有落枕感，颈部疼痛僵直、活动受限，严重者可影响肩部及上肢活动。

（2）神经根型颈椎病者，常为单侧颈肩手臂疼痛麻木。若桡神经受累，出现沿前臂桡侧放射性疼痛、麻木感，可伴有拇指、食指和中指麻木；若尺神经受累，疼痛可沿前臂尺侧放射，伴第4~5指麻木；若肩胛背神经受累，表现为肩胛内侧缘疼痛、麻木；若腋神经受累，表现为肩后侧疼痛，肩外展受限及三角肌表面皮肤感觉障碍。

（3）椎动脉型颈椎病者，位置性眩晕、头痛、恶心呕吐，可见视力减弱、耳鸣、听力下降，甚至猝然仆倒。

（4）交感神经型颈椎病者，头痛或偏头痛、汗出、心慌、恶心呕吐，也有患者出现头晕，其为头部昏沉感而无位置性眩晕、眼花、耳鸣、心悸、心前区疼痛等交感神经症状。

（5）脊髓型颈椎病者，缓慢进行性运动障碍，早期症状是下肢无力、踩棉花感、胸腹部束带感、行动不稳，严重者出现四肢麻木无力、瘫痪、大小便失禁。

【治疗】

［基本处方］

组穴：颈夹脊、落枕四穴。

他穴：风池、大椎、阿是穴。

［操作］采用互动式针法配合分步针刺法治疗，共分三步。

（1）先刺疼痛一侧的手三里和外关，后刺另一侧外劳宫和中渚，直刺0.8~1.0寸，边行提插捻转手法，边嘱患者缓缓活动颈部，留针30分钟。

（2）针刺阿是穴，施以阻力针法，并结合报刺法，在缓解一处阿是穴疼痛后，再选取另外的阿是穴进行阻力针法治疗，一般选2~3个疼痛点。不留针。

（3）针刺风池穴时，针尖方向指向对侧风池，刺入0.5~1.2寸，大椎穴直刺0.5~1.0寸，最后针刺颈夹脊穴，以针尖刺中两横突之间的椎体为宜，以局部酸胀为度。留针30分钟。

针感、补泻手法、刺激强度因人制宜，并随时询问患者感觉以确定刺激量。

［随证配穴］在基本处方的基础上根据不同的症状配伍以下腧穴。

（1）颈型颈椎病

组穴：肩胛冈三穴、肩五穴。

他穴：天宗、天髎。

操作：肩胛冈三穴沿肩胛冈平刺0.5~0.8寸，以针尖抵至肩胛冈为度，肩五穴直刺1.0~1.5寸，天宗穴直刺至肩胛骨。天髎直刺0.5~0.8寸。以局部酸胀为度。

（2）神经根型颈椎病

①尺神经损伤

组穴：臂丛四穴、尺神经五穴。

操作：颈臂针尖指向颈部中心，出现正中神经支配区域的针感，可下传至中指，继续刺入，针尖接触臂丛神经尺神经分支，针感可到达小指及无名指。扶突、天窗直刺0.5~1.0寸，天鼎直刺0.3~0.5寸，出现局部酸胀感或针感传向肩部、前臂；青灵、支正直刺1.0~1.5寸，通里、阴郄、神门紧贴尺侧腕屈肌腱的桡侧缘，直刺0.3~0.5寸，使针感传至小指。

②桡神经损伤

组穴：臂丛四穴、桡神经浅支五穴、桡神经深支三穴。

操作：颈臂直刺0.1~0.2寸，产生放电感下传至肩、上臂、大拇指、次指、中指。扶突、天窗刺入0.5~1.0寸，天鼎直刺0.3~0.5寸，出现局部酸胀感或针感传向肩部、前臂。肘髎紧贴肱骨外上髁，直刺0.5~0.8寸，臑会、尺泽、孔最、外关、支沟直刺0.5~0.8寸，列缺向下斜刺0.3~0.5寸，以3~4个腧穴出现向前臂或手背部放散针感为佳，其余腧穴均以局部酸胀为度。

③肩胛背神经损伤

组穴：心肺区。

他穴：肩井、曲垣。

操作：心肺区背俞穴向内斜刺60°~70°，针尖过夹脊穴抵至椎体，肩井朝向颈椎平刺0.5~1.0寸，曲垣向下斜刺0.5~1.0寸，以局部酸胀为度。

④腋神经损伤

组穴：臂丛四穴、肩五穴。

他穴：肩贞、臑俞。

操作：肩贞、臑俞、肩五穴均直刺1.0~1.5寸，以局部酸胀为度。

（3）椎动脉型颈椎病

组穴：胆经四透、外四神聪透百会。

他穴：神庭。

操作：胆经四透、外四神聪透百会、神庭均平刺0.8~1.2寸，以局部酸胀为度。

（4）交感型颈椎病

组穴：调心神三穴。

操作：内关直刺0.5~0.8寸，得气后将针尖提至皮下，使针体与体表成30°夹角向间使方向刺入1.0~1.5寸，郄门直刺0.5~1.0寸，边嘱患者深呼吸边施提插捻转补法使针感传至前臂或手指，行互动式针法1分钟，留针30分钟。

（5）脊髓型颈椎病

组穴：足阳明三合穴、滋阴二穴。

他穴：关元、气海。

操作：足阳明三合穴直刺1.0~2.0寸，气海、关元向下斜刺1.0~1.5寸，配合按压行气法，三阴交直刺0.5~1.5寸，以上腧穴均施以弱针感补法，以局部酸胀为度。太溪浅刺0.2~0.3寸，以出现酸麻放射感为度。

【方义】颈部肌肉是维持颈椎稳定的最重要环节，颈部肌肉痉挛疼痛是颈椎病发病的重要临床表现，因此缓解颈部肌肉痉挛是治疗颈椎病的主要环节。治疗本病主要选取手、足三阳经及督脉的腧穴。

颈夹脊所在的枕三角区域有斜方肌、胸锁乳突肌等重要肌群分布，该部肌群的损伤是颈项部病变重要的病理基础。落枕四穴不仅为治疗落枕的经验组穴，也为治疗颈部疾患的常用腧穴，多施以互动式针法以达守神治神的目的。针刺风池、颈夹脊、大椎可以治疗斜方肌以及颈后部肌肉痉挛疼痛。阿是穴阻力针法适用于痛点明显的青壮年患者，施用此法之前应与患者沟通妥当。此法延长了针刺作用时间，更好地发挥了遗留针感法的作用。结合报刺法，有助于增强治疗效果。

颈型颈椎病也称局部型颈椎病，在感受外邪、体位不当等多种因素的作用下，导致颈肌痉挛、劳累或肌力不平衡，出现颈椎生理曲线的改变，造成颈椎关节囊及韧带的松弛、颈椎小关节失稳，此型在临床上极为常见，具有明显痛点，可伴有肩背部的不适，早期常频发落枕，应及时干预。肩胛冈三穴、肩五穴、天宗为局部选穴，"腧穴所在，主治所在"，针刺此组腧穴能减轻疼痛，提高肩关节的活动度。天髎为手少阳经腧穴，既为局部选穴，也是循经选穴。

神经根型颈椎病是由于髓核突出或脱出、小关节骨质增生、钩椎关节的骨刺形成以及相邻三个关节（椎体间关节、钩椎关节及后方小关节）的松动与移位等对脊神经根造成刺激与压迫所致，不仅出现颈椎局部的疼痛，还伴有神经根分布区域的其他感觉障碍。常见四种类型：若第5~8颈椎神经根受压，表现为桡神经受累，即手阳明经型，临床以本型最为常见；若第7~8颈椎神经根受压则表现为尺神经受累，即手少阴经型；若第4~5颈椎神经根受压，则导致肩胛背神经受累，即足太阳经型；若第5~6颈椎神经根受压，表现为腋神经受累，即手太阳经型。尺神经、桡神经和腋神经受累的治疗类似，均是针刺其神经分布循行路线的腧穴，以病变远端产生放射针感为主。臂丛四穴其下为臂丛神经干，治疗不同神经受累的症状要求出现不同的针感。尺神经五穴分布在尺神经的走行上，故针刺其可直接刺中尺神经改善症状；桡神经浅支五穴和桡神经深支三穴下分别对应着桡神经浅支和深支，针刺可直接刺中相应的神经，治疗桡神经受累症状。肩胛背神经分布在肩胛内侧缘，故针刺选取心肺区腧穴，肩井、曲垣为"腧穴所在，主治所在"体现，其下为斜方肌，针刺可放松肌肉，缓解疼痛。腋神经损伤主要影响三角肌、大小圆肌功能，导致肩外展受限，取肩五穴、肩贞、臑俞，穴区在腋神经走行区域，其下有三角肌、大小圆肌，能够通经止痛，行气活血。

椎动脉型颈椎病主要是由于肌肉痉挛、关节失稳直接或间接压迫椎动脉、使椎动脉管腔变窄，血供不足而发生位置性眩晕，即在扭头或者侧卧时发生眩晕。颈夹脊、风池位于椎动脉体表投影处，针刺可以缓解局部肌肉的痉挛状态，改善椎-基底动脉的供血状况，从而缓解眩晕、头晕等症状，改善后循环缺血的状态。胆经四透属胆络肝，起局部治疗作用，且透穴连点成线，扩大了单穴治疗范围，起活血通络、息风定眩之效。《针灸大成》云："百会主……头风。"外四神聪透百会采用透刺针法可激发头部五脏神气而协调脏腑功能，使脏腑化生功能恢复，从而气血充足，晕停眩止；神庭为督脉、足太阳、阳明之会，该穴名意指督脉的上行之气在此聚集，有止晕定眩之功。

交感型颈椎病是由于颈椎出现病变并对颈部动脉交感神经干及其周围组织，如椎前筋膜、椎动脉丛、椎间盘及椎管内的交感神经末梢产生刺激后，使颈部交感神经干及其分支兴奋性增强。病变直接刺激颈交感神经时，交感神经兴奋增强更为明显。该型颈椎病临床症状繁多，包括心血管、胃肠道、头面五官症状等，如表现为心悸，选用调心神三穴，三穴均为心包经腧穴，心包是心的外卫，联属于心，代心受邪。临床明确诊断后，除针对颈部治疗外，配合治标，详见各病证的治疗。

脊髓型颈椎病是由于颈椎椎骨间连接结构退变，导致脊髓受压或脊髓缺血，继而出现脊髓的功能障碍。脊髓型颈椎病在中医属于痿证范畴，本病与肝脾肾三脏密切相关，选足阳明三合穴以补益气血，三阴交为肝、脾、肾三经交会穴，取一穴即达健脾养肝益肾之功；气海、关元为补气要穴，《胜玉歌》中有"诸般气症从何治，气海针之灸亦宜"，补益元气，助先天补后天；肾经原穴太溪，为补肾填精之要穴。以上诸穴施以弱针感补法，有益于疾病的恢复。若肌肉痿软无力，可针刺相应肌肉的肌腹，如股四头肌无力选用股九针。

【医案】肖某，女，52岁。

主诉：颈项部酸痛伴活动受限1周余。

现病史：颈项部酸痛伴活动受限1周余。伴右侧偏头痛、颈肩酸痛、右手中指小指麻木。第5、6、7颈椎棘突右侧旁压痛，颈肌僵硬。X线片示颈椎前突生理曲度消失，第5、6、7颈椎前缘有唇样增生，第5、6颈椎间隙变窄。既往颈部无外伤史。

西医诊断：颈椎病（神经根型）。

针灸治疗：取右侧落枕穴、中渚穴及外关穴、后溪穴，做互动式针法，患者颈部左右前后活动受限症状明显缓解。随后，先后找到两处痛点，在其痛点处行阻力针法。患者颈肩酸痛及活动受限症状减轻后，针刺右侧天窗，使针感向肩膀传导，随后起针，针刺右侧颈壁，使针感向手指方向传导，之后起针。再针刺双侧风池、天柱、颈夹脊及右侧肩髃、肘髎、尺泽、小海，得气后留针，25~30分钟后起针。

经3次治疗后，症状基本消失。[王子旭，李志道，王卫.三步针刺法治疗颈椎病.针灸临床杂志，2012，28（11）：41-42.]

附：
落枕

落枕是指急性单纯性颈项部疼痛僵硬、活动受限的病证。发病经过多为入睡前并无任何症状，晨起后却感到项背部明显酸痛、颈部活动受限。多因睡姿不当、枕头高低不适、颈部负重过度、寒邪侵袭颈背，导致经筋受损、经络拘急、气血阻滞不通发为本病。

【症状】晨起突感颈项部疼痛僵硬、活动不利，活动时患侧疼痛加剧，头部歪向病侧，局部有明显压痛点。

【治疗】

［基本处方］

组穴：落枕四穴、腕背侧三穴、颈夹脊、合谷透后溪。

他穴：风池、大椎、悬钟、阿是穴。

［操作］采用互动式针法配合分步针刺法治疗，共分三步。

（1）先针刺远端腧穴配合互动式针法，即落枕四穴、腕背侧三穴、合谷透后溪、悬钟，以上腧穴可随意搭配交替使用，不必尽选。落枕四穴直刺0.8~1.0

寸，先刺疼痛一侧的手三里和外关，后刺另一侧外劳宫和中渚；腕背侧三穴直刺0.3~0.5寸；合谷直刺0.3~0.5寸，当食指跳动，即为合谷得气，继续沿掌骨掌侧面直向后溪；悬钟直刺0.5~1.0寸。以上腧穴针刺得气后，边行提插捻转手法，边嘱患者缓缓活动颈部，做治疗前引起疼痛或不能做的动作，以患者可以耐受为度。留针30分钟。

（2）针刺阿是穴，施以阻力针法，并结合报刺法，在缓解一处阿是穴疼痛后，再选取另外阿是穴进行阻力针法治疗，一般选2~3个疼痛点。不留针。

（3）针刺风池穴时，针尖方向指向对侧风池，刺入0.5~1.2寸，大椎穴直刺0.5~1.0寸，颈夹脊以针尖刺中两横突之间的椎体为宜，以局部酸胀为度。留针30分钟。

针感、补泻手法、刺激强度因人制宜，并随时询问患者感觉以确定刺激量。

【方义】落枕是疼痛导致的运动受限，治疗的最终目的就是缓解疼痛，恢复颈椎的活动度。其病位在颈部的经筋，疼痛的范围与手三阳、足三阳及督脉等经络或经筋的走行密切相关。

外劳宫又名落枕穴，为治疗落枕要穴。三焦络外关，通阳维脉，阳维"维络诸阳"而主表，即外关治肩颈项背不适在表之病，而落枕为病多因感受风寒邪气。寒主表，外关治之正宜。手三里为多气多血手阳明大肠经穴位，手阳明经筋"上颈"，针刺手三里穴可以振奋、激发手阳明大肠经经气，使颈项部经气得通，气血流畅，筋骨肌肉得以濡养，通则不痛；中渚属手少阳经输穴，"输主体重节痛"，刺之可疏通少阳经气，缓解疼痛。

腕背侧三穴分属手三阳。手三阳经交会于大椎，手三阳经筋循颈而过，此外据生物全息论观点，此三穴正与颈项部相对应，针刺可治疗颈项部疼痛。

后溪属手太阳经，通督脉，《通玄指要赋》提到"头项痛，拟后溪以安然"，合谷属手阳明经，手、足太阳经相接，合谷透后溪使经气相贯，增加经穴的协同作用及针感。悬钟为足三阳经交会穴，足三阳经循行过颈，针刺可调节颈部气血运行、通络止痛。

以上远端腧穴在针刺得气后均采用互动式针刺手法。研究表明，肢体的主动运动或被动运动对针刺止痛作用有重要影响，即配合互动式针刺手法可以增加针刺的镇痛作用，提高治愈率。

针刺风池、颈夹脊、大椎、阿是穴可以治疗斜方肌以及颈后部肌肉痉挛疼痛。

【医案】王某，男，24岁。

主诉：晨起后突发右侧颈部活动受限1天。

现病史：患者今天晨起无明显诱因出现右侧颈部活动受限，局部疼痛，转头、抬肩时痛甚，睡不能平卧，夜不能寐，舌红、苔白，脉弦紧。体格检查示右侧颈项部板滞僵硬，压痛（＋），BP 130/80mmHg，HR 68次/分钟，律齐。X线片检查示颈椎生理曲度变浅，第4~5颈椎间盘膨出。

西医诊断：颈椎病、颈部肌肉扭伤。

中医诊断：落枕（风寒外束）。

治则：舒经通络，散寒止痛。

针灸治疗：取悬钟、合谷透后溪、中渚、风池穴。悬钟穴、合谷透后溪行互动式针法。操作时，先取悬钟穴，进针1~1.5寸，配以合谷透后溪（采用双得气进针法，即先刺合谷穴得气后再透刺至后溪穴，待后溪穴亦得气为止），进针2~2.5寸，得气后，继续予以提插捻转手法，并嘱患者缓缓活动颈部，做颈椎的前屈后伸及左右摇摆动作，幅度以患者可以忍受为度，接近或到达正常活动范围为止，留针5分钟再出针。再取中渚、风池，常规手法进针，采用滞留针法，即进针后使腧穴部位有胀感后，行单向捻转使针轻微滞于穴位中，留针30分钟。每天1次。

治疗1次后，患者颈部活动已恢复，疼痛明显缓解。再治疗3次，症状完全消失。随访1个月，未见复发。[张旸，吕福全，李志道.李志道教授应用悬钟穴临床治验举隅.新中医，2013，45（3）：217-219.]

肘劳

肘劳是以肘部局限性慢性疼痛为主症的病证。多因前臂旋转和屈伸肘关节用力不当，加之外感风寒湿邪，导致经筋损伤、经气郁滞、不通则痛发为本病。根据疼痛位置不同分为手阳明经筋证、手少阳经筋证和手太阳经筋证。

肘劳病位在肘部经筋，与肝关系密切。《灵枢·九针论》"肝主筋"，《素问·痿论》"肝主身之筋膜"，肝主全身之筋，与肢体运动有关，《素问·上古天真论》云："七八，肝气衰，筋不能动。"如肝阴不足，则筋痿不用；肝风内动，则筋脉拘挛抽搐。《素问·痿论》云："肝气热则胆泄口苦，筋膜干，筋膜干则筋急而挛，发为筋痿。"说明肝的病变，必然影响到经筋。

本病病位在肘部。与手三阴、手三阳的经脉和经筋密切相关，此外，手太阳经别也过肘。手太阴经脉"下肘中"，经筋"结肘中"；手少阴经脉"下肘内"，经筋"上结肘内廉"；手厥阴经脉"入肘中"，经筋"结于肘内廉"；手阳明经脉"入肘外廉"，经筋"上结于肘外"；手太阳经脉"出肘内侧两筋之间"，经筋"结于肘内锐骨之后"，经别"上走肘"；手少阳经脉"上贯肘"，经筋"结于肘"。

本病常见于西医学中的肱骨外上髁炎、肱骨内上髁炎和尺骨鹰嘴滑囊炎。

【症状】肘部疼痛肿胀，疼痛可向上臂或前臂放射，影响关节活动。

（1）手阳明经筋证（肱骨外上髁炎）者，以肘外侧疼痛为主，肱骨外上髁有明显压痛，用力握拳及前臂旋前伸肘可导致疼痛加重。

（2）手太阳经筋证（肱骨内上髁炎）者，以肘内侧疼痛为主，肱骨内上髁附近压痛，前臂旋前及主动屈腕可导致疼痛加重。

（3）手少阳经筋证（尺骨鹰嘴滑囊炎）者，以肘关节后侧疼痛为主，尺骨鹰嘴附近压痛，支撑动作可诱发肘后部疼痛。

【治疗】

[基本处方]

他穴：阿是穴、阳陵泉。

[操作]阿是穴用扬刺法，直刺1针，周围取4个点向中心透刺，或进行多方向针刺，阿是穴周围可再寻找2~4个穴位行阻力针法，针尖向痛处；或将火针针具于阿是穴附近烧白亮，迅速刺入，急出针，酌情在周围点刺数针，1次/周，每次4针以下；阳陵泉直刺1.0~1.5寸，以局部酸胀为度。留针30分钟。针感、补泻手法、刺激强度因人制宜，并随时询问患者感觉以确定刺激量。

[随证配穴]在基本处方的基础上根据不同的症状配伍以下腧穴。

（1）手阳明经筋证（肱骨外上髁炎）

组穴：前臂背侧六穴。

他穴：肘髎、曲池、手三里、合谷。

操作：针刺前臂背侧六穴时向前臂背侧正中斜刺或平刺1.0~1.5寸，以局部酸胀为度；其余腧穴均直刺0.5~1.0寸，肘髎、手三里、曲池以前臂背侧面出现放射性针感为佳，合谷以针感传向拇食指为佳。

（2）手太阳经筋证（肱骨内上髁炎）

组穴：前臂掌侧六穴。

他穴：小海、阳谷、后溪。

操作：针刺前臂掌侧六穴时向前臂掌侧正中斜刺或平刺1.0~1.5寸，阳谷直刺0.3~0.5寸，以局部酸胀为度；小海直刺或斜刺0.3~0.5寸，以沿前臂内侧缘传至小指尖的放射性针感为佳；后溪直刺0.5~1.0寸，以针感传向小指端为佳。

（3）手少阳经筋证（尺骨鹰嘴滑囊炎）

他穴：天井、外关、中渚。

操作：天井直刺0.5~1.0寸，中渚直刺0.3~0.5寸，以局部酸胀为度；外关直刺0.5~1.0寸，以针感沿前臂背侧向手背传导为佳。

【方义】肘劳病位在肘部，与手三阳经筋关系密切，治疗目的为缓解疼痛、改善功能，故主方以局部阿是穴为主，根据不同的疼痛的部位配伍手三阳经的腧穴。

《灵枢·经筋》在治疗经筋病时即提出"以痛为腧"，或采用扬刺法以增加行针范围，使行气活血、散瘀消肿之功更佳，或采用阻力针法以松解肌纤维，缓解疼痛，或施以火针增加温经通络、祛寒除湿之功。筋会阳陵泉，《针灸甲乙经》："筋急，阳陵泉主之。"刺之舒筋活络。

骨骼肌包括肌腹和肌腱两部分，肌腹借肌腱附着于骨骼上，肌腱与骨直接相连。肌腹收缩，牵拉肌腱，引起骨关节运动。肌腹的过度或长期收缩引起肌腱附着点软组织的损伤，因此肘劳的治疗肌腹刺法必不可少。刺肌腹法以刺入肌肉层为度，《素问·刺齐论》曰："刺筋者无伤肉……刺筋者无伤骨。"《灵枢·终始》曰："在筋守筋。"针刺肌腹可以使局部紧张、痉挛的肌肉组织放松，肌腱的异常牵拉作用减弱或消失，从而使疼痛得到改善。

手阳明经筋证相当于肱骨外上髁炎，形成原因主要是前臂旋前位，做腕关节主动背伸，突然猛力动作，使前臂腕伸肌强烈收缩，引起伸肌总腱起点处损伤。选穴以手阳明经腧穴为主。肘髎、曲池、手三里、合谷均为手阳明腧穴，属"经络所过，主治所在"。《针灸甲乙经》载："肩肘节酸重，臂痛，不可屈伸，肘髎主之。"肘髎为桡侧腕长伸肌起点所在位置，"肩肘中痛，难屈伸，手不可举，腕重急，曲池主之"。前臂后群背侧肌肉多起自肱骨外上髁，故针刺前臂后群（背侧）肌肌腹。前臂背侧六穴由桡侧三穴和尺侧三穴组成。桡侧三穴局部有桡侧腕长伸肌、桡侧腕短伸肌、指伸肌，有伸、展腕关节的作用。尺侧三穴局部有小指伸肌、尺侧腕伸肌，以及在肘后部的肘肌，有伸腕和收腕关节、伸肘关节之用。

手太阳经筋证相当于肱骨内上髁炎，主要是由于劳损、外伤导致肱骨内上髁前臂屈肌附着处发生炎症反应从而出现肘部内侧疼痛，选穴以手太阳经腧穴为主。小海、阳谷、后溪均为手太阳经腧穴，属"经络所过，主治所在"。《针灸甲乙经》载："肩弛肘废……阳谷主之""肘挛……后溪主之"。前臂前群掌侧肌肉多起自肱骨内上髁，故针刺前臂前群（掌侧）肌肌腹。前臂掌侧六穴由桡侧三穴和尺侧三穴组成。桡侧三穴局部有肱桡肌、旋前圆肌、桡侧腕屈肌、拇长屈肌，有屈肘、屈腕及外展腕关节的作用。尺侧三穴局部有掌长肌、尺侧腕屈肌、指浅屈肌、指深屈肌、旋前方肌，有屈腕、内收腕关节、屈指和使前臂旋前之功。

手少阳经筋证相当于尺骨鹰嘴滑囊炎，选穴以手少阳经腧穴为主。天井、外关、中渚为手少阳经腧穴，属"经络所过，主治所在"。《针灸甲乙经》载："肘痛引肩，不可屈伸……天井主之""肘中濯濯……外关主之""肘臂痛……中渚主之"。

【医案】患者，女，52岁，2013年6月28日初诊。

主诉：双侧肘部疼痛10余年。

现病史：患者于10余年前上举重物后出现双侧肘部酸痛，做家务时加重，曾在当地医院针刺治疗，症状未见好转。近日疼痛加重，疼痛持续并连及前臂伸肌群，握物无力。查体示肱骨外上髁处压痛明显，前臂旋前、伸肘功能受限，前臂伸肌群紧张试验阳性，伸肌群抗阻试验阳性。

西医诊断：肱骨外上髁炎。

针灸治疗：以手三阳经筋为主的前臂背侧六针（定位：前臂背面侧从曲池至阳溪做一连线，从小海到阳谷做一连线，将两条线各分成四等份，中间三个点是穴）。局部皮肤常规消毒，取0.3mm×40mm毫针，先取一条线上的三个腧穴，一手持针，进针10~20mm，同法取另一条线上三腧穴，针刺得气后施以捻转泻法1分钟，留针30分钟。进针深度以两线上相对应的两针进针后使两穴之间的手三阳经筋均受刺激为宜。针刺治疗4次后，患者肘部及前臂伸肌群疼痛较前明显减轻，但患者自诉提重物时仍有疼痛。考虑患者病情较重，局部或许横络已成，加用局部阿是穴围刺2次。患者自述较前无明显变化，经筋损伤较重，横络形成较多，经脉不和，非阿是穴围刺能除，于是用前臂六针配合毫火针局部痛点针刺2次。

自述拧毛巾不再疼痛，有时提重物仍有困难，但较前明显减轻，基本不影响正常工作。[刘菲，李志道.针刺肌腹治疗肱骨外上髁炎案.山东中医杂志，2014，33（9）：781-782.]

肩凝症

肩凝症是以肩部持续疼痛及活动受限为主的病证。好发于50岁左右者，故又称"五十肩"。基本病机是肩部经络阻滞不通或筋肉失于濡养。根据疼痛的部位，将肩凝症分为手阳明经型、手太阳经型、手少阳经型和混合型。

肩凝症病位在肩，主要涉及的脏腑是肝肾。《素问·上古天真论》："（男子）七八，肝气衰，筋不能动。八八，天癸竭，精少，肾脏衰，形体皆极，则齿发去。"年老体衰、气血虚弱，肝肾不足是形成肩周炎的内在因素，是发病基础；而扭闪仆挫、劳累过度、风寒湿等外邪侵袭引起的气血运行不畅是发病的外在因素，是致病条件。

本病病位在肩，与手三阳经之经脉循行及经筋、经别、经脉分布密切相关，足少阳、手太阴、足太阳、督脉循行也过肩。手阳明经"上臑外前廉，上肩，出髃骨之前廉"，经别"别于肩髃"，经筋"绕肩胛""从肩髃上颈"，络脉"乘肩髃"；手太阳经"出肩解""绕肩胛，交肩上"，经别"别于肩解"，经筋"上绕肩胛"，络脉"络肩髃"；手少阳经"循臑外上肩"，经筋"上肩"；足少阳经"至肩上"。手太阴经筋"结肩前髃"；足太阳经"循肩髆内"，经筋"结于肩髃"；督脉"循肩髆内"，络脉"下当肩胛左右"。

本病相当于西医学的肩周炎，根据肩关节的解剖结构及肩关节损伤后的病生理特点，分为肱二头肌肌腱炎及腱鞘炎、冈上肌肌腱炎、肩峰下滑囊炎、肩袖损伤、冻结肩等。根据病程和症状分为三期：疼痛期、僵硬期、缓解期，其中手三阳型多处于疼痛期，持续时间在2~9个月；混合型多处于僵硬期、缓解期，肩关节活动范围较前缩小或逐渐恢复，可持续数年。

【症状】肩关节疼痛及活动受限，疼痛可放射至上臂，受风寒时，或劳累后，或夜间可见疼痛加重。

（1）手阳明经型，常见于肱二头肌肌腱炎及腱鞘炎，疼痛肩部前外侧为主，于肩髃处疼痛，压痛明显，可放射至肘关节部，常伴有肩关节上举及外展运动障碍。

（2）手少阳经型，常见于冈上肌肌腱损伤，肩外侧疼痛不适，于肩髎处压痛明显，影响肩关节外展活动，冈上肌肌腱损伤出现疼痛弧的特殊体征。

（3）手太阳经型，常见于肩袖损伤，表现为肩部后侧，尤以臑俞处疼痛为主，多见外展、外旋活动受限为主。

（4）混合型，以冻结肩、肩峰下滑囊炎常见，患者肩部疼痛，夜间为甚，肩关节主、被动活动在各方向均出现受限情况。

【治疗】

［基本处方］

组穴：肩五穴、肩凝症五穴、臂丛四穴（去颈臂）。

［操作］采用分步针刺法，配合互动式针法。

（1）取3.0寸长针直刺条口、丰隆处有酸胀感后，向承山方向透刺，待承山附近也有酸胀感后行高频率捻转手法，同时嘱患者进行患肩的活动，做平时受限的活动或引起疼痛的动作，幅度以患者可以忍受为度。待患者疼痛缓解后起针。

（2）针刺肩髃、肩髎时向肱骨大结节方向刺入1.0~1.5寸，肩头处向下直刺1.0~1.5寸，肩前、肩后处向肱骨头方向刺入1.0~1.5寸，天鼎、天窗、天牖处向颈椎横突方向直刺0.8~1.0寸，足三里直刺1.0~1.5寸，以局部酸胀为度。阳陵泉直刺或向下斜刺1.0~1.5寸，施以提插手法刺中腓总神经，以产生向下放射至足背的针感为佳。留针30分钟。

针感、补泻手法、刺激强度因人制宜，并随时询问患者感觉以调整刺激量。

[**随证配穴**] 在基本处方的基础上根据不同分型配伍以下腧穴。

（1）手阳明经型

组穴：肱二头肌三穴。

他穴：手三里、合谷。

操作：均直刺0.8~1.0寸，施提插捻转手法，肱二头肌三穴以局部酸胀为度，手三里针感沿经传至前臂外侧为宜，合谷以传至拇食指末端为宜。

（2）手少阳经型

组穴：肩胛冈三穴、肱三头肌三穴。

操作：肩胛冈三穴，沿肩胛冈平刺0.5~0.8寸，以针尖抵至肩胛冈为度；肱三头肌三穴，直刺0.8~1.0寸，以局部酸胀为度。

（3）手太阳经型

组穴：肩胛四穴。

他穴：肩贞、臑俞。

操作：巨骨，直刺约1.0寸，针尖可刺到肱骨头；秉风，向肩胛冈45°斜刺至肩胛冈骨面；曲垣，向外下方斜刺0.5~0.8寸；天宗，直刺至肩胛骨骨面；肩贞，直刺1.0~1.5寸；臑俞，向肱骨头方向刺1.0~1.5寸，以局部酸胀为度。

（4）混合型

他穴：阿是穴。

操作：火针直刺肩五穴后，条口透刺承山，嘱患者对肩部进行主动活动，发现动痛点后，再对阿是穴进行阻力针法或者火针点刺。可根据患者动痛点、压痛点酌情配穴。

【**方义**】治疗肩凝症以局部取穴为主。急性期预防粘连，保持关节活动度；粘连期预防肌肉萎缩，恢复关节活动度，恢复肌肉力量。

肩髃为阳跷脉交会穴，阳跷从下肢外侧上行头面，"阳跷为病，阴缓而阳急"，阳跷脉不足，则痿痹无力，刺之可调节肢体运动，刺向肱骨大结节可以缓解三角肌的疼痛痉挛。《针灸甲乙经》曰"肩重不举，臂痛，肩髎主之"。肩髎可以治疗冈上肌腱的损伤，因此肩髃、肩髎二穴常用来治疗肩臂疼痛等病证。肩头、肩前、肩后为经验穴，位于三角肌上。肩头穴在肩峰下方，其下有肩峰下滑囊、肱骨大结节，可以有效治疗肩峰下滑囊、三角肌中束，以及肩袖的损伤；肩前，主要治疗肱二头肌长头肌肌腱、喙肱韧带损伤；肩后主要治疗肩袖、肩关节关节囊损伤。

肩凝症五穴分布于下肢足阳明经筋与足太阳经筋上。足阳明胃经有条口、丰隆、足三里，另外肩凝症属筋病，故取用筋会阳陵泉。条口/丰隆透承山为治疗肩凝症的经验效穴，采用透刺法可扩大作用范围，具有穴经皆调的作用。本组穴以治"凝"的疗效突出，配合互动式针法可有桴鼓之效。

颈肩部经络、经筋是一个整体，临床当中颈源性的肩周炎也较为常见，故取臂丛四穴，疏经止痛。

手阳明经型肩周炎多与肱二头肌肌腱损伤相关，配肱二头肌三穴可疏通阳明经气、改善肱二头肌肌肉痉挛疼痛，从而治疗肩周炎屈伸活动受限，并配伍手阳明经腧穴手三里和合谷可疏通经气，通络止痛。

手少阳经型肩周炎多为冈上肌肌腱及肱三头肌内侧头损伤造成，配肩胛冈三穴和肱三头肌三穴，可治疗冈上肌和肱三头肌的痉挛疼痛，从而治疗肩周炎外展疼痛活动受限。

手太阳经型肩周炎，配肩胛四穴、肩贞、臑俞以通经活络。小肠经天宗、秉风、曲垣、肩贞、臑俞，位于肩胛骨区，故可治疗肩胛疼痛等病证。天宗下布有冈下肌，可使肩部外旋，且秉风、曲垣二穴都在冈上窝中，此处正是冈上肌的起始位置，此肌损伤或有炎症，可出现肩部外展障碍。肩贞、臑俞处于冈下肌、大小圆肌肌腱、腋神经复合的四边孔位置，是肩袖损伤好发的疼痛部位，因此，配肩贞、臑俞可治疗肩关节后方的疼痛痉挛。巨骨为手阳明腧穴，"在肩端上行两叉骨间陷者"，下分布有上中斜方肌、冈上肌。冈上肌可使肩部外展，上中斜方肌有上举及内收肩胛骨的作用。

混合型肩周炎患者关节发生粘连，采用火针或者阻力针法对肩五穴进行直刺，起到松解粘连的作用，松解以后再用3.0寸针条口透刺承山，嘱患者对肩部进行主动活动，起到滑利关节的作用，在活动同时发现动痛点后，再对阿是穴进行阻力针法或者火针点刺，起到充分松解粘连的作用。

【医案】患者，男，69岁，2011年10月19日就诊。

主诉：反复右侧肩疼痛1年余，伴肩部活动不利。

现病史：患者近1年出现右侧肩部疼痛，曾多次于其他医院行药物及推拿治疗，效果欠佳。遂于1个月前就诊于我科，就诊时患者右侧肩部及肩胛缘内侧部疼痛剧烈，穿衣困难，不能触及对侧肩部。面色黄黑，体型虚胖，手足冰凉，云门穴及右侧肩胛骨内侧缘压痛明显，右侧肩关节活动受限，上抬约50°，舌淡，苔薄白，脉沉细。右侧肩关节X线片未见明显异常。

西医诊断：肩周炎。

针灸治疗：①常规针刺：针刺肩五针（肩髃、肩髎、肩头、肩前、肩后）、上臂三针（位于肱三头肌的肌腹上，腋后纹头与肘尖之间四等分，上四分之一与下四分之三的交点、中点、上四分之三与下四分之一的交点，共3穴）以局部疏通经络，调理气血，缓解疼痛。②互动式针法：条口、承山、跗阳、阴陵泉及手三阴、三阳经的穴位，如肩前廉痛者加鱼际，肩后廉痛者加后溪，肩外廉痛者加合谷等交替使用。③阻力针法：大多数肩周炎患者在冈上肌、冈下肌、三角肌、斜方肌、肩胛提肌甚至肩胛周围肌群出现硬结物、节结和条索物时，在酸、麻、胀、痛经常发生时，在局部缺血、缺氧、缺营养现象发生时，必须运用此法治疗。每日1次。

2周后患者手足冰凉及肩部疼痛症状缓解，右臂可上抬约90°。建议患者在原治疗不变的情况下加用刺络拔罐疗法，隔日1次，患者同意。2星期后复诊，患者右肩疼痛消失，功能正常。6个月后随访，疼痛未复发，右肩活动正常。[焦娟娟，吕福全.李志道教授"三步针法"治疗肩关节周围炎经验拾贝.上海针灸杂志，2013，32（9）：761.]

坐骨神经痛

坐骨神经痛是由于多种病因所致坐骨神经原发性或继发性损害而出现沿以坐骨神经通路及其分布区（腰、臀、大腿后侧、小腿后外侧及足外侧）放射性疼痛为主要症状的综合征。根据疼痛的部位不同分为腓总神经痛、胫神经痛和混合型神经痛。

坐骨神经痛属中医学"痹证""腰腿痛"等范畴，本病内因主要为先天禀赋不足、素体虚弱，如果劳累过度，或久病体虚、肾气不足、气血耗伤、腠理空疏，则使外邪容易乘虚入侵而致病。外因有两大类：一是感受寒湿之邪，凡露卧受凉、涉水冒雨、久居寒湿之地都可感受寒湿之邪。二是外伤，凡闪挫撞击、负荷过重、持重努伤均可造成经络气滞血瘀、经脉血行不畅。经脉者，血之通路，血气不通，经脉失荣，表现为循经脉走行的疼痛。正如《灵枢·经脉》描述足太阳膀胱经的病候时曰："脊痛，腰似折，髀不可以曲，腘如结，腨如裂…"与坐骨神经痛临床症状高度契合。

坐骨神经痛的疼痛路线与足三阳、足少阴的经脉、经筋一致。足阳明经"以下髀关，抵伏兔，下膝髌中，下循胫外廉，下足跗"，足阳明经筋"邪外上加于辅骨，上结于膝外廉，直上结于髀枢，上循胁，结于膝；其支者，结于外辅骨，合少阳；其直者，上循伏兔，上结于髀"；足少阳经"以下循髀阳，出膝外廉，下外辅骨之前，直下绝骨之端，下出外踝之前，循足跗上"，足少阳经筋"上循胫外廉，结于膝外廉；其支者，别起外辅骨，上走髀，前者结于伏兔之上，后者结于尻"；足太阳经"从腰中下挟脊，贯臀，入腘中""挟脊内，过髀枢，循髀外，从后廉，下合腘中，以下贯腨内，出外踝之后"，足太阳经筋"邪上结于膝，其下循足外侧，结于踵，上循跟，结于腘，其别者，结于腨外，上腘中内廉，与腘中并上结于臀，上挟脊"；足少阴经"邪走足心，出于然骨之下，循内踝之后，别入跟中，以上腨内，出腘内廉，上股内后廉，贯脊"，足少阴经筋"邪走内踝之下，结于踵，与太阳之筋合，而上结于内辅之下，并太阴之筋，而上循阴股"。由于足阳明经和足少阳经、足太阳经和足少阴经在腿部的经脉循行分别与腓总神经和胫神经的分布循行一致，因此腓总神经痛又名阳明少阳型，胫神经痛又名太阳少阴型。

【症状】腰或臀、大腿后侧、小腿后外侧及足外侧有放射样、电击样、烧灼样疼痛。

（1）腓总神经痛者，疼痛沿臀、大腿外侧、小腿外侧至足外侧呈放射痛。

（2）胫神经痛者，疼痛沿腰或臀、大腿后侧、小腿后侧及足底放射痛。

【治疗】

[基本处方]

组穴：坐骨神经四穴、臀三穴。

他穴：阿是穴、大肠俞、关元俞、委中。

[操作]采用分步针刺法配合分经得气法治疗，共分三步。

（1）侧卧位，环跳直刺2.5~3.0寸，施提插捻转手法，若为腓总神经痛（阳明少阳型），针尖微向外，产生沿大腿后侧-小腿外侧-足背方向传导的针感；若为胫神经痛（太阳少阴型），针尖微向内，产生沿大腿后侧-小腿后侧-足内踝-足底方向传导的针感，不留针。

（2）俯卧位，大肠俞、关元俞、秩边直刺2.0~3.0寸，以针感沿大腿后侧向下传至足部为佳；承扶、殷门直刺1.5~2.5寸，委中浅刺0.5~0.8寸，针感要求同环跳穴；以上诸穴以3~4个腧穴出现循经感传即可，其余腧穴以局部酸胀为度，留针30分钟。

（3）臀三穴直刺2.0~3.0寸，阿是穴直刺1.0~3.0寸，以局部酸胀为度，留针30分钟。

针感、补泻手法、刺激强度因人制宜，并随时询问患者感觉以确定刺激量。

[随证配穴]在基本处方的基础上根据不同的症状配伍以下腧穴。

（1）腓总神经痛（阳明少阳型）

组穴：三风市、小腿前外侧六穴、腓总神经四穴。

操作：委阳、浮郄、阳陵泉、足三里直刺1.0~1.5寸，陵下浅刺0.3~0.5寸，悬钟直刺0.5~1寸，以3~4个腧穴出现沿小腿前外侧向下传至足背的针感为度。小腿前外侧六穴、三风市直刺1.0~1.5寸，以局部酸胀为度。

（2）胫神经痛（太阳少阴型）

组穴：股后五穴、小腿后七穴、胫神经五穴。

操作：合阳直刺0.5~1.0寸，承山直刺2.0~2.5寸，针感以沿小腿后侧传至小趾为宜。三阴交直刺0.5~1.0寸，太溪浅刺0.2~0.3寸，以针感传至足底为宜。股后五穴直刺2.0~3.0寸，小腿后七穴直刺0.8~1.0寸，以局部酸胀为度。

【方义】坐骨神经是人体最粗大的神经，自骶丛发出，由包在同一个神经鞘内的胫神经和腓总神经组成，在腘窝上角处分为腓总神经和胫神经。胫神经下行于小腿后群浅、深层肌之间至内踝后下方，至足底；腓总神经沿股二头肌内缘下行，至腓骨头后方并绕过腓骨颈，向前穿过腓骨长肌起始部，分为腓浅神经及腓深神经两支，均分布于小腿外侧，下行至足背。坐骨神经痛分为根性和干性，除了针对病因治疗外，循其神经分布针刺以刺激神经、松解局部肌肉粘连、改善肌肉功能、缓解疼痛症状也是对其重要的治疗手段。

《针灸甲乙经》载"腰胁相引痛急，髀筋瘛，胫痛不可屈伸，痹不仁，环跳主之"，殷门主"腰痛得俯不得仰"，承扶主"腰脊痛尻臀股阴寒大痛"，秩边主"腰痛骶寒，俯仰急难"。四穴共为坐骨神经痛主穴，根据"腧穴所在，主治所在"，可直接针刺至坐骨神经干治疗坐骨神经痛；大肠俞、关元俞下为坐骨神经干，针刺可直接刺激到相应的脊神经；"腰背委中求"，膀胱经穴委中为治疗腰痛、下肢痿痹之要穴，为"经络所过，主治所在"的体现，其下分布有腓肠内侧皮神经和胫神经，根据胫神经和腓总神经受累的情况要求不同的针感。以上腧穴针感不必全飞经走气，以4~5个腧穴出现对应循经感传现象即可。

坐骨神经痛可因梨状肌综合征所致。臀三穴主要作用于臀大肌、臀中肌以及梨状肌肌腹，针刺该组穴可改善梨状肌的痉挛状态，缓解疼痛。配合局部阿是穴，疏经活血，通络止痛。

腓总神经痛者取穴以足阳明、足少阳经为主。小腿前外侧六穴前侧纵向三穴分布于伸踝肌群上，属足阳明经，外侧纵向三穴位于踝关节外翻肌群上，属足少阳经。"经络所过，主治所在"，针刺本组腧穴可调节足阳明、足少阳两经经气，针刺肌腹可改善肌肉功能，缓解疼痛。风市属足少阳胆经腧穴，《针灸资生经》载

"风市……疗冷痹，脚胫麻，腿膝酸痛，腰重起坐难"，在风市及其上下各2寸处进行经筋刺法，能扩大治疗范围。腓总神经四穴下分布有腓总神经，此外足三里、悬钟深层也分布有腓深神经，针刺要求2~3个腧穴出现循经感传为佳。

胫神经痛者取穴以太阳、少阴经为主。针刺胫神经五穴直接刺激胫神经，缓解疼痛。针刺股后五穴刺激股后屈肌群肌腹，小腿后七穴刺激腓肠肌、比目鱼肌肌腹，改善肌肉痉挛状态。三阴交主"胫痛不能久立"，亦可滋阴养血，健脾益气，滋补肝肾。肾脏原穴太溪益肾补虚，调经利湿，为肾脉之根，先天元气之所发，能调节肾脏之元阴元阳。

【医案】何某，男，50岁。

主诉：左腿疼痛1月余。

现病史：查腰椎CT示第4、5腰椎间盘突出，于院外针灸治疗10余日未见明显好转，遂来求诊。患者疼痛以左腿大腿后侧和小腿后侧为主。

西医诊断：坐骨神经痛。

中医诊断：太阳少阴型。

针灸治疗：侧卧取环跳穴，使患者产生沿大腿后侧—小腿后侧—足跟—足心—大趾方向传导的针感，不留针；俯卧取殷门穴，针感同环跳穴，留针；委中、承山，针刺横平第3~5腰椎夹脊穴及与其平行的膀胱经穴等穴，留针30分钟。

首次治疗后，患者顿觉小腿后侧疼痛大减，大腿后侧疼痛减轻，10次后痊愈。

[李兰媛.李志道教授用分经辨证和气至病所针法治疗坐骨神经痛经验.天津中医药，2012，29（6）：530-531.]

腰痛

腰痛是以急慢性腰部疼痛，腰椎活动受限，伴或者不伴腿痛为主要临床表现的病证。常见于急性腰扭伤、腰肌劳损、腰背筋膜炎、腰椎后关节及骶髂关节紊乱、棘突间韧带损伤、腰椎间盘突出症、腰椎管狭窄症、退行性骨脊柱病等病证。

腰痛属于中医痹证的范畴。《诸病源候论·腰背病诸候》载："劳损于肾，动伤经络，又为风冷所侵，血气击搏，故腰痛也。"外感风寒湿以及急慢性损伤是其主要的外因，年老体衰、肝肾不足是其主要的内因。

腰痛病位在腰，主要与肝、肾相关。《医学衷中参西录·肢体疼痛门》说："肝主筋、肾主骨，腰疼为筋骨之病，是以肝肾主之。"肝肾阴液不足，不能濡养筋骨，发为腰痛。

腰部与足太阳、足少阴、足少阳、足阳明、足太阴、任脉、督脉相关。足太阳经"夹脊抵腰中，入循膂""从腰中下挟脊贯臀"，经别"从膂上出于项"，经筋"上挟脊上项"；足少阴经"贯脊属肾络膀胱"，经筋"循脊内挟膂"，络脉"下外贯腰脊"；足少阳经"循胸过季胁"；督脉"侠脊抵腰中，入循膂，络肾"，络脉"挟膂上项"；足阳明经筋"上循胁，属脊"；足太阴经筋"其内者，著于脊"；任脉之前络脉"上循背里"。

【症状】

（1）急性腰扭伤及棘突间韧带损伤者，发病突然，可有明显诱因，痛有定处、腰椎活动受限、腰椎生理曲度发生变直侧弯、强迫前倾位，或者骨盆发生扭转、腰部肌肉痉挛。

（2）腰肌劳损及腰背筋膜炎者，腰部钝痛、劳累、天气变化时加重，休息时缓解，缓解时活动不受限，加重时可出现腰部僵硬、活动受限。

（3）腰椎后关节及骶髂关节紊乱者，腰部有固定痛点，在腰部活动时有明显的卡顿痛点，查体示患者有轻度的骨盆扭转与长短腿。

（4）腰椎间盘突出及腰椎管狭窄者，腰椎间盘突出以腰腿疼痛为主要临床表现，主要体征表现为直腿抬高试验阳性；腰椎管狭窄症主要表现为腰腿疼痛伴间歇性跛行。

【治疗】

[**基本处方**]

组穴：肾区、腰痛二穴。

他穴：阿是穴、委中。

[**操作**] 采用互动式针法配合分步针刺法治疗，共分三步。

（1）攒竹向下平刺0.5~0.8寸，边捻转边嘱患者活动腰部，做治疗前引起疼痛或不能做的动作，以患者可以耐受为度。留针30分钟。

（2）针刺阿是穴，施以阻力针法，并结合报刺法，在缓解一处阿是穴疼痛后，再选取另外的阿是穴进行阻力针法治疗，一般选2~3个疼痛点。不留针。

（3）肾区中肾俞、气海俞、大肠俞、关元俞四穴，均采用3.0寸长针深刺，根据患者的病情，如仅为腰部疼痛，针感为局部的酸麻重胀；如伴有下肢酸疼，则施提插捻转法，稍微调整针尖指向，使针感传至足部。肾区其余腧穴直刺1.0~2.0寸，以局部酸胀为度。委中浅刺0.5~0.8寸，以出现放射性针感为度。隐白浅刺0.1寸。留针30分钟。

针感、补泻手法、刺激强度因人制宜，并随时询问患者感觉以确定刺激量。

[**随证配穴**] 在基本处方的基础上根据不同的症状配伍以下腧穴。

（1）急性腰扭伤及棘突间韧带损伤

组穴：合谷透后溪。

他穴：腰痛点、水沟。

操作：合谷直刺0.3~0.5寸，施提插捻转手法使食指跳动，继续沿掌骨掌侧面直向后溪；腰痛点直刺0.5~0.8寸；水沟平刺0.5~0.8寸，边捻转边嘱患者活动腰部。

（2）腰肌劳损及腰背筋膜炎

组穴：臀三穴。

他穴：腰眼、筋缩、次髎。

操作：臀三穴、腰眼深刺2.0~2.5寸，筋缩、次髎直刺1.0~1.2寸，以局部酸胀为度。

（3）腰椎后关节及骶髂关节紊乱

他穴：夹脊穴。

操作：深刺腰部夹脊穴，以针尖刺向椎板骨面为度。可配合腰部拔罐。

（4）腰椎间盘突出及腰椎管狭窄症

组穴及操作参考坐骨神经痛。

【方义】腰痛的主要发病因素是腰椎内外力学失衡，腰部肌肉是维持腰椎稳定的最重要环节，腰部肌肉痉挛疼痛是腰痛发病的主要病因，因此缓解腰部肌肉痉挛是治疗腰痛的关键环节。

治疗本病主要选取分布于腰部的足太阳膀胱经、足少阳胆经、督脉的穴位，即肾区腧穴。其下为腰部筋膜、竖脊肌、多裂肌、腰大肌、腰方肌等，因此针刺该组穴位可以缓解腰部神经肌肉痉挛疼痛，从而治疗腰痛病证。其中肾俞、气海俞、大肠俞、关元俞下布有坐骨神经干，如伴有下肢酸疼感，则针刺时要求刺中坐骨神经，以下肢出现放射针感为度，若仅为腰部酸疼，则针感出现局部酸胀感即可。足太阴、足太阳经均与腰部相关，故取腰痛二穴疏通经气，以远端配穴治疗腰痛。互动式针刺方法主要解决腰椎活动受限、腰椎关节紊乱问题，通过患者的主动活动达到纠正关节紊乱、改善腰椎活动度的目的。"腰背委中求"，刺之以改善腰背部症状。阿是穴施阻力针法延长了针刺作用时间，扩大针刺范围，更好地发挥舒筋活血的作用。

治疗急性腰扭伤取腰痛经验效穴腰痛点、督脉腧穴水沟配合合谷透后溪行互动式针法通经活络。平刺水沟针感强烈，可疏通督脉经气；后溪可通督脉；合谷止痛效果强；合谷透后溪则治疗急性腰扭伤效果显著。治疗棘突间韧带损伤主要取肾区命门、腰阳关等，直接刺激棘突间韧带，起到消肿止痛的作用。

治疗腰背筋膜炎时，根据腰背部筋膜的起止点配腰眼、筋缩、次髎作用于腰背筋膜，起到养血柔筋的作用。治疗腰肌劳损配腰眼、臀三穴，分别针刺腰方肌、梨状肌、臀大肌等腰臀部肌肉，起到行气活络的作用，全面治疗腰部、臀部肌肉。

治疗腰椎后关节及骶髂关节紊乱，主要配华佗夹脊穴。针尖直接作用于腰椎后关节，起到舒筋活血止痛的目的。为减少针刺，可酌情减少肾区腧穴。

腰椎间盘突出及腰椎管狭窄除腰部症状外，主要还表现为坐骨神经受累，治疗详见"坐骨神经痛"。

【医案】

[**医案一：急性腰扭伤**] 患者，男，65岁，2010年9月6日初诊。

主诉：腰部扭伤。

现病史：因抬重物致腰部扭伤，疼痛剧烈。患者痛苦面容，腰部僵硬，活动受限，蹲下不能站起，需人搀扶才能勉强站立，卧床不得转侧，轻咳即感腰部震痛难忍。CT检查示腰椎未见异常。

诊断：急性腰扭伤（经脉瘀阻）。

针灸治疗：嘱患者意守痛处，采用长40mm毫针予合谷透后溪、水沟平刺，强刺激，施以互动式针刺法，运针的同时让患者活动腰部，患者大呼针刺痛剧时（该患者从未接受过针刺治疗，所以惧针）忽感腰疼若失，尝试咳嗽亦无疼痛，蹲起不需搀扶。考虑患者因伤络损，瘀阻经脉致病，继以痛点、委中刺络，以治其本，3次而愈。[张绪峰，姜婧，王慧，等.李志道教授互动式针刺法临床应用阐微.上海针灸杂志，2012，31（7）：521-522.]

[**医案二：腰肌劳损**] 张某，男。

主诉：腰部扭伤加重4天。

现病史：素有腰肌劳损，因扭伤疼痛加剧。症见平卧于床，不可转侧。虽经多方治疗，4天来未见好转。

针灸治疗：令患者在他人帮助下勉强翻身，第一步为在腰部最痛处直刺1针，进针2.5寸，顺时针方向捻转，当针体捻不动时停止，然后做提插手法，头两次提插，由于针体已被肌纤维缠绕，实际上提插手法不是针体在肌肉中运动，而是针体带动局部肌肉在上下运动，当肌纤维被拉断后，再做几次边捻转边提插手法。第二步为将针提至皮下，向上呈45°角斜刺，仍按上法操作。第三、四、五步，仍按上法向下、左、右斜刺不留针，针后疼痛大减，活动幅度明显增大。若此时又出现了新的活动痛点，在活动痛点处仍按上法操作共针3个痛点，腰痛豁然痊愈，活动自如，为巩固疗效，再针刺承山、委中，并在局部刺络拔罐。[李志道.阿是穴治疗痛证.针灸临床杂志，1995（3）：30-32.]

[医案三：骶髂关节紊乱] 患者，男，54岁，2008年10月8日初诊。

主诉：骶髂关节疼痛2月余。

现病史：原患风湿性关节炎6年。近半年来腰骶部疼痛持续加重，步履蹒跚，睡卧时腰尻痛著，翻身困难。检查示脊柱胸腰段前屈90°，后伸15°，左右侧屈15°，骶髂关节叩击痛（+）。X线摄片示双骶髂关节间隙模糊，部分融合，腰椎正侧位骨质未见异常。ASO（+），RF（-），ESR2mm/小时。

西医诊断：双侧骶髂关节炎。

中医诊断：腰尻痛痹证（肾虚，寒湿瘀痹）。

治则：温补肾督，祛湿化瘀。

中药治疗：黄芪30g，党参15g，白芍15g，桂枝10g，当归10g，延胡索30g，薏苡仁20g，独活10g，羌活10g，炙甘草15g，熟地10g，杜仲10g，枸杞子15g，桑寄生10g，牛膝30g，肉桂6g，生姜10g，大枣6枚。

针灸治疗：取攒竹、瞳子髎配以合谷透后溪、腰痛点，结合局部取阿是穴并在腰周围刺络拔罐、沿两侧膀胱经走罐、局部闪罐。嘱患者注意调畅情志，劳逸结合。1个疗程后，腰尻疼痛及酸重冷感逐渐减轻，腰骶髋诸关节疼痛消失，活动自由。检查示胸腰段前屈90°，后伸20°，左右侧屈20°，ASO阴性，RF阴性，ESR10mm/小时。唯感阴天或劳累后腰髋关节不适，发作时针刺治疗以善其后。[王定寅，李志道.李志道教授针药并用治疗骶髂关节炎经验.四川中医，2011，29（3）：25-26.]

股神经痛

股神经痛是因高位腰椎间盘突出、髋关节病变、慢性劳损、静脉曲张、外伤、骨盆或股骨骨折、炎症、股动脉瘤等多种原因导致股神经受到压迫，致使下肢循环代谢阻滞，引发下肢股神经分布部分区域感觉及功能异常的病证，主要症状表现为大腿前侧或内侧放射性疼痛和下肢股神经分布部分区域的感觉障碍。

股神经痛前期属中医学"痹证""经筋病"等病，后期属于"痿病"的范畴。疾病初期，机体感受风寒湿邪，经脉闭阻、气血瘀滞，导致"不通则痛"，以腹股沟局部疼痛拒按为特征表现。《素问·痹论》言："痹在于骨则重，在于脉则血凝而不流，在于筋则屈不伸，在于肉则不仁，在于皮则寒。"股神经痛病情迁延不愈，后期则出现下肢肌肉萎缩伴疼痛逐渐减轻，其病机多与邪气痹阻经络，引起气血运行不畅，筋脉失于濡养有关。

本病与肝、脾关系密切。《素问·痿论》记载："肝主身之筋膜，脾主身之肌肉。"肝主筋，是人体活动的功能基础，而脾之气血盈亏与肌肉之盛衰相关，《素问·长刺节论》载："病在筋，筋挛节痛，不可以行，名曰筋痹。"《素问·痹论》云："肌痹不已，复感于邪，内舍于脾。"说明肝、脾与肌肉在生理病理上相互影响。

本病病位在腿部经筋，涉及足太阴经和足厥阴经。足太阴经脉"上内踝前廉，上踹内，循胫骨后，交出厥阴之前，上膝股内前廉"，经别"上至髀"，经筋"起于大指之端内侧，上结于内踝；其直者，络于膝内辅骨，上循阴股，结于髀"，与从股神经最大的分支隐神经走行一致。足厥阴经脉"上循足跗上廉，去内踝一寸，上踝八寸，交出太阴之后，上腘内廉，循股阴，入毛中"，经筋"上循胫，上结内辅之下，上循阴股，结于阴器，络诸筋"。

【症状】多见大腿前侧或内侧放射性疼痛、麻木，股四头肌参与活动时则疼痛加剧，伴行走不便，屈髋困难，下肢股神经分布部分区域感觉障碍，病情发展后也可以出现下肢肌肉神经源性废用而萎缩。

（1）兼腰痛者，可见腰椎旁压痛和叩痛，并伴有腰椎活动受限等症状。

（2）兼隐神经痛者，可见大腿下段内侧、膝部及小腿内侧弥散性疼痛，压迫肌管出口处隐神经，长时间站立、运动、负重后疼痛加重。直腿抬高及屈膝试验阳性。

（3）兼见髋、膝关节屈伸不利者，可见关节僵硬与活动受限，屈伸困难，不能久站、下蹲困难，严重者可见患肢缩短，肌肉呈萎缩状态。

【治疗】

[**基本处方**]

组穴：冲门三穴、股前九穴。

他穴：气海俞。

[**操作**]采用分步针刺法，共分为两步。

（1）俯卧位，采用3.0寸针直刺深至气海俞，行提插手法，以针感放射至大腿为度，不留针。

（2）仰卧位，直刺冲门1.5~2.0寸后行小幅度的提插手法并且进行微调，使针感放射至大腿前侧、膝关节及小腿内侧，下冲门、上冲门作为冲门的补充穴位交替使用。针刺股前九穴沿股四头肌肌肉走行方向，使针尖朝膝关节方向斜刺2.5~3.0寸，至局部酸胀。若肌肉松弛无力，可施以捻转补法以促进肌肉收缩，留针30分钟。

针感、补泻手法、刺激强度因人制宜，并随时询问患者感觉以确定刺激量。

[随证配穴] 在基本处方的基础上根据不同的症状配伍以下腧穴。

（1）腰痛

组穴：腰夹脊、肾区。

操作：腰夹脊直刺1.0~1.5寸，行提插捻转手法使针感放射至下肢。肾区膀胱经腧穴直刺1.5~2.0寸，督脉腧穴直刺1.0~1.5寸，以局部酸胀为度。

（2）隐神经痛

组穴：足三阴七穴。

他穴：阿是穴。

操作：蠡沟、中都提捏胫骨内侧面皮肤后，向上平刺0.5~0.8寸。三阴交、地机、漏谷直刺1.0~1.5寸。阴陵泉直刺1.5~2.0寸。太溪紧贴内踝处动脉后缘进针，直刺0.2~0.3寸。足三阴七穴施提插捻转手法使针感沿小腿传至内踝为佳。阿是穴直刺或斜刺0.5~1.0寸，以局部酸胀为度。

（3）髋、膝关节屈伸不利

组穴：股后五穴。

他穴：居髎、带脉。

操作：股后五穴直刺或朝腘窝方向斜刺2.5~3.0寸，居髎、带脉直刺或斜刺2.5~3.0寸。针刺后均以局部酸胀为度。

【方义】股神经来源于腰丛（第2~4腰椎）的最大分支，自腰大肌与髂肌之间下行，通过腹股沟韧带中点稍外侧向下延伸并形成多条分支，肌支支配股前群肌的运动，皮支下行后支配股前和小腿内侧皮肤的感觉。从经络循行来看，足太阴经、足厥阴经与股神经分布区域接近。《针灸甲乙经》记载，冲门"在府舍下横骨两端，约文中动脉，足太阴、厥阴之会"，可以兼顾足太阴、足厥阴两经。股前九穴分布于大腿前方，与股神经在大腿前侧的分布贴近，根据"病在筋，调之筋"，针刺股前九穴可祛邪通络，缓解大腿前侧疼痛；气海俞下分布有第3、4腰神经后支，为股神经的起始处，符合治病求本的治疗原则。选用局部冲门三穴、股前九穴配合气海俞，对本病共同发挥祛邪通络、行气活血、解痉止痛的功效。

腰痛明显者，多因高位腰椎间盘突出导致股神经痛，加腰夹脊以及肾区以平衡腰部椎体周围失衡的内外力。针刺腰夹脊以及肾区在治疗腰椎间盘突出症方面疗效显著，可松弛局部肌肉，缓解肌肉痉挛，改善腰丛神经（第2~4腰椎）被卡压的症状。

隐神经痛明显者加足三阴七穴。隐神经从股神经向下分出，沿途发出的分支布于膝关节、髌下、小腿内侧面及胫骨内侧缘的皮肤。足三阴经循行和隐神经感觉分布区域相近，故配合足三阴七穴行飞经走气法，取得沿隐神经走行的针感，增强疗效。配合阿是穴疏通局部气血，增强解痉止痛的功效。

髋关节及膝关节稳定性失衡者，多因股神经痛迁延不愈，导致下肢神经源性废用而萎缩，股四头肌无力痿软。针刺股后五穴刺激腘绳肌及大收肌肌腹，配合股前九穴刺激股四头肌调节伸肌肌群、屈肌肌群之间肌张力平衡，恢复关节动态平衡和稳定性以治疗下肢屈伸不利。《针灸甲乙经》中描述居髎为"足少阳，阳跷之会"，阳跷脉主司肢体运动，居髎深层为负责屈髋的肌肉，深刺有助于屈髋动作的恢复。患病日久，气血生化乏源，阳明经虚，则众筋迟缓、带脉不能约束收引，故针刺带脉和阳明经腧穴可以预防肌肉萎缩、约束筋骨机关。从现代解剖学研究可知，深刺带脉可以平衡人体核心肌群，包括腹外斜肌、腹内斜肌、腹横肌、腰大肌。

【医案】患者，女，30岁，2017年4月25日就诊。

主诉：双侧大腿前部疼痛伴无力3个月，加重20天。

现病史：长期在超市从事搬运货物工作，因工作劳累加之仓库环境阴冷潮湿而时发腰痛。2年前曾有腰部扭伤史，3个月前恰逢春节，工作量加大，劳累过度，自觉大腿前侧疼痛和无力。20天前双腿倍感无力，且疼痛加重，无法久站，行走、上楼梯困难，已影响正常出行。就诊前未经任何相关治疗，特来李志道教授门诊处诊治。刻诊见情绪低落，痛苦面容，行动迟缓，呈股四头肌无力步态，屈髋伸膝活动受限，双侧大腿前部疼痛明显，伴腰部疼痛，呈持续性，纳差，夜寐欠安，二便可，舌暗，苔白腻，脉沉紧。查体示腰部肌肉紧张僵硬，棘突排列正常，脊柱未见侧弯等畸形，第3腰椎~第1骶椎双侧压痛（＋），直腿抬高试验（－），股神经牵拉试验（＋），膝跳反射明显减弱，左侧股四头肌肌力4-级，右侧4级。腰部CT示第3腰椎~第1骶椎椎间盘向后膨出，伴腰椎轻度骨质增生。

西医诊断：腰椎间盘突出症。

中医诊断：腰腿痛（寒湿痹阻）。

治则：祛邪除痹，通络止痛。

针灸治疗：患者取仰卧位，以冲门为主穴，配股前九穴（以髌骨上缘和腹股沟为起止点，将股四头肌为主的大腿前侧肌群纵向等分成3份，每条肌肉肌腹的中心线四等分，每个等分点各取一穴，共计3组9个穴位）。用0.25mm×40mm毫针，冲门直刺30mm，施以提插泻法，使针感传至膝盖；股前九穴沿肌肉走行方向针刺，针体与皮肤约呈45°角，向远心端斜刺30mm，留针30分钟。再取俯卧位，以委中为主穴，配肾俞、气海俞、大肠俞、关元俞，常规针刺，行均匀提插捻转，留针30分钟。每天1次，每周针刺4次，经过5次治疗后，腰部疼痛明显缓解，大腿疼痛减轻。

治疗10次后，腰部和腿部疼痛基本消失，大腿肌力5级，已能正常行走，膝跳反射（+），股神经牵拉试验（-）。嘱其平时避免劳累及受凉，随访3个月未复发。[陈东旭，赵志恒，李志道.晋位腰椎间盘突出致股神经痛案.中国针灸，2018，38（11）：1228+1234.]

闭孔神经卡压综合征

闭孔神经卡压综合征，是由于闭孔神经在穿过位于闭孔的膜-骨性通道时因疝囊及内容物、闭孔周围炎症、肿瘤、骨折、外伤等多种原因导致闭孔神经受到压迫，下肢循环代谢阻滞，引发闭孔神经及其分支病变，导致同侧下肢大腿交叉功能障碍为主的一系列症状和体征。

本病属中医学"痹证""痿病""经筋病"等的范畴。该病前期属于"痹证"，因卫阳之气不足，风、寒、湿三邪浸淫，痹阻经脉，气血阻滞，"不通则痛"；后期因五脏内伤失养而引起肢体筋脉松弛、软弱无力、足不任地，甚至表现为肌肉萎缩。《黄帝内经素问集注·痿论》言："夫经脉者，所以行气血而营阴阳，濡筋骨以利关节，故经脉虚则枢折于下矣。"

本病与肝、脾关系密切。《素问·六节藏象论》记载："肝者，罢极之本……其充在筋，以生血气。"说明肝主司肢体运动，能任筋骨劳役之事，肝血不足，则不能充养筋脉，可见肢体麻木，屈伸不利。《素问·痿论》："脾主身之肌肉……脾气热，则胃干而渴，肌肉不仁，发为肉痿。"脾气受损，可见肌肉失养无力。

本病病位在腿部经筋，与足厥阴、足阳明经密切相关。足厥阴经脉"上腘内廉，循股阴，入毛中，环阴器"，经筋"上循胫，上结内辅之下，上循阴股，结于阴器，络诸筋"；足阳明经脉"抵伏兔，下入膝膑中"，经筋"上循伏兔，上结于髀，聚于阴器"。

【症状】本病的主要表现为下肢大腿交叉功能障碍，大腿内收、外旋无力，大腿内侧、膝关节内侧的局部皮肤间歇性疼痛、酸胀、麻木等，闭孔处有深压时，疼痛加重并向下肢内侧放射。

（1）兼腰痛者，可见腰椎旁压痛和叩痛，并伴有腰椎活动受限等症状。

（2）兼髋关节收展不利者，可见卧位时患肢内收困难，坐位时患肢不能置于健侧腿上，虽能行走，但病侧下肢外斜，同时可能伴有大腿内侧面中部小块皮肤感觉障碍，严重者可见患肢缩短，肌肉呈萎缩状态。

（3）兼髋关节屈伸不利者，可见髋关节僵硬无力，屈伸困难，上楼梯、下蹲、负重、过度劳累的情况下发作明显。

【治疗】

［基本处方］

组穴：阴股三穴、股前九穴。

他穴：气海俞。

［操作］ 采用分步针刺法治疗，共分两步。

（1）俯卧位，采用3.0寸针直刺至气海俞，施提插手法，以针感放射至大腿为度，不留针。

（2）仰卧位，阴股三穴直刺1.5~2.0寸，行小幅度的提插手法并且进行微调，使针感放射至大腿内侧后方；股前九穴沿股四头肌肌肉走行方向针刺，使针尖朝膝关节方向斜刺2.5~3.0寸，至局部酸胀。若肌肉松弛无力，可施以捻转手法以促进肌肉收缩，留针30分钟。

针感、补泻手法、刺激强度因人制宜，并随时询问患者感觉以确定刺激量。

［随证配穴］ 在基本处方的基础上根据不同的症状配伍以下腧穴。

（1）腰痛

组穴：腰夹脊、肾区。

操作：腰夹脊直刺1.0~1.5寸，行提插捻转手法使针感放射至下肢。肾区膀胱经腧穴直刺1.5~2.0寸，督脉腧穴直刺1.0~1.5寸，以局部酸胀为度。

（2）髋关节收展不利

组穴：臀三穴、三风市。

操作：臀三穴直刺2.5~3.0寸，三风市直刺1.0~1.5寸，均以局部酸胀为度。

（3）髋关节屈伸不利

组穴：股后五穴、冲门三穴。

他穴：居髎、带脉。

操作：冲门直刺1.5~2.0寸后可行小幅度的提插手法并且进行微调，使针感放射至大腿前侧、膝关节及小腿内侧，下冲门、上冲门和冲门轮流使用。股后五穴直刺或朝腘窝方向斜刺2.5~3.0寸，居髎、带脉直刺或斜刺1.5~2.0寸，以局部酸胀为度。

【方义】 闭孔神经起源于腰丛的第2~4腰椎脊神经前支，在腰大肌前层和腰大肌后层之间的腰大肌间隙走行，离开腰大肌间隙后进入腰大肌后间隙（腰大肌后内侧缘间隙），然后穿过闭孔管，分为前、后两支走行至大腿内侧区，支配股内侧肌群、髋关节、膝关节和股内侧的皮肤。从经络循行来看，足厥阴经、足阳明经与闭孔神经分布区域接近。《针灸甲乙经》记载足五里"在阴廉下，去气冲三寸，阴股动脉"，足厥阴经足五里和阴廉疏通经络、补益肝经气血。《高式国针灸穴名解》中记载"急脉与阴廉同一穴底，其实则一穴也"，阴股三穴配合使用能舒下肢筋脉拘急诸病。气海俞深处有第3、4腰神经后支，为闭孔神经的起始处，阴股三穴深层布有闭孔神经前支与后支，运用飞经走气针法可以加强疗效。针刺股前九穴祛邪通络，可缓解大腿异常感觉。选用局部阴股三穴、股前九针配合气海俞治疗，可对本病发挥祛邪通络、行气活血、解痉止痛的功效。

腰痛明显者，由于气滞血瘀、经络闭阻而出现"不通则痛"的症状。加腰夹脊以及肾区以缓解局部紧张和痉挛的肌肉，平衡腰部椎体周围失衡的内外力，可贯通周身经气，调畅气血运行，改善第2~4腰椎腰丛神经被卡压的状态。

髋关节收展不利责于内收肌瘫痪，致大腿不能内收，外旋无力，需要平衡伸展及外旋髋关节的肌群。深刺臀三穴作用于臀大肌、臀中肌以及梨状肌肌腹，深刺三风市作用于髂胫束、股外侧肌、股中间肌，以达到稳定髋关节的目的。且《针灸大成》载，风市"主中风腿膝无力"，故针刺风市可调和气血，激发经络气机，从而改善下肢无力的症状。

出现髋关节屈伸不利时，需要调节屈髋肌群、伸髋肌群、腹部肌群和竖脊肌肌张力平衡。《灵枢·根结》谓"用针之要，在于知调阴与阳"，针刺股后五穴，并与股前九穴前后配合可调节屈髋肌群、伸髋肌群，达到调和阴阳、畅通经络的目的；居髎、带脉维持核心肌群的稳定性，气海俞针对竖脊肌，四组肌肉共同维持生物力学平衡。冲门三穴可以兼顾足太阴、足厥阴两经，肝主筋，脾胃为气血生化之源，通过改善气血运行可治疗肌肉筋膜系疾病，此外冲门三穴还可改善股四头肌的肌力从而进一步提高疗效。

股外侧皮神经炎

股外侧皮神经炎是因高位腰椎间盘突出、外伤、炎症等多种因素影响到股外侧皮神经时，致使神经末梢代谢障碍，引发以股外侧皮神经分布部分区域感觉异常的疾病。

股外侧皮神经炎属于中医的"皮痹"范畴，《素问·痹论》指出："夫痹之为病，不痛何也……在于皮则寒。"该病的病因一方面因为气血亏虚，营卫不固，外感风寒湿邪，使气血运行不畅，肌肤失濡，筋脉痹阻，滞而为病，属中医"不通则痛";另一方面则是因为正气内虚,风寒湿邪乘虚外袭,久则血行不畅,阳气闭阻,经脉损伤,肌肤失养而发病,属中医"不荣则痛"。

本病与肺关系密切。《素问·皮部论》:"凡十二经络脉者,皮之部也,是故百病之始生也,必先于皮毛。"《素问·阴阳应象大论》:"皮毛者,肺之合。"说明肺与皮肤感觉异常密切相关。

本病病位在腿部皮肤,涉及足阳明经和足少阳经,"欲知皮部以经脉为纪者,诸经皆然"。足阳明经脉"以下髀关,抵伏兔,下入膝膑中",足少阳经脉"横入髀厌中;其直者……下合髀厌中,以下循髀阳,出膝外廉"。

【症状】大腿前外侧皮肤感觉异常与疼痛,主要表现为股外侧皮神经的分布区域有麻木、蚁行感、刺痛、烧灼感、发凉及沉重感等。严重者可出现程度不等的浅感觉减退或缺失,如触觉、痛温觉减退而压觉存在。站立或步行过久时可加重,但不伴有肌肉萎缩或活动受限。

【治疗】

[基本处方]

组穴:三风市、腰夹脊、肾区。

他穴:阿是穴、髀关、居髎、股外穴。

[操作]采用分步针刺法,共分为两步。

(1)俯卧位,腰夹脊直刺1.0~1.5寸,行提插手法,以针感放射至下肢为度;肾区膀胱经腧穴直刺1.5~2.0寸,督脉腧穴直刺1.0~1.5寸,以局部酸胀为度。不留针。

(2)仰卧位,直刺股外穴(在腹股沟韧带下3~5cm处,以冲门及髂前上棘的连线为底边,构成一个高度为1cm的等腰三角形,该顶点为股外穴)1.5~2.0寸后行小幅度的提插手法并且进行微调,至产生沿股外侧皮神经走行到达膝关节的针感。直刺三风市、阿是穴、髀关、居髎1.5~2.0寸至局部酸胀或针感放射至大腿,留针30分钟。

感觉异常明显者可配合毛刺、半刺、刺络拔罐法。

针感、补泻手法、刺激强度因人制宜,并随时询问患者感觉以确定刺激量。

【方义】股外侧皮神经是来源于第2~3腰椎腰丛的感觉神经,沿腰大肌的外侧向下延伸,在髂肌前面穿过腹股沟韧带下方,最终到达大腿前侧和外侧下2/3的皮肤区域。腰夹脊、肾区下分布有第2、3腰丛神经后支,为股外侧皮神经的起始处,针刺此处符合治病求本的治疗原则。从经络循行来看,足阳明经、足少阳经与股外侧皮神经分布区域接近,通过直接刺激皮神经,可以刺激纤维组织细胞的活性,有助于促进皮神经的功能恢复，从而帮助皮肤感觉功能恢复正常。局部选用少阳经居髎、风市和阳明经髀关，行气活血、舒筋通络。《针灸甲乙经》记载，居髎为"足少阳，阳跷之会"，可以兼顾足少阳、阳跷脉两经，刺其可奏调和营卫、疏通阳气的功效。《医宗金鉴》记录风市的功效为"主治腿中风湿，疼痛无力，脚气，浑身瘙痒，麻痹等证"，选用三风市扩大风市祛风活血之功。股外穴为治疗股外侧皮神经炎的经验穴，飞经走气法可激发经气，达到行气血、消壅滞、通经脉的目的。配合阿是穴疏通局部气血，增强解痉止痛的功效。

感觉异常明显者可配合毛刺、半刺、刺络拔罐。毛刺调和营卫，疏通腠理，补虚活血，化瘀散痹，达到治疗邪客皮毛、肌肤痒痛、麻木不仁诸症的目的。现代研究则表明，毛刺法可加快血流速度，增加神经内毛细血管密度，改善微循环，改善神经的血氧供应，修复受损神经，提高神经传导速度。"半刺者，当浅内而疾发针，无针伤肉，如拔毛状，以取皮气，此肺之应也"，半刺法浅刺皮肤，符合中医理论中"浅病浅刺"的治疗原则，可宣泄浅表部邪气。刺络拔罐法能活血化瘀，通经活络，促进气血运行，加快病理产物的代谢，促进局部炎症吸收。治疗本病过程中需要根据患者病情与耐受程度于皮肤感觉异常处酌情选择以上3种治疗方法。

【医案】韩某，女，33岁，2017年6月12日初诊。

主诉：左侧大腿前外侧麻木伴疼痛半年余，加重2周。

现病史：患者近半年来无明显诱因出现左侧大腿前外侧皮肤麻木，甚则疼痛，麻木及疼痛时伴有灼烧感，未系统诊治。近2周自觉劳累乏力，左大腿前外侧皮肤感觉减退。舌淡，苔白腻，脉沉细。既往腰椎间盘突出症3年余。

西医诊断：股外侧皮神经炎。

中医诊断：皮痹。

针灸治疗：嘱患者取仰卧位，左大腿前外侧患处皮肤常规消毒，使用0.25mm×40mm不锈钢毫针，髀关穴直刺15~30mm，行小幅度、高频率、快速提插手法直至产生针感且针感沿股外侧皮神经走形抵达大腿中部，得气后留针；麻木及疼痛部位取阿是穴围刺，平刺15~30mm，留针30分钟。起针后，在左侧大腿感觉异常部位，沿股外侧皮神经走形进行多针浅刺，针刺深度3~5mm，针尖浅刺入皮内，以患处皮肤潮红为度。多次浅刺后患处施以拔罐治疗，留罐5~10分钟。每天治疗1次，10天为1个疗程。

治疗6次后，患者自述左侧大腿前外侧皮肤敏感度增强，异常感觉明显减弱。1个疗程结束后，患者自述异常感觉消失，基本痊愈。治疗结束2周后随访未复

发。[石锦，王立存.李志道治疗股外侧皮神经炎验案1则.湖南中医杂志，2019，35（10）：87.]

臀上皮神经卡压综合征

臀上皮神经卡压综合征是因筋膜肿胀和纤维增生、挛缩等对臀上皮神经的长期压迫和摩擦导致臀上皮神经受到刺激，引发炎症、神经信号传导受阻等一系列病理生理变化所致。主要症状表现为腰臀部疼痛，可向患侧臀部及大腿后外侧放射。

臀上皮神经卡压综合征属中医学"痹证"范畴。《中藏经·论筋痹》曰："因而寒热所客，久而不去，流入筋会，则使人筋急而不能舒缓也，故名曰筋痹。"《素问·长刺节论》载："肌痹，伤于寒湿。"风寒湿邪痹阻经脉导致气血凝滞脉道，运行失畅，病机总要为"不通则痛"。

本病与肾关系密切，臀上皮神经卡压综合征的最主要临床表现为腰臀部弥散性疼痛，《素问·脉要精微论》曰："腰者肾之府。"《诸病源候论·腰背病诸候》载："肾主腰脚，肾经虚损，风冷乘之，故腰痛也。"这说明腰腿疼痛与肾的功能异常，无法抵御外邪相关。

本病病位在腰臀部和腿部皮肤，涉及足太阳经、足少阳经和足少阴经。足太阳经脉"其直者……挟脊抵腰中，入循膂……其支者，从腰中下挟脊贯臀，入腘中；其支者……挟脊内，过髀枢，循髀外从后廉下合腘中"，经筋"上腘中内廉，与腘中并上结于臀，上挟脊"；足少阳经脉"其支者……横入髀厌中……其直者……下合髀厌中，以下循髀阳"，经别"绕髀入毛际"，经筋"上走髀，前者结于伏兔之上，后者结于尻"；足少阴经"上股内后廉，贯脊属肾络膀胱"，经别"上至肾，当十四椎出属带脉"，经筋"循脊内挟膂"，络脉"下外贯腰脊"。

【症状】腰臀部弥散性疼痛，髂嵴中部以及下方两横指附近存在固定的压痛点，呈钝痛、酸痛或刺痛，可触及条索状物，严重者疼痛可沿臀、股外侧扩散，膝关节以下部位通常不受累。

【治疗】

[基本处方]

组穴：臀三穴、腰夹脊、肾区。

他穴：阿是穴、秩边、委中、腰痛点。

[操作] 采用分步针刺法，共分为两步。

（1）站立位，腰痛点直刺0.5~1.0寸，至局部出现酸麻胀感后，进行互动式针刺法，边行捻转手法边嘱患者活动腰部。

（2）俯卧位，秩边直刺2.5~3.0寸，针感传至臀部或下肢部为佳；臀三穴直刺2.5~3.0寸；肾区膀胱经腧穴直刺1.5~2.0寸，督脉腧穴直刺1.0~1.5寸；阿是穴或条索状筋结处选取3~5个穴位，毫针排刺0.5~1.0寸；腰夹脊直刺1.0~1.5寸；委中直刺0.5~1.0寸。留针30分钟。

存在受寒凉史或遇寒加重者可配合火针刺法和/或刺络拔罐法。

针感、补泻手法、刺激强度因人制宜，并随时询问患者感觉以确定刺激量。

【方义】臀上皮神经来源于第1~3腰椎腰丛，以感觉神经为主，位置相对固定，在筋膜与髂嵴的交会处神经转折角度大，是容易引起臀上皮神经被卡压后导致损伤的主要部位。腰夹脊、肾区分布有第1~3腰丛神经后支，为臀上皮神经的起始处，针刺此处符合治病求本的治疗原则，此外还能够疏通膀胱经，放松腰部肌肉。针刺臀三穴、秩边疏散肌肉紧张对神经的压力，松解神经卡压症状，又可直接刺激臀上皮神经，刺激纤维组织细胞的活性，促进神经功能的恢复。"腰背委中求"，针刺委中可以疏通足太阳膀胱经经气，符合"经络所过，主治所在"的针灸治疗原则。人体筋脉受损，气血运行不畅，容易形成"筋结"，阿是穴局部长期气血运行不畅，病程日久出现条索状物，不通则痛。《素问·调经论》曰："病在筋，调之筋。"毫针排刺阿是穴直达病所，疏散局部瘀滞气血，可宣散条索状硬物，疏通经络，达到"通则不痛"的目的。经外奇穴腰痛点采用互动式针刺法，"意守病所，运动形体"，在患者意守病所的同时活动疼痛部位，配合针刺手法逐渐让患者加大活动幅度，可迅速使经气畅达，直抵病所。

存在受寒凉史或遇寒加重者可配合火针刺法和/或刺络拔罐法，火针通过提高温度刺激穴位经脉，可达到温经通脉、温阳散寒、振奋阳气的作用。现代研究则表明，火针针刺法可治疗局部的条索结节，刺激机体免疫应答并调控免疫炎性反应，促进皮损微循环以及促进细胞代谢与修复功能。《素问·针解》曰："菀陈则除之者，出恶血也。"刺络拔罐法能够活血化瘀，将体内瘀血排出体外，改善微循环，促进炎症、水肿消退，使气血正常运行，达到治疗的目的。治疗本病过程中需要根据患者病情与耐受程度酌情选择以上两种治疗方法。

膝关节痛

膝关节痛是以膝关节疼痛、膝部肿胀、功能障碍，甚至僵硬变形为主要表现的疾病。肌肉、筋骨、关节疼痛为本病的主要证候特征，多为慢性久病，病势缠绵，亦可急性起病，病程较短。

中医学中本病属于"痹证"范畴，基本病机为"不通则痛""不荣则痛"。正气不足是痹病的内在因素和病变的基础，外邪入侵是疾病发生发展的必要条件。外感风寒湿邪，多以居处潮湿，涉水冒雨，或睡卧当风，或冒雾露，或气候变化，冷热交错等为主。

膝关节痛病位在膝部，与肝脾肾等脏腑相关。肝肾亏虚是病变的根本。肝主筋，脾主肌肉，肾主骨生髓。肝肾亏虚日久，不仅导致骨髓不充，同时也会导致附着于膝关节的肌肉经筋组织产生病变，进而出现膝关节部疼痛等症。

膝关节痛与足三阴经、足三阳经均有密切联系，足阳明经"抵伏兔，下入膝髌中"，足太阴经"上循膝股内前廉"，足太阳经"循髀外后廉下合腘中，以后贯踹内"，足少阴经"以上踹内，出腘内廉，上股内后廉"，足少阳经"以下循髀阳，出膝外廉，下外辅骨之前"，足厥阴经"上腘内廉"。同时膝关节痛属于经筋病范畴，与足三阳经筋密切相关，足太阳经筋"邪上结于膝"，足阳明经筋"上结于膝外廉"，足少阳经筋"结于膝外廉"。

【症状】 膝关节有疼痛或压痛、关节僵硬、关节肿大、骨摩擦音（感）、关节无力、活动障碍。

（1）风寒湿痹者，兼见肢体关节酸楚疼痛、痛处固定，有如刀割或有明显重着感或患处表现为肿胀感，关节活动欠灵活，畏风寒，舌质淡，苔白腻，脉紧或濡。其中游走不定而痛者为行痹；疼痛剧烈，遇冷加重，得热则减者为痛痹；重着固定，麻木不仁者为着痹。

（2）风湿热痹者，起病较急，兼见病变处焮红灼热，疼痛剧烈甚至痛不可触，得冷则舒，可伴有全身发热，或皮肤红斑、硬结，舌质红，苔黄，脉滑数。

（3）痰瘀阻痹者，兼见病变处有结节、肿胀、瘀斑或肢节变形，局部有僵硬感，或麻木不仁，舌质紫暗，苔白而干涩。

【治疗】

［基本处方］

组穴：股前九穴、冲门三穴、股后五穴、腘下四穴。

他穴：阿是穴、犊鼻、内膝眼、鹤顶。

［操作］ 采用分步针刺法，共分为两步。

（1）仰卧位，在各关节处寻找压痛点作为阿是穴，上下左右围刺4针，或施以火针。针刺股前九穴时针尖朝膝关节方向斜刺2.0~3.0寸，冲门三穴须直刺1.5~2.0寸且应微调针尖，使针感放射至大腿及膝关节。犊鼻和内膝眼均向膝中斜刺0.5~1.0寸，鹤顶直刺1.0~1.5寸，以局部酸胀为度，留针30分钟。

（2）俯卧位，针刺股后五穴时须直刺或朝腘窝方向斜刺2.0~3.0寸，若肌肉松弛无力，可施以捻转手法以促进肌肉收缩。针刺委中时取腘窝中点外侧0.5cm处进针，直刺约0.6~1.0寸，施以提插手法出现向下放射的针感。委阳直刺1.0~1.5寸，承筋直刺1.0~1.5寸，承山直刺1.5~2.0寸，以局部酸胀为度。留针30分钟。

针感、补泻手法、刺激强度因人制宜，并随时询问患者感觉以调整刺激量。

[随证配穴] 在基本处方的基础上根据不同的症状配伍以下腧穴。

（1）风寒湿痹

组穴：三风市。

他穴：行痹取风池、外关；痛痹取肾俞、关元；着痹取足三里、阴陵泉。

操作：三风市采用齐刺法，直刺1.0~1.5寸，至局部酸胀。外关直刺0.5~1.0寸，风池向鼻尖方向刺入0.5~1.0寸，以局部酸胀为度，针感沿头顶、颞部、前额和眼放射；肾俞、关元直刺1.0~1.5寸；足三里、阴陵泉均直刺1.0~1.5寸，以局部酸胀为度。

（2）风湿热痹

组穴：退热三穴。

操作：大椎用针刺泻法，曲池直刺0.5~1.0寸，也可向手腕方向斜刺1.0~1.5寸，使有电击麻胀感向食指或腕背处放射为宜。外关直刺0.5~1.0寸，以局部酸胀为度。

（3）痰瘀痹阻

他穴：丰隆、血海。

操作：丰隆、血海直刺1.0~1.5寸，以局部酸胀为度。

【方义】膝关节痛病位在膝，故取穴多在膝周围，遵"腧穴所在，主治所在"的原则，以足三阳经、足三阴经腧穴为主，并配合阿是穴。本病多本虚标实，以下诸穴合用，施泻法以清泻邪气，除痹止痛。

股前九穴局部分布有股神经和股四头肌，针刺股前九穴可直接刺激股四头肌肌腹，能有效降低肌张力，同时改善不平衡的肌力，减小对髌骨及髌韧带的压力，且此组穴避开了对疼痛膝关节局部的再次刺激，作用于可能产生病变的肌肉。股四头肌分布于足阳明经筋上，取股前九穴可以调畅局部气机，从而缓解股四头肌痉挛。冲门三穴下亦有股神经分布，与股前九穴可以分别直接作用于大腿前群肌肉和股神经。此外，冲门属脾经，与股前九穴分别隶属于表里经筋，标本同治，可共同用于治疗膝关节痛。

股后五穴主要作用于坐骨神经肌支支配的腘绳肌及大收肌肌腹，针刺可以直接刺激股后屈肌群肌腹，可用于下肢屈伸不利等病证的治疗。腘下四穴深层均分布有胫神经以及腓肠肌、腘肌等肌肉，故能治疗膝关节屈伸不利。股后五穴与腘下四穴均作用于大腿后部肌群，与股前九穴和冲门三穴配合使用，均衡伸肌与屈肌的力量，可促进膝关节的屈伸，提高膝关节的稳定性，改善关节屈伸不利，对于股四头肌肌力低、腘肌紧张导致的膝关节疼痛可有缓解作用，有利于恢复下肢正常运动功能。

阿是穴可以疏通经络、激发气血运行，充分发挥经络作用。内膝眼、犊鼻亦是治疗膝关节痛的要穴，尤其是半月板损伤造成的膝关节痛。鹤顶为经外奇穴，浅层有股神经前皮支分布，深层有股神经肌支和膝关节动脉网分布，为治疗膝痹要穴，可滑利关节、强健韧带，起到矫正关节畸形、增宽关节间隙和增强关节周围软组织张力和弹性的作用，对于恢复关节功能有很好的效果。

三风市均循行于足少阳胆经之上，进行经筋刺法，能扩大治疗范围，针对痹证疗效显著。风市穴位于髂胫束上，针刺三风市时依次刺入髂胫束、股外侧肌、股中间肌。该组穴与腰腿部的肌肉都有联系，为其治疗下肢病证提供了解剖生理学基础。

行痹取风池、外关可疏风固表达除痹之效；痛痹取肾俞、关元益火之源，振奋阳气而祛寒邪；着痹取足三里、阴陵泉健脾利湿化湿而通经络。

退热三穴中大椎为诸阳之会，外关为少阳经穴，曲池为阳明经穴。阳主表，故三穴同用可去内外之热，治疗因热所致诸疾。

足阳明胃经络穴丰隆能疏通胃经和脾经两经的气血，促进水谷精微的运化，为祛痰要穴，与血海共同起到化痰行血、蠲痹止痛的作用。

【医案】刘某，女，65岁，2011年10月18日就诊。

主诉：右膝关节肿痛3天。

现病史：3天前因劳累后出现右膝关节肿胀疼痛，时见痛苦面容，自行贴敷伤湿止痛膏3天未见明显好转。既往右膝关节骨性关节炎12年。检查示右膝关节局部肿胀，屈伸活动不利，在血海至梁丘处有明显压痛。诊其舌暗、苔薄白。右膝关节X线片示髌骨、股骨髁关节缘呈唇样骨质增生。

西医诊断：右膝关节骨性关节炎、髌前滑囊炎。

中医诊断：痹证。

针灸治疗：冲门、股前九穴、股后九穴。操作时局部皮肤常规消毒，取0.3mm×40mm针灸针，冲门穴直刺1~1.5寸。取0.3mm×75mm针灸针，针刺股前、后九针时针尖向膝关节方向呈45°沿肌肉走行方向斜刺，且深刺达2~3寸，如针刺到股骨时，可以略改变针刺的角度及方向。在针刺过程中，可视患者病情酌情选取局部穴位，如搭配鹤顶、内膝眼、犊鼻、阴陵泉、阳陵泉、足三里等以辅助治疗，并且除了股后九针可以采用快针针刺以外，其余均留针30分钟，每日1次，10天为一疗程。冲门、股前九针、股后九针除均要取得酸胀针感以外，还要采用飞经走气提插手法，使其针感像放电样从关节处向下放射，使气至病所，增强疗效。而股后九针采用快针针刺操作时，须做到提插捻转幅度大、速度快、针感强，以强刺激、立即出针为操作要点，让其所产生的针感遗留以达到缓解疼痛的目的。

治疗5次后，自诉疼痛改善大半，肿胀明显消退。接着治疗10次后，该患者前来复诊，见右膝活动自如，肿胀全消。3个月后来诊其他病时告知，自治疗后疼痛未再出现，膝关节活动如常。[孙亚楠.李志道教授治疗膝关节骨性关节炎经验.中国针灸，2012，32（11）：1035-1037.]

足跟痛

足跟痛是指单侧或双侧足跟及足底部胀痛及针刺样痛，行走及运动时明显加剧的一种临床常见症状。

中医认为此病多与肾虚、寒湿、血瘀有关，因肾气亏虚，筋脉失养，气血运行不畅，复感风寒湿邪，滞留于足跟而为病；"风寒湿三气杂至，合而为痹"，足跟位于身体最下部，湿寒容易下沉，导致气血受阻，经脉不通；足跟是使用较多的部位，长时间接触地面易导致筋脉损伤，气滞血瘀阻络。

足跟痛病位在足，与肾密切相关。肾主骨生髓，肾精充足则生化有源，骨得精养则强劲有力，骨失精养则软弱无力而疼痛，若劳损过度、损耗肾精，风邪则乘虚而入，故发足痛。

足跟部与足少阴经、足太阳经关系密切。足跟内侧有足少阴经"循内踝之后，别入跟中"，足少阴络脉"当踝后绕跟"，足少阴经筋"斜走内踝之下，结于踵"。足跟外侧有足太阳经"出外踝之后，循京骨至小指外侧"。

【症状】自觉足跟部疼痛，行走加重，患部无明显肿胀或轻度红肿，局部压痛。典型者晨起后站立或久坐起身站立时足跟疼痛剧烈，行走片刻后疼痛减轻，但行走或站立过久后疼痛加重，多为一侧发病。

（1）肝肾亏虚者，兼见足跟酸痛、隐痛，疼痛缠绵日久，反复发作，劳则更甚，休息时减轻，腰膝酸软无力，舌淡红，脉沉细。

（2）寒湿痹阻者，兼见足跟疼痛拒按，喜热怕凉，伴四肢不温，舌质淡胖，苔薄白，脉沉紧。

（3）气滞血瘀者，兼见足跟疼痛如刺，痛处固定，拒按，动则更甚，舌质紫暗或有瘀斑，苔薄白或薄黄，脉弦涩。

【治疗】

［基本处方］

组穴：小腿后七穴。

他穴：太溪、大钟、委中、跟腱附着点、阿是穴。

［操作］ 小腿后七穴中承山穴直刺2.0~2.5寸，针刺后行雀啄手法，以出现向足跟部放射性针感为度，其余穴直刺1.0~1.5寸，针刺施捻转手法，以局部酸胀为度。在各关节处寻找压痛点作为阿是穴，上下左右围刺4针，或施以火针。跟腱附着点向下斜刺0.5~1.0寸，太溪浅刺0.2~0.3寸，大钟直刺0.3~0.5寸，委中浅刺0.5~0.8寸，以局部酸胀为度，留针30分钟。针感、补泻手法、刺激强度因人制宜，并随时询问患者感觉以调整刺激量。

［随证配穴］ 在基本处方的基础上根据不同的症状配伍以下腧穴。

（1）肝肾亏虚

他穴：肝俞、肾俞、照海。

操作：肝俞斜刺0.5~0.8寸，肾俞直刺0.5~1.0寸，照海直刺0.5~0.8寸，以局部酸胀为度。

（2）寒湿痹阻

他穴：命门、腰阳关。

操作：命门和腰阳关均直刺0.5~1.0寸，以局部酸胀为度，可用温针灸。

（3）气滞血瘀

他穴：血海、膈俞、太冲。

操作：膈俞采用背俞穴透夹脊法，45°角斜刺1.0~1.5寸，针尖抵至椎体；血海直刺1.0~2.0寸，太冲直刺0.5~0.8寸，以局部酸胀为度。

【方义】 足跟痛病位在足跟，多与足底筋膜炎或小腿三头肌紧张牵拉所致的跟腱炎、内踝下方屈肌支持带处胫神经受卡压相关。针刺以局部腧穴为主，可缓解跟腱区域的紧张，减轻胫神经卡压所致的疼痛。

小腿后七穴主要作用于腓肠肌、比目鱼肌肌腹。承山深层还分布有胫骨后肌，飞扬、跗阳和筑宾对称点分布有拇长展肌，筑宾、飞扬对称点和跗阳对称点分布有趾长屈肌。因此，针刺该组穴配合跟腱附着点和足跟部阿是穴可以疏通经络、激发气血。

肾经原穴为太溪，凡肾阴、肾阳不足均可求之。肾经络穴大钟，主治其络脉病证，可温煦濡养脏腑，针刺可达补益肾精、滋养筋肉之功。此外，太溪配合大钟以本经原络配穴法加强滋肾之效，既是治本之法，又兼局部之效。根据"腰背委中求"，针刺膀胱经合穴委中可以有效舒筋通络、强健腰膝。委中在腘窝正中，局部有腘筋膜、胫神经分布。针刺委中，针感通过感受器及传入神经，引起中脑中缝核对丘脑束旁核痛敏细胞放电及释放内啡肽，从而提示痛阈和耐痛阈，有较好的镇痛作用。

肝肾亏虚取肝俞、肾俞以补益肝肾，照海可滋阴补肾、疏通局部经气可达除痹之效。

寒湿痹阻取命门、腰阳关益火之源，振奋阳气而祛寒邪。

气滞血瘀取太冲疏肝理气，与血海、膈俞共同起到行气化瘀、蠲痹止痛的作用。

类风湿关节炎

类风湿关节炎是一种慢性自身免疫性疾病，以广泛的、持续存在的关节滑膜炎及对称性、破坏性的关节病变为特征。患者会反复出现对称性手足小关节的疼痛、肿胀和功能障碍，并且伴有晨僵，病变以关节滑膜炎性细胞浸润、肿胀、软骨破坏及晚期的关节间隙变窄为主。

中医学中历代医家将其归属于"痹证""历节病""顽痹""尪痹"等范畴。正虚和邪实是本病的内在因素，肾虚不能养肝，肝主筋，肾主骨，筋骨失养而发病；风、寒、湿等邪侵袭是外在因素，久生痰浊、瘀血，痹阻肢体、经络、关节等，导致气血运行不畅，邪气内舍肝肾，筋骨同病，故而发病。发病日久均可导致湿聚成痰、血滞为瘀、痰瘀互结的病理变化。

类风湿关节炎与肝、脾、肾三脏密切相关。肝肾亏虚是病变的根本。肝主筋，脾主肌肉，肾主骨生髓。肝肾亏虚日久，不仅导致骨髓不充，同时也会导致附着于关节的肌肉经筋组织痹阻。脾为后天之本，脾虚则运化水谷精微能力衰弱，水湿代谢紊乱，导致水湿内停，湿聚成痰，蕴结在筋骨、经络、关节处，当感受外邪时诱发本病。

类风湿关节炎病位在各关节处，可累及手指关节、腕、肘、肩、膝、踝和足趾关节等全身各个关节，与十二经脉均有联系。同时类风湿关节炎属于经筋病范畴，与十二经筋密切相关。

【症状】典型表现为关节炎，即关节有不同程度的疼痛肿胀，伴活动受限，晨僵长达1小时以上。以手指关节、腕、肘、肩、膝、踝和足趾关节受累最为多见，通常呈对称性。长病程患者可以发生关节畸形，如腕关节强直、肘关节伸直受限、掌指关节尺侧偏斜、手指的"天鹅颈"和"纽扣花"畸形等，严重者关节周围肌肉逐渐萎缩导致功能进一步丧失，生活不能自理。

【治疗】

［基本处方］

组穴：散风四穴、祛痰化浊四穴、化瘀四穴。

他穴：阿是穴。

［操作］ 在各关节处寻找压痛点作为阿是穴，上下左右围刺4针，或施以火针。风池、风府、大椎、合谷直刺0.5~1.0寸，风市齐刺1.0~1.5寸，中脘70°~80°向下斜刺1.0~1.5寸，足三里、丰隆、阴陵泉、阳陵泉、血海、地机直刺1.0~1.5寸，膈俞45°斜刺透向对应的夹脊穴，施提插捻转泻法，以局部酸胀为度。

针感、补泻手法、刺激强度因人制宜，并随时询问患者感觉以确定刺激量。

［随证配穴］ 在基本处方的基础上根据不同的受累关节配伍以下腧穴。

（1）手指关节

组穴：八邪、手掌对刺三穴、手食指三穴。

操作：八邪向手掌方向直刺0.5~0.8寸，以手掌侧可摸到针尖为度。合谷直刺得气后，将针提至皮下向外斜刺向劳宫1.0~1.2寸；后溪直刺得气后，将针提至皮下向内斜刺向劳宫1.0~1.2寸。二间斜刺向食指端；三间透刺向后溪1.0~1.5寸。以局部酸胀为度。

（2）腕关节

组穴：腕掌侧三穴、腕背侧三穴。

操作：神门、大陵、太渊、阳谷、阳溪、阳池直刺0.3~0.5寸。施捻转平补平泻法，以局部酸胀为度。

（3）肘关节

组穴：桡神经浅支五穴（去臑会、孔最、列缺）。

他穴：曲池、手三里、小海、少海、曲泽、天井。

操作：少海贴近肱骨内上髁前缘，直刺0.5~0.8寸。肘髎紧贴肱骨外上髁，直刺0.5~0.8寸。尺泽、曲池、手三里、天井直刺0.5~1.0寸，小海直刺0.3~0.5寸，曲泽直刺1.0~1.5寸。施提插捻转平补平泻法，以3~4个腧穴出现放射性针感传至手部为宜。

（4）肩关节

组穴：肩五穴、肩胛四穴。

操作：肩五穴向下斜刺1.0~1.5寸，并施以阻力针法。天宗直刺0.5~1.0寸至肩胛骨。秉风、曲垣向下斜刺0.5~1.0寸，使针尖达肩胛冈。巨骨直刺0.5~1.0寸，使针尖达肱骨头。以局部酸胀为度。

（5）膝关节

组穴：腘下四穴。

他穴：内膝眼、犊鼻、鹤顶。

操作：针刺委中时取腘窝中点外侧0.5cm处进针，直刺约0.6~1.0寸，施以提插手法出现向下放射的针感。委阳直刺1.0~1.5寸，承筋、鹤顶直刺1.0~1.5寸，承山直刺1.5~2.0寸，犊鼻和内膝眼均向膝中斜刺0.5~1.0寸，施提插捻转平补平泻法，以局部酸胀为度。

（6）踝关节

组穴：内踝三穴、丘墟透照海。

他穴：解溪。

操作：照海、商丘、中封直刺0.3~0.5寸。解溪直刺0.5~1.0寸。丘墟向照海方向进2.5~3.0寸，在照海后方皮下摸到针尖即可。施提插捻转平补平泻法，以局部酸胀为度。

（7）足趾关节

组穴：利趾三穴。

操作：京骨、太白，针尖贴骨缘进针1.0~1.5寸，至局部酸胀。上八风直刺，至足底侧可摸到针尖，以接近皮肤而不穿透为度。施提插捻转平补平泻法，以局部酸胀为度。

【方义】中医学认为类风湿关节炎发病以正气不足为内因，以感受风、寒、湿邪气为外因。在治疗过程中，散风、祛寒、活血、利湿、补气必不可少，根据发病部位的不同，配伍不同的局部腧穴，"腧穴所在，主治所在"。

阿是穴是由于病变关节局部的经脉气血不通形成的，针刺可疏通经络、激发气血运行。"风为百病之长"，六淫的其他邪气常依附于风而起病，取散风四穴以祛散风邪，其中督脉腧穴大椎为诸阳之会，能助阳散寒。胃经足三里、中脘调理人体一身气血，祛正气不足之内因，配伍阴陵泉、丰隆健脾胃，祛痰湿邪气。血会膈俞通治血证，血海、地机活血调血，合谷乃调气血之要穴，可行气导滞、通脉活血。

累及手指关节者，加八邪、手掌对刺三穴、手食指三穴疏通手指关节气血。八邪为手部经外奇穴，善祛风通络。手阳明经合谷主"痹痿臂腕不用"，下有第1

骨间背侧肌、拇收肌；手太阳经后溪主"手足拘挛战掉"，下有小指展肌、小指短屈肌；劳宫下有指浅深屈肌腱、第1掌间骨间肌和第2掌骨间背侧肌；二间、三间下有指深屈肌、指浅屈肌，故合谷、后溪对刺劳宫，三间透刺后溪能治手指关节局部病证。

累及腕关节者，加腕掌侧三穴、腕背侧三穴疏通腕关节气血。神门、大陵、太渊为本经输穴，"输主体重节痛"，凡关节重痛不适皆可用，配阳谷、阳溪、阳池，具舒筋利节、通经活络之功。

累及肘关节者，加桡神经浅支五穴、曲池、手三里、小海、少海、曲泽疏通肘关节气血。手三阳经、手三阴经均通过肘关节，故取手阳明经肘髎、曲池、手三里，手太阳经小海，手少阳经天井，手少阴经少海，手厥阴经曲泽，手太阴经尺泽疏通经络、止痹痛。

累及肩关节者，加肩五穴、肩胛四穴疏通肩关节气血。"肩重不举，臂痛，肩髎主之""肩中热，指臂痛，肩髃主之"，故取手阳明经肩髃、手少阳经肩髎治疗肩部病证，且肩髃为阳跷脉交会穴，阳跷有调节肢体运动的作用。肩头、肩前、肩后、肩髃、肩髎位于三角肌上，配合位于冈上肌、冈下肌的天宗、秉风、曲垣、巨骨缓解肩部活动不利。

累及膝关节者，加腘下四穴、内膝眼、犊鼻、鹤顶疏通膝关节气血。腘下四穴深层分布有腓肠肌、比目鱼肌、腘肌及胫神经等神经肌肉组织，故能治疗膝关节屈伸不利。内膝眼、犊鼻、鹤顶位于膝关节，是治疗膝关节痛、屈伸不利的经验效穴。

累及踝关节者，加内踝三穴、丘墟透照海、解溪疏通踝关节气血。内踝三穴分属足三阴经，位于踝关节局部，解溪位于胫骨、距骨相接间隙处，配合丘墟透照海一针两穴，可舒利关节，疏通踝部局部经气。

累及足趾关节者，加利趾三穴疏通足趾关节气血。利趾三穴主要作用于足底肌腹。上八风分布有拇收肌横头、骨间背侧肌及骨间足底肌，深刺京骨可及小趾展肌，深刺太白可及拇短屈肌及拇收肌，作用于足底肌群肌腹，可恢复屈伸跖趾关节、内收及外展足趾关节的能力。

痛风性关节炎

痛风性关节炎是由于嘌呤代谢障碍和（或）尿酸排泄减少所致血尿酸增高，单钠尿酸盐沉积在关节所致的晶体相关性关节病，属代谢性风湿病范畴。本病主要表现为突发关节痛及周围组织红、肿、热、痛、功能受限。

中医认为痛风性关节炎属于"痹证""历节"的范畴。平素过食膏粱厚味，以致湿浊内蕴，兼受外邪，侵袭经络，寒郁化热，湿热凝炼生痰，流窜肢节，阻滞气血经络，故见局部结肿热痛。因风性善行数变，若风邪偏盛，故痛无定处，历节游走，病久伤肾，肢节失养，故见畸形僵硬，甚则溃烂。

痛风性关节炎责之脏腑病变，以脾、肝、肾等脏腑功能失调为主。脾主运化、统血，肝主藏血、疏泄，肾主水，三脏功能失调，导致湿浊、痰饮、瘀血等病理产物在肢体关节、筋脉等处停聚。饮食失节，脾胃运化失司，脾虚生湿，湿性重浊，可见湿浊阻于关节；过食肥甘，素有内热，复感毒邪，可见湿热毒邪蕴于关节；病久气血、津液运行失畅，血脉瘀阻，津液凝聚，痰瘀互结，闭阻经络；病久伤肾，可见脾肾两虚。

痛风性关节炎的典型表现是第1跖趾关节受累，与足太阴经和足厥阴经关系密切。足太阴经脉"起于大趾之端，循指内侧白肉际"，经筋"起于大趾之端内侧"；足厥阴经脉"起于大趾丛毛之际"，经筋"起于大趾之上"。

【症状】突发关节痛，多见于第1跖趾关节，疼痛进行性加剧，半天左右达高峰，呈撕裂样、刀割样或咬噬样，受累关节及周围组织红、肿、热、痛、功能受限。部分患者发作时伴全身表现，如发热、寒战、乏力、心悸等。严重者可见关节畸形。

【治疗】

［基本处方］

组穴：利趾三穴、祛痰化浊四穴、化瘀四穴。

他穴：阿是穴。

［操作］根据病位大小，用中粗火针点刺阿是穴数针；关节肿痛严重或梭形病变者，在阿是穴用三棱针点刺放血。针刺京骨、太白时针尖贴骨缘进针1.0~1.5寸。上八风直刺1.0~1.5寸，至足底侧可摸到针尖，以接近皮肤而不穿透为度。中脘70°~80°向下斜刺1.0~1.5寸；足三里直刺1.0~1.5寸，丰隆、阴陵泉、地机直刺1.0~1.2寸，合谷直刺0.5~1.0寸，膈俞45°斜刺透向对应的夹脊穴，可配合血海行刺络拔罐法。以局部酸胀为度。留针30分钟。

针感、补泻手法、刺激强度因人制宜，并随时询问患者感觉以确定刺激量。

【方义】痛风性关节炎典型表现为第1跖趾关节红肿热痛，病情突发，病位局限，故多选用局部腧穴疏通局部经气，急性期用毫针刺法配合火针或三棱针点刺放血可疏通局部气血，缓解红肿热痛等症状；病程日久，伤及脏腑，须选择西医疗法综合治疗。针灸治疗本病重点在于清热利湿，通络除痹。

阿是穴选用火针或三棱针点刺放血可活血通络。火针能借火助阳，温通经络，使气血畅通，"通则不痛"，并能借火力强开其门，引动火热毒邪直接外泄，从而使热清毒解。三棱针放血可直接祛局部瘀血，《针灸大成》云："人之气血凝滞不通……针之使周于经脉。"利趾三穴主要作用于足底肌腹，上八风分布有拇收肌横头、骨间背侧肌及骨间足底肌，深刺京骨可及小趾展肌，刺太白可及拇短屈肌及拇收肌，针刺以上腧穴可改善受累关节活动受限的症状。

胃经募穴中脘调理中焦，胃经合穴足三里健脾和胃，施补法使湿浊无以生。丰隆功擅化痰降浊，阴陵泉健脾理气利湿，施泻法使湿浊得以化。血会膈俞与脾经血海为治疗血证之要穴，配合脾经郄穴地机，可活血止血、养血通络。阳明经为多气多血之经，合谷行气活血化瘀。诸穴相配，可祛关节处痰瘀邪气。

腱鞘炎

腱鞘炎是肌腱和腱鞘由于长期过度的运动摩擦，或者在短期内频繁活动，过度用力以及受到剧烈的寒冷刺激，致使该部位发生损伤性的炎症，并引起疼痛、肿胀、压痛，严重者活动受限的一种疾病。属于非细菌性炎症。

腱鞘炎属中医学"筋痹""伤筋"范畴。中医认为本病是由于长期劳作过度导致筋脉受损，受损后局部气血瘀阻、血行不畅；或局部气血虚少无法濡养筋脉；或正气不足，卫外失司，外邪乘虚而入，客于腱鞘部位，导致局部疼痛，活动受限。《景岳全书》："若筋脉拘滞，伸缩不利者，此血虚血燥证也，非养血养气不可。"本病基本病机是筋脉痹阻，气血运行不畅。

腱鞘炎病位在经筋，与肝相关。《素问·痿论》："肝主身之筋膜……肝气热，则胆泄口苦筋膜干，筋膜干则筋急而挛，发为筋痿。"《素问·长刺节论》："病在筋，筋挛节痛，不可以行，名曰筋痹。"可知肝与经筋关系密切，筋病可引发肿胀疼痛、肌肉拘急等症状，引发关节功能障碍。

本病发病部位在手部、腕部，与手三阳经关系密切。手三阳经筋都"结于腕"，手阳明经脉"出合谷两骨之间"，手太阳经脉"循手外侧上腕"，手少阳经脉"循手出腕"。

【症状】手指屈伸活动时疼痛、肿胀以及功能障碍。发病肌腱会有条索状隆起，程度不一，且压痛明显，伴提物无力。

（1）桡骨茎突狭窄性腱鞘炎可见桡骨茎突部疼痛、肿胀隆起、压痛，腕部劳累后或寒冷刺激后疼痛加剧，局部腱鞘增厚，握物无力，活动受限。

（2）指屈肌腱狭窄性腱鞘炎可见手指活动不灵活，局限性酸痛，晨起或劳累后症状明显。掌指关节掌侧压痛，可触及结节，手指屈伸活动困难，有弹响或交锁现象。

【治疗】

[基本处方]

他穴：阿是穴。

[操作]阿是穴行扬刺法，在肿胀明显处直刺进针，再在肿胀处上下左右各斜刺1针，针尖向肿胀处中央。留针30分钟。必要时配合火针迅速点刺肿胀处。针感、补泻手法、刺激强度因人制宜，并随时询问患者感觉以确定刺激量。

[随证配穴]在基本处方的基础上根据不同的症状配伍以下腧穴。

（1）桡骨茎突狭窄性腱鞘炎

组穴：腕背侧三穴、手食指三穴。

操作：阳谷、阳溪、阳池、二间直刺0.3~0.5寸，三间、合谷向后溪方向透刺1.0~1.5寸。施捻转泻法，以局部酸胀为度。

（2）指屈肌腱狭窄性腱鞘炎

组穴：手掌对刺三穴、八邪、鱼际四穴。

操作：直刺合谷，得气后将针提至皮下，向外斜刺1.0~1.2寸，使针尖达劳宫；直刺后溪，得气后将针提至皮下，向内斜刺1.0~1.2寸，使针尖达劳宫。八邪向手掌方向直刺0.5~0.8寸，以手掌侧可摸到针尖为度。鱼际四穴以45°~60°斜刺0.5~0.8寸，针尖指向大鱼际部肌肉隆起最高点。施捻转泻法，以局部酸胀为度。

【方义】腱鞘炎分为狭窄性腱鞘炎、急性纤维性腱鞘炎、急性浆液性腱鞘炎、急性化脓性腱鞘炎、结核性腱鞘炎，其中狭窄性腱鞘炎推荐中医针刺治疗，其余四种腱鞘炎推荐手术、西药等方法治疗。狭窄性腱鞘炎病位局限，多用局部取穴法以疏通局部气血，气血得畅，则筋脉得养，缓解局部疼痛。

在阿是穴应用十二刺法之一的扬刺法，即正中一针；傍刺四针，针刺深度较浅，针刺部位较为分散，在局部行散瘀肿、行气活血。必要时配合细火针点刺，以达到温经通络、活血养筋的目的。西医学认为火针法有促进慢性炎症吸收的作用。

桡骨茎突狭窄性腱鞘炎取局部腕背侧三穴、手食指三穴以舒筋利节。阳谷、阳溪、阳池三穴分属手三阳经，位居腕关节，具有通经活络、止痹痛之功；合谷主"痹痿臂腕不用"，合谷、二间、三间均归于手阳明经，桡骨茎突狭窄性腱鞘炎病位在本经脉所过部位，共奏通经活络、疏利关节之效，多穴配合用以治疗腕关节疼痛、活动不利。

指屈肌腱狭窄性腱鞘炎取局部手掌对刺三穴、八邪、鱼际四穴以舒筋利节。劳宫下有掌腱膜、指浅深屈肌腱，深部为第1掌间骨间肌和第2骨间背侧肌，合谷、后溪分别贴近第2掌骨透刺向劳宫，加强对蚓状肌的刺激，扩大了刺激范围。鱼际四穴下有拇对掌肌、拇短展肌、拇短屈肌分布，可以调节肌肉肌力。八邪下有掌浅横韧带、骨间背侧肌和骨间掌侧肌。诸穴合用可通经活络，改善手指屈伸活动困难。

第三节　头面五官病证

面肌痉挛

面肌痉挛是指一侧或双侧面部肌肉反复发作的阵发性、不自主的抽搐，严重时可出现睁眼困难、口角歪斜及耳内抽动样杂音，常在情绪激动或紧张时加重。本病可继发于听神经瘤、脑干梗死、多发性硬化、贝尔麻痹、三叉神经痛等疾病。

面肌痉挛常见于中医学"面风""瘛疭""筋急""筋惕肉瞤"等疾病。《备急千金要方》中云"夫眼瞤动，口唇动，偏㖞，皆风入脉"。其发生常与感受外邪、情志内伤、气血不足等有关。基本病机为外风阻滞，内风扰动。

面肌痉挛病位在面部，与肝、脾密切相关，《素问·阴阳应象大论》有"风胜则动"，《素问·至真要大论》有"诸风掉眩，皆属于肝"。肝主筋，脾主肉，且胞睑属脾，脾在窍为口。

面风病位在面部，与手足三阳经、足厥阴经、任脉、督脉联系密切，手足三阳、手少阴经也通过经别或经筋与面部相连。手阳明经"贯颊"，足阳明经"还出挟口环唇，下交承浆，却循颐后下廉，出大迎，循颊车"，手太阳经"上颊，至目锐眦""别颊上䪼抵鼻，至目内眦"，足太阳经"起于目内眦，上额交巅"，手少阳经"以屈下颊至䪼""过客主人前，交颊，至目锐眦"，足少阳经"其支者，别锐眦，下大迎，合于手少阳，抵于䪼，下加颊车"；足厥阴经"从目系下颊里，环唇内"；任脉"上颐，循面入目"；督脉"上颐，环唇，上系两目之下中央"。手阳明经筋"上颊，结于顺""络顺"，络脉"上曲颊偏齿"；足阳明经别"上循咽出于口，上䪼顺"，经筋"上挟口，合于顺""从颊结于耳前"；手太阳经筋"下结于颔，上属目外眦"；足太阳经筋"上头下颜，结于鼻；其支者，为目上网，下结于顺""邪上出于顺"；手少阳经筋"其支者，当曲颊入系舌本；其支者上曲牙，循耳前，属目外眦，上乘颔"；足少阳经别"出颐颔中，散于面，系目系，合少阳于外眦也"，经筋"上额角，交巅上，下走颔，上结于顽。支者，结于目外眦"；手少阴经别"出于面，合目内眦"。

【症状】一侧或双侧面部肌肉（眼轮匝肌、表情肌、口轮匝肌）阵发性抽搐。

（1）眼睑抽搐者，可伴睁眼困难。

（2）面颊肌肉抽搐者，可伴耳内抽动样杂音。

（3）口角抽搐者，可伴口角歪斜。

【治疗】

[**基本处方**]

组穴：散风四穴（去风市）、四关。

他穴：阿是穴、拮抗点、翳风。

[**操作**]风池进针点靠外，针尖方向指向对侧眼球，刺入0.5~1.2寸，使针感沿胆经直达头临泣或阳白。风府、大椎、合谷、翳风直刺0.5~1.0寸，太冲直刺0.5~0.8寸，行捻转泻法，以局部酸胀为度。双侧均痉挛者以较重一侧为患侧先进行治疗。患侧针刺阿是穴或拮抗点，重度痉挛者斜刺阿是穴至痉挛肌肉深层，做大幅度提插捻转直至痉挛停止或明显减弱，轻度痉挛者平刺拮抗点浅层肌肉，阿是穴与拮抗点针刺方向均与肌肉走向呈十字交叉状。留针50分钟。针感、补泻手法、刺激强度因人制宜，并随时询问患者感觉以确定刺激量。

[**随证配穴**]在基本处方的基础上根据不同发病部位配伍以下腧穴（以下面部诸穴针刺健侧）。

（1）眼睑抽搐

组穴：攒竹、四白。

操作：攒竹向眉中平刺0.5~0.8寸，四白由下向上刺0.3~0.5寸，施捻转手法，以局部酸麻胀为度。

（2）面颊肌肉抽搐

组穴：颧髎、下关。

操作：颧髎、下关深刺0.8~1.2寸，施捻转手法，以局部酸麻胀为度。

（3）口角抽搐

组穴：地仓、颊车。

操作：地仓斜刺0.5~0.8寸，颊车直刺0.3~0.5寸，施捻转手法，以局部酸麻胀为度。

【方义】"风胜则动"，"风"为面肌痉挛关键病因，故治疗当以息风止痉为主。

李志道教授提出应当以深浅刺法（病重者深刺，病轻者浅刺）、横针截断法（阿是穴和拮抗点的针刺方向垂直于肌丝方向，且垂直于面部经筋走行方向）、缪刺法（左病治右，右病治左）、以静制动法（久留针）、整体辨证施治法相结合治疗本病。

面肌痉挛与风邪密切相关，故取疏风要穴风池、风府，配以近端之翳风以疏风通络，且风邪易袭阳位，故取督脉与手足三阳交会穴之大椎，以固护卫阳，疏风解表。四穴同用既可疏散外风，又疏泄内风。"面口合谷收"，大肠经原穴合谷配肝经原穴太冲以息风止痉。重度痉挛者风邪亢盛，病位较深，可于阿是穴处大幅度提插捻转以通络祛邪、重镇止搐，并延长留针时间。轻度痉挛者病邪轻浅，于拮抗点处浅刺，以引邪外出。《类经附翼·医易》云"动极者镇之以静"，故延长留针时间以"以静制动"。

依据病位分部取穴意在以"左病取右、右病取左"之缪刺法疏通面部经气，平衡面部两侧之"动"与"静"，且风性清扬易于走窜，针刺健侧可防止风邪扩散。手足三阳经均直接循行于面部，其中足阳明经由鼻根部循行至口唇、面颊，涉及的范围最为广泛，故以足阳明经为主，配手足太阳经腧穴，依据病位分取攒竹、四白、颧髎、下关、地仓、颊车以通经活络。

周围性面瘫

周围性面瘫又称Bell麻痹或面神经炎，是面神经管内面神经的非特异性炎症引起的周围性面肌瘫痪。

周围性面瘫属中医学"歪嘴风""口僻"等范畴，《灵枢·经筋》言："足阳明之筋……（其病）卒口僻，急者目不合，热则筋纵，目不开。颊筋有寒，则急引颊移口，有热则筋弛纵缓不能收，故僻。"其发生与感受外邪、情志不调、气血亏虚等有关，其基本病机为外邪侵袭面部经筋，使面部肌肉纵缓不收。

面瘫病位在面部，与手足三阳经、足厥阴经、任脉、督脉联系密切，手足三阳、手少阴经也通过经别或经筋与面部相连。手阳明经"贯颊，入下齿中"，足阳明经"入上齿中，还出挟口环唇，下交承浆，却循颐后下廉，出大迎，循颊车"，手太阳经"上颊，至目锐眦""别颊上颇抵鼻，至目内眦"，足太阳经"起于目内眦，上额交巅"，手少阳经"以屈下颊至颇""过客主人前，交颊，至目锐眦"，足少阳经"其支者，别锐眦，下大迎，合于手少阳，抵于颇，下加颊车"。足厥阴经"从目系下颊里，环唇内"。任脉"上颐，循面入目"。督脉"上颐，环唇，上系两目之下中央"。手阳明经筋"上颊，结于顺""络顺"，络脉"上曲颊偏齿"；足阳明经别"上循咽出于口，上颈颔"，经筋"上挟口，合于顺""从颊结于耳前"；手太阳经筋"下结于颔，上属目外眦"；足太阳经筋"上头下颜，结于鼻；其支者，为目上网，下结于顺""邪上出于顺"；手少阳经筋"其支者，当曲颊入系舌本；其支者上曲牙，循耳前，属目外眦，上乘颔"；足少阳经别"出颐颔中，散于面，系目系，合少阳于外眦也"，经筋"上额角，交巅上，下走颔，上结于顺。支者，结于目外眦"；手少阴经别"出于面，合目内眦"。

【症状】一侧面部肌肉麻木、瘫痪，额纹消失变浅，眼裂增大，鼻唇沟变浅，口角下垂歪向健侧，皱眉、蹙额、闭目、露齿、鼓颊完成困难，多为一侧性。

（1）急性期，发病7天以内，可伴有耳后疼痛、乳突区压痛，患侧舌前2/3味觉消失或减退，听觉过敏等。

（2）静止期，发病8~20天。

（3）恢复期及后遗症期，发病20天以上，可伴患侧面肌痉挛，或瘫痪肌肉出现挛缩，口角反牵向患侧，形成"倒错"现象。

【治疗】

[基本处方]

组穴：眼病六穴、三叉神经四穴、齿病四穴（去内庭）、四关。

他穴：阳白、印堂、迎香透上迎香、颧髎、巨髎、水沟、口禾髎透地仓、翳风、天容、夹承浆、承浆。

[操作] 采用分步针刺法配合正侧浅深刺治疗，共分四步。

（1）风池进针点靠外，针尖方向指向对侧眼球，刺入0.5~1.2寸，使针感沿胆经直达头临泣或阳白。

（2）面部诸穴先刺面部中线，印堂向下平刺0.3~0.5寸，水沟向上斜刺0.3~0.5寸，承浆斜刺0.3~0.5寸，使局部有胀痛感。

（3）患侧阳白向鱼腰透刺0.3~0.5寸，攒竹向鱼腰平刺0.3~0.5寸，丝竹空向瞳子髎透刺0.5~1.0寸，太阳直刺0.3~0.5寸，四白向上斜刺0.3~0.5寸，迎香向上迎香透刺0.3~0.5寸，下关、颧髎深刺0.8~1.2寸，巨髎斜刺0.3~0.5寸，口禾髎向地仓透刺0.5~1.0寸。颊车直刺0.3~0.5寸，天容直刺0.5~1.0寸，夹承浆向大迎透刺0.5~1.0寸。翳风直刺0.5~1.0寸，使针感传至患侧面部或舌前。健侧四白向上斜刺0.3~0.5寸，颧髎深刺0.8~1.2寸，夹承浆向大迎透刺0.5~1.0寸。

（4）合谷、太冲直刺0.5~1.0寸，行捻转手法，以局部酸胀为度。

患侧面部诸穴不必全选，依患者患病部位、病变程度选取即可。针感、补泻手法、刺激强度因人制宜，并随时询问患者感觉以确定刺激量。

[随证配穴] 在基本处方的基础上根据分期及不同伴随症状配伍以下腧穴。

1.按分期配穴

（1）急性期

组穴：散风四穴（去风市）。

操作：风府直刺0.5~1.0寸，施捻转泻法，以局部酸胀为度。大椎刺络拔罐。急性期针刺面部诸穴以患侧为主，浅刺0.1~0.3寸，平补平泻，留针15~20分钟。

（2）静止期

组穴：补三气穴。

操作：膻中向下平刺0.5~0.8寸，中脘、气海均70°~80°向下斜刺1.0~1.2寸，施捻转补法，以局部酸胀为度。针刺面部诸穴以患侧为主，患侧多刺，健侧少刺，以深刺、透刺为主，进针时将患侧肌肉向上牵拉至正常位置，针刺方向向上并与病变肌肉走向垂直，透刺者以进针穴及透向穴均得气为度，留针30分钟。

（3）恢复期及后遗症期

组穴：补气养血四穴（去膈俞）、补三气穴。

他穴：血海。

操作：膻中向下平刺0.5~0.8寸，中脘、气海70°~80°向下斜刺1.0~1.2寸，三阴交、血海、足三里直刺1.0~1.5寸，行捻转补法，以局部酸胀为度。面部诸穴针刺同静止期，留针30分钟。

2.按伴随症状配穴

（1）耳后疼痛

他穴：耳周六穴（去曲鬓、耳门）。

操作：率谷向角孙透刺1.0~1.5寸，颅息向瘈脉平刺0.8~1.2寸。

（2）面肌痉挛

组穴及操作参考面肌痉挛。

【方义】李志道教授治疗周围性面瘫的刺法可概括为"正侧浅深刺"，即面部腧穴先刺中线穴位，再患健侧同刺，浅病者浅刺，深病者深刺。任督二脉居头面正中，主一身阴阳，故先刺头面任督交会处以调节头面部阴阳经气，且先针刺面部中线穴位可以对判断症状深浅程度及健患侧腧穴定位提供参考。《素问·阴阳应象大论》云："善用针者，从阴引阳，从阳引阴，以右治左，以左治右。"同刺健患侧以调理面部两侧气血阴阳，并防倒错、面肌痉挛。急性期外邪袭表，尚未深入，故针宜轻、宜浅、宜少，使表浅之邪从表出，并减短留针时间以防面部水肿。静止期、恢复期及后遗症期外邪深入，滞留不去，故深刺、透刺面部诸穴以通调局部经气，引邪外出。

"面口合谷收"，合谷为面部疾病要穴，足厥阴经与面部联系密切，故取肝经原穴太冲以舒筋活络。周围性面瘫多因感受风邪而发，故取风池、太阳以祛风解表。手足三阳经均直接循行于面部，其中足阳明经由鼻根部循行至口唇、面颊，涉及的范围最为广泛，故以足阳明经为主，配以局部手、足三阳经腧穴与经外奇穴可通经活络，行气活血。

周围性面瘫是多种病因所致面神经水肿、受压，进而面肌麻痹瘫痪和功能障碍的一种疾病。面神经为混合性神经，其主要组成为运动神经，发自脑桥下部面神经核，于脑桥下缘出脑，通过面神经管经茎乳孔出颅，穿过腮腺并发出颞支、颧支、颊支、下颌缘支和颈支5组放射状分支，支配颌面部5个区域的表情肌。针刺翳风可以刺激面神经主干，适用于面神经各支病变。鱼腰向阳白平刺可刺激面神经颞支，并分别调节眼轮匝肌与额肌。丝竹空透瞳子髎可调节眼轮匝肌及面神经颞额支。攒竹向鱼腰平刺可刺激眼轮匝肌、皱眉肌及深层的面神经颞支、颧支。四白穴下有眼轮匝肌、提上唇肌、面神经颧支分布，下关深刺可刺激穴下深层的面神经颧支。针刺颧髎、巨髎可同时刺激面神经的颧支与颊支。颊车穴下布有面神经颊支与下颌缘支。夹承浆透大迎可刺激口轮匝肌及深层的面神经下颌缘支。迎香透上迎香可刺激提上唇肌和提上唇鼻翼肌。口禾髎透地仓可调节口轮匝肌、提上唇肌及面神经颊支。天容下有面神经颈支分布。三叉神经与面神经均支配面部肌肉的运动，故取三叉神经四穴以调节面肌功能。针刺以上诸穴可加速局部血液和淋巴循环，兴奋运动神经元，缓解局部面神经水肿，促进炎症吸收。

急性期外邪初中经络，邪气旺盛，正气充足，邪正相争，以祛风散邪、通调经气为要，故配以风府疏风通络，且风邪易袭阳位，故取督脉与手、足三阳交会穴之大椎疏风解表。

静止期外邪深入，滞留不去，经脉不通，故配以补三气穴行气活血，通经活络，并增加局部取穴以通调经气。

恢复期及后遗症期正气已伤，邪气留恋，故取补气养血四穴、血海以补益气血，濡养经筋，配以补三气穴以培补元气，祛邪外出。

耳后疼痛者取耳周六穴以疏发少阳经气，且率谷、瘛脉、颅息穴下有面神经耳后支分布，取之以通络止痛。

【医案】赵某，男，56岁，2016年3月7日初诊。

现病史：饮酒后晨起漱口漏水，遂前往西医院就诊，诊断为周围性面瘫，曾服用西药糖皮质激素（药品名称不详）、甲钴胺、维生素B12等，无明显缓解，辗转各处年余，收效甚微。经介绍前来李教授门诊寻求针灸治疗。刻下见患侧额纹少，眼睑闭合不全，口角下垂，鼓腮漏气，纳可，寐安，小便调，大便不成形。舌胖嫩有齿痕，苔白，脉细弱。

中医诊断：口僻（气血两虚）。

针灸治疗：取印堂、水沟、承浆；患侧取四白、颧髎、翳风，阳白透鱼腰、颊车透大迎、迎香透上迎香、口禾髎透地仓、夹承浆透大迎；健侧取四白、颧髎、夹承浆透大迎；双侧合谷、太冲、风池。配合"补三气"针法。先针中线腧穴，后针两侧诸穴，颜面部穴位浅刺以0.25mm×25mm毫针针刺得气，深刺或透刺法以0.25mm×40mm刺至得气（双得气），余穴0.25mm×40mm毫针针刺得气。留针30分钟。7日4次，连续治疗两个月后痊愈。［杨俊涛，胡锦华，王卫.李志道"正侧浅深刺"配合"三防刺"治疗周围性面瘫经验撷英.上海中医药杂志，2017，51（7）：23-25.］

三叉神经痛

三叉神经痛是指在三叉神经分布区内反复发作的阵发性剧烈疼痛，常因情绪紧张、营养不足、进食冷热等因素诱发。该病可分为剧痛期与隐痛期，剧痛期疼痛发作频繁，间歇期短，疼痛易诱发；隐痛期疼痛发作不频繁，间歇期较长，或可有诱发痛。

三叉神经痛属中医学"面痛""面风痛""面颊痛"等范畴，其发生常与感受外邪、情志不调、外伤等有关，其基本病机为面部经络气血痹阻，不通则痛；或面部经筋失于濡养，不荣则痛。

【症状】面部突然发作的闪电样、刀割样、针刺样、电灼样剧烈疼痛，痛时面部肌肉抽搐，可伴面部潮红、流泪、流涎、流涕。

（1）眼支痛者，额部与眼部周围疼痛。

（2）上颌支痛者，颊部、上唇和齿龈周围疼痛。

（3）下颌支痛者，下唇和齿龈周围疼痛。

【治疗】

[**基本处方**]

组穴：调心神三穴、四关。

他穴：下关。

[**操作**]内关直刺0.5~0.8寸，得气后将针尖提至皮下，使针体与体表成30°夹角向间使方向刺入1.0~1.5寸；郄门直刺0.5~1.0寸，边嘱患者深呼吸边施提插捻

转补法使针感传至前臂或手指，行互动式针法1分钟。合谷、太冲直刺0.5~1.0寸，行捻转手法，以局部酸胀为度。下关深刺1.2~1.5寸，使牙根部产生酸胀感。留针50分钟。针感、补泻手法、刺激强度因人制宜，并随时询问患者感觉以确定刺激量。

[**随证配穴**] 在基本处方的基础上根据不同的症状配伍以下腧穴。以下面部腧穴剧痛期采用强针感法，每隔10分钟以啄法行针2~3次，以有强烈针感为度；隐痛期采用弱针感法，每隔10分钟用雀啄法行针1~2次，以有微弱针感传至相应位置为度。出针时面部诸穴施以雀啄法，以针感放射至预期部位为度。

（1）眼支痛

组穴：眼病六穴、三叉神经四穴（去大迎）。

操作：风池进针点靠外，针尖方向指向对侧眼睛，刺入0.5~1.2寸，使针感沿胆经直达头临泣或阳白；鱼腰略向上斜刺0.3~0.5寸，刺入眶上孔或眶上切迹，攒竹向下斜刺0.3~0.5寸，此二穴用雀啄法微调，使针感向眼周放射；丝竹空向瞳子髎方向透刺0.5~1.0寸，太阳直刺0.3~0.5寸，四白由下向上斜刺0.3~0.5寸，行捻转手法，以局部酸胀为度。

（2）上颌支痛

组穴：三叉神经四穴（去鱼腰、大迎）。

他穴：迎香、颧髎。

操作：太阳向颧髎透刺1.5~2.0寸；四白由下向上刺0.3~0.5寸，用雀啄法微调，以产生上口唇部和上牙的酸胀感为度；迎香斜刺0.3~0.5寸，以出现刺痛放射感为度。

（3）下颌支痛

组穴：齿病四穴（去内庭）、三叉神经四穴（去鱼腰、四白）。

他穴：夹承浆、地仓。

操作：太阳向下关深刺2.5~3.0寸，颊车向地仓方向透刺1.5~2.0寸，使下牙有酸麻感为度；夹承浆由内向外斜刺0.3~0.5寸，用雀啄法微调，使下牙有酸麻感为度；大迎向颏下孔方向斜刺，以刺中颏神经，第2磨牙处有放射针感为度。

【**方义**】三叉神经是以感觉神经为主的混合神经，由眼支、上颌支和下颌支组成，分别支配面部眼裂以上、眼裂和口裂之间、口裂以下的感觉和咀嚼肌收缩运动。针刺治疗时要注意辨病位取穴，不同分支疼痛取不同穴位，同时针感向不同方向放射。临床上应先根据疼痛范围确定病变神经，取穴多在病变神经干及其分支上或其附近。

三叉神经痛疼痛剧烈，患者多伴抑郁、失眠等神志症状，故取调心神三穴以调治心神，以助减轻面痛。《标幽赋》："寒热痹痛，开四关而已之。"合谷、太冲为止痛要穴，且三叉神经痛与外感风邪、气血痹阻密切相关，刺之有祛风止痛、行气活血之效。下关为足阳明经与足少阳经的交会穴，穴下有下颌神经分支分布，局部深层组织与三叉神经节、脑干的三叉神经中脑核以及三叉神经运动核等有直接通路投射，可直接调整三叉神经的功能，疏通面部经络气血。

眼支痛者取三叉神经四穴之鱼腰以刺激眼支的分支眶上神经，并配以眼支的分支额神经与眶上神经分布处之攒竹、丝竹空以通络止痛。《灵枢·经脉》云足少阳经"是主骨所生病者，头痛，颌痛，目锐眦痛"，故取风池、瞳子髎以疏风通络，配以局部太阳、四白以疏通眼周气血。

上颌支痛者取三叉神经四穴之四白、太阳透颧髎，配以局部迎香以刺激上颌神经分支之眶下神经，疏通局部经络。

下颌支痛者取颊车向地仓透刺以刺激下颌神经的分支颊神经，太阳向下关透刺以刺激下颌神经肌支，夹承浆、大迎穴下有下颌神经的终末支颏神经分布。针刺以上诸穴可调节局部经络气血，以止面痛。

【医案】患者，男，55岁，2019年3月3日初诊。

现病史：患者2年前无明显诱因出现右侧面部阵发性剧痛，主要为右侧颧部及鼻翼部，1个月前突然加重，由颧部波及眼眶周围，每日发作10余次，每次持续1~3分钟，说话、咀嚼、洗漱等日常动作均可诱发。经人介绍，求诊于李志道教授处。症见精神萎靡，面部潮红，时有眼角至颧部痛性抽搐，伴见流泪，夜寐差。

诊断：三叉神经痛（第1、2支）。

针刺治疗：主穴为患侧鱼腰、攒竹、四白、太阳、颧髎、下关，配穴为四神聪、内关透间使、神门、三阴交。鱼腰、攒竹向下斜刺10~15mm，用雀啄法微调，使针感向眼周放射；四白由下向上斜刺10~15mm，用雀啄法微调，使针感向上口唇及上牙齿放射；颧髎、下关直刺25~35mm，用雀啄法微调，使上牙齿有酸麻感；太阳斜刺进针后向下牙床方向针刺60~70mm，用雀啄法微调，使针感向上牙齿放射。留针50分钟后用阳性出针法出针，隔日治疗1次，10次为1个疗程。治疗3次后，患者单次面部痛性抽搐时间明显缩短；治疗10次后，患者由颧部引发眼部联动性抽搐消失，无流泪症状，寐转佳，遂去鱼腰、攒竹及配穴；治疗2个疗程后，患者诸症消失，随访1年未复发。[郭媛，李志道，王立存，等.李志道运用整体调理法治疗三叉神经痛.中国民间疗法，2021，29（16）：15-17.]

目赤肿痛

目赤肿痛是白睛暴发红赤疼痛，以胞睑肿胀为主的急性眼病症状，属白睛疾病"风热赤眼""暴风客热""天行赤眼"的范畴。多因外感风热、猝感疫疠之气、肺胃积热、肝胆火旺等热毒上攻于目所致。

目赤肿痛病位在眼之白睛及胞睑，五轮属气轮、肉轮，与肺、大肠、脾、胃、肝关系密切，目赤肿痛起病急、发病快、外部症状明显，多为外感风热或疫疠之气，内兼素体阳热内盛，内外合邪所致。也可为风热之邪外袭，阳热内盛，风热壅目；或肺胃火旺，热毒壅盛，上攻于目；或肝胆火旺，木火刑金，交攻于目，引发目赤肿痛。

目赤肿痛病位在眼，足厥阴、手少阳、足少阳、手足太阳、手少阴经、督脉、任脉、阴跷脉、阳跷脉都与眼关系密切，足三阳、手少阳、手太阳、手少阴经也通过经筋或经别与眼相连。足厥阴经"连目系""从目系下颊里"；手少阳经"至目锐眦"；足少阳经"起于目锐眦""至目锐眦后""别锐眦"；手太阳经"至目锐眦""至目内眦"；足太阳经"起于目内眦"；手少阴经"系目系"；督脉"与太阳起于目内眦""上系两目之下中央"；任脉"上颐循面入目"；阳跷脉"正属目本，名曰眼系""交于目锐眦"；阴跷脉"属目内眦"。足少阳经别"系目系，合少阳于外眦也"，经筋"结于目外眦"；足太阳经筋"为目上网"；足阳明经别"还系目系"，经筋"阳明为目下网"；手少阳经筋"属目外眦"；手太阳经筋"上属目外眦"；手少阴经别"合目内眦"。

本病常见于西医学急性结膜炎、假膜性结膜炎和流行性角结膜炎等疾病。

【症状】白睛暴发红赤疼痛、胞睑肿胀、眵多黏结、羞明多泪。

（1）风热侵袭者，兼发热头痛，鼻塞流涕，舌红苔薄黄，脉浮数。

（2）热毒炽盛者，兼口渴心烦，便秘赤溲，舌红苔黄燥，脉数。

（3）肝胆火旺者，兼口苦咽干，胸胁胀痛，舌红苔黄，脉弦数。

【治疗】

[基本处方]

组穴：眼病六穴、头目双透、四关。

他穴：头维、光明、臂臑、耳尖、角孙。

[操作]风池进针点靠外，针尖方向指向对侧眼睛，刺入0.5~1.0寸，使针感沿胆经直达头临泣或阳白。目窗向头临泣透刺0.8~1.2寸，头维向眼睛方向平刺0.5~0.8寸，攒竹向眉中平刺0.5~0.8寸，丝竹空向瞳子髎透刺0.8~1.2寸，四白由

下向上斜刺0.3~0.5寸。合谷、太冲直刺0.5~1.0寸，臂臑、光明直刺1.0~1.5寸，行捻转泻法，以局部酸胀疼为度。留针30分钟。耳尖、角孙、太阳行三棱针点刺放血，1周1次，每次选取患侧1~2穴即可。针感、补泻手法、刺激强度因人制宜，并随时询问患者感觉以确定刺激量。

[随证配穴] 在基本处方的基础上根据不同的症状配伍以下腧穴。

（1）风热侵袭

组穴：退热三穴、腕背侧三穴。

操作：大椎直刺1.0~1.5寸，曲池、外关直刺0.5~1.0寸，阳谷、阳溪、阳池直刺0.3~0.5寸，施捻转泻法，以局部酸胀为度。

（2）热毒炽盛

组穴：退热三穴。

操作：大椎直刺1.0~1.5寸，曲池、外关直刺0.5~1.0寸，施捻转泻法，以局部酸胀为度。

（3）肝胆火旺

组穴：足背胆经三穴、丘墟透照海。

操作：丘墟向照海透刺2.5~3.0寸，足临泣、地五会直刺0.3~0.5寸，施捻转泻法，以局部酸胀为度。

【方义】目赤肿痛病位在眼，《灵枢·邪气脏腑病形》云："十二经脉，三百六十五络，其血气皆上于面而走空窍，其清阳气上走于目而为睛。"《灵枢·口问》曰："目者，宗脉之所聚也。"眼周经脉会聚。目赤肿痛多为素体阳热内盛，外邪引动而发病，故取穴以三阳经腧穴为主，并配合经外奇穴，以下诸穴合用，施以泻法，以清泻阳热，退赤消肿。

眼病六穴均在眼周，"腧穴所在，主治所在"，故能治疗目赤肿痛等眼部病证。《针灸甲乙经》云风池主"目内眦赤痛"，泻之以散邪热而风火不聚眼。目赤肿痛发病之本为素体阳热内盛，故取三阳经之攒竹、四白、丝竹空、瞳子髎以宣泻内热直达病所。头临泣、目窗二穴在胆经循行所过之处，《针灸大成》言目窗"主目赤痛"，《针灸甲乙经》载"不得视，口沫泣出，两目眉头痛，临泣主之"，故二穴合用有消肿止痛、清头明目之效。"面口合谷收"，合谷有清热泻火，疏风解痛之功。目为肝之外窍，故泻肝经原穴太冲以清肝泻火。

足阳明经别"还系目系"，经筋"阳明为目下网"，故头维为目疾之主穴。《针灸大成》："眼痒眼疼：光明五会。"光明为胆经络穴，足少阳络脉由此别走厥阴，肝胆之脉上通于目，泻之以清目退赤。臂臑为眼科经验效穴，且该穴擅清泻阳热，行气布津，故有清热明目之效。角孙为手足少阳、手阳明之会，诸阳经之孙络会于此；耳尖居清窍之阳位；手三阳和足少阳之经筋结于太阳，故于三穴刺络放血，有泻气分实热、活血通络之功。

风热侵袭者治以疏风泻热。大椎、曲池有疏风清热之功；外关为八脉交会穴，通于阳维脉，可退热。三穴合之，长于清解表热。阳谷、阳溪、阳池分属手三阳经，与同名足三阳经于头面部交接，与头面五官联系密切，有清热解毒、疏散风热之效。

热毒炽盛者取退热三穴以清泻肺胃火毒，兼以消肿止痛。

肝胆火旺者加足背胆经三穴、丘墟透照海以疏肝利胆，通络明目。足少阳经"起于目锐眦"，《灵枢·终始》云"病在上者下取之，病在下者高取之"，取此四穴既为"经络所过，主治所在"的体现，也为上病下治的应用。

近视

近视，又名能近怯远症，是以视近物清晰，视远物模糊为主症的眼病。

近视病位在眼，与肝、心、脾、肾关系密切。近视多为先天禀赋不足或后天之本不固，加之久视耗伤肝血，或劳心伤神所致；或肝肾不足，精血不能濡养目窍；或心脾两虚，气血不能上荣于目，均可使目中神光不能发越于远处，故见近视。

近视病位在眼，足厥阴、手足少阳、手足太阳、手少阴经、督脉、任脉、阴阳跷脉都与眼关系密切，足三阳、手少阳、手太阳、手少阴经也通过经筋或经别与眼相连。足厥阴经"连目系""从目系下颊里"；手少阳经"至目锐眦"；足少阳经"起于目锐眦""至目锐眦后""别锐眦"；手太阳经"至目锐眦""至目内眦"；足太阳经"起于目内眦"；手少阴经"系目系"；督脉"与太阳起于目内眦""上系两目之下中央"；任脉"上颐循面入目"；阳跷脉"正属目本，名曰眼系""交于目锐眦"；阴跷脉"属目内眦"。足少阳经别"系目系，合少阳于外眦也"，经筋"结于目外眦"；足太阳经筋"为目上网"；足阳明经别"还系目系"，经筋"阳明为目下网"；手少阳经筋"属目外眦"；手太阳经筋"上属目外眦"；手少阴经别"合目内眦"。

本病常见于西医学调节性近视、功能性近视（假性近视）、器质性近视（真性近视）等疾病。

【**症状**】视近物清晰，视远物模糊。

（1）肝肾不足者，兼不耐久视，腰膝酸软，头晕耳鸣，舌红，苔少，脉弦细。

（2）心脾两虚者，兼面色不华，神疲乏力，纳差多梦，舌淡，苔薄白，脉细弱。

【治疗】

[**基本处方**]

组穴：头目双透、眼病六穴。

他穴：头维、睛明、光明。

[**操作**] 风池进针点靠外，针尖方向指向对侧眼睛，刺入0.5~1.0寸，使针感沿胆经直达头临泣或阳白。太阳直刺0.3~0.5寸，头维向眼睛方向、攒竹向眉中平刺0.5~0.8寸，四白由下向上斜刺0.3~0.5寸，丝竹空向瞳子髎、目窗向头临泣透刺0.8~1.2寸，光明直刺1.0~1.5寸，行捻转补法，以局部酸胀疼为度。针刺睛明时，嘱患者闭目，医者左手轻推眼球向外侧固定，右手缓慢进针，紧靠眶缘直刺0.5~1.0寸，遇到阻力时，不宜强行进针，应改变进针方向或退针，不施手法，出针后按压针孔片刻。留针30分钟。针感、补泻手法、刺激强度因人制宜，并随时询问患者感觉以确定刺激量。

[**随证配穴**] 在基本处方的基础上根据不同的症状配伍以下腧穴。

（1）肝肾不足

组穴：肝胆区、滋阴二穴。

操作：肝胆区背俞穴向内呈60°~70°斜刺，针尖过夹脊穴抵至椎体。三阴交直刺1.0~1.5寸，行捻转补法，以局部酸胀为度；太溪浅刺0.2~0.3寸，以出现酸麻放射感为度。

（2）心脾两虚

组穴：调心神三穴、补气养血四穴。

操作：内关直刺0.5~0.8寸，得气后将针尖提至皮下，使针体与体表成30°夹角向间使方向刺入1.0~1.5寸，郄门直刺0.5~1.0寸，边嘱患者深呼吸边施提插捻转补法使针感传至前臂或手指，行互动式针法1分钟。气海70°~80°向下斜刺1.2寸，膈俞45°向内斜刺0.5~1.0寸，足三里、三阴交直刺1.0~1.5寸，行捻转补法，以局部酸胀为度。

【方义】 近视病位在眼，"目者，宗脉之所聚也"，眼周为经脉会聚之处。近视多为先后天之本不足、劳伤心神或久视耗伤肝血而目失濡养所致，故取穴以眼周腧穴为主，以调节眼周气血，并配合远端取穴、背俞穴，增强脏腑功能，协调气血，以下诸穴合用，施以补法，可通络活血，养肝明目。

眼病六穴均在眼周，"腧穴所在，主治所在"，故能治疗近视、目视不明等眼部病证。风池为手、足少阳和阳维之会，有通络明目之功。《针灸大成》云攒竹"主目眩眩，视物不明"。眼周血流丰富，故取局部腧穴太阳、攒竹、四白、丝竹空、瞳子髎以通调眼周气血，解痉明目。头临泣、目窗二穴为胆经循行所过之处，《针灸大成》言目窗"主目眩眩，远视不明"，《经穴解》称头临泣主"目眩"，故二穴合用有通经明目之效。足阳明经经别"还系目系"，经筋"阳明为目下网"，故头维为目疾之主穴。《针灸甲乙经》曰："目不明……睛明主之。"睛明有通络明目之效。胆经络穴光明，有联络肝胆两经气血的作用，取其既为"经络所过，主治所在"的体现，也为上病下治的应用。

肝肾不足者取肝俞、肾俞以调补肝肾，血会膈俞以补益肝血，辅以肝胆区背俞穴以培补肝之气血。三阴交为足三阴经之交会穴，脾统血，肾藏精，肝藏血，"精血同源"，故三阴交为精血之要穴；太溪为肾经滋阴要穴，二穴合用以调补肾经气血，兼行先后天之本共补之效。

心脾两虚者取调心神三穴以调治心神，补益心血，配以补气养血四穴之补气要穴气海、血会膈俞以补益气血，三阴交、足三里以补益精血。以上诸穴合用以补益心脾气血，濡养目窍。

鼻渊

鼻渊，又名"脑漏"，是以鼻流浊涕、量多不止为主症的病证，多因外邪侵袭或正虚托邪无力等邪壅鼻窍所致。

鼻渊病位在鼻，与肺、脾、胃、胆关系密切，肺开窍于鼻，足阳明胃经起于鼻，《素问·气厥论》载"胆移热于脑，则辛頞鼻渊"。风热侵袭，肺失宣降，邪热上壅鼻窍；或胆腑郁热，上犯头面，移热于脑，伤及鼻窍；或脾胃湿热，循经上扰，熏蒸鼻窍；或肺脾气虚，托邪无力，邪滞鼻窍，均可使邪壅鼻窍，浊涕不止，发为鼻渊。

鼻渊病位在鼻，与手足阳明、手足太阳经和督脉关系密切，足阳明、足太阳经也通过经别或经筋与鼻相连。手阳明经"上挟鼻孔"；足阳明经"起于鼻之交頞中""下循鼻外"；手太阳经"别颊上䪼抵鼻"；足太阳经"结于鼻"；督脉"循额至鼻柱"。足阳明经别"上頞頔"，经筋"下结于鼻"；足太阳经筋"结于鼻"。

本病常见于西医学急慢性鼻窦炎及鼻后滴漏综合症等疾病。

【症状】鼻流浊涕，量多不止，多兼头痛，或伴鼻塞、嗅觉减退。

（1）肺经风热者，兼发热恶寒，咳嗽，舌红，苔薄白，脉浮。

（2）胆腑郁热者，兼烦躁易怒，口苦咽干，目赤尿黄，舌红苔黄腻，脉弦数。

（3）脾胃湿热者，兼头昏胸闷，纳呆乏力，小便黄赤，舌红苔黄腻，脉滑数。

（4）肺脾气虚者，兼头昏头涨，气短乏力，食少纳呆，舌淡苔薄白，脉缓弱。

【治疗】

［基本处方］

组穴：外四神聪透百会、胆经四透、鼻病六穴。

［操作］ 外四神聪透百会、胆经四透均平刺0.8~1.2寸；迎香向上斜刺0.3~0.5寸，使针感传向整个鼻部；上星向前平刺0.8~1.2寸，使针感向眼鼻部窜行；印堂向下平刺0.3~0.5寸，风池向鼻尖刺入0.5~1.0寸，三间直刺0.3~0.5寸，陷谷直刺0.5~1.0寸，实证时以上诸穴行捻转泻法，虚证行捻转补法，留针30分钟。针感、补泻手法、刺激强度因人制宜，并随时询问患者感觉以确定刺激量。

［随证配穴］ 在基本处方的基础上根据不同症状配伍以下腧穴。

（1）肺经风热

组穴：退热三穴。

操作：大椎直刺1.0~1.5寸，曲池、外关直刺0.5~1.0寸，施捻转泻法，以局部酸胀为度。

（2）胆腑郁热

组穴：足背胆经三穴。

操作：足临泣、地五会直刺0.3~0.5寸，丘墟直刺0.5~0.8寸，施捻转泻法，以局部酸胀为度。

（3）脾胃湿热

组穴：祛痰化浊四穴。

操作：中脘70°~80°向下斜刺1.0~1.5寸，余穴直刺1.0~1.5寸，施捻转泻法，以局部酸胀为度。

（4）肺脾气虚

组穴：补三气穴。

他穴：足三里。

操作：膻中向下平刺0.5~0.8寸，中脘、气海均70°~80°向下斜刺1.0~1.2寸，足三里直刺1.0~1.5寸，施捻转补法，以局部酸胀为度。

【方义】 鼻渊病位在鼻，多为风热、胃热、胆热上扰或肺脾气虚，导致邪壅鼻窍，浊涕不止，故取穴以手足阳明经、督脉为主，以疏通鼻窍，祛邪外出，并配合辨证取穴，施以泻或补法。诸穴合用以泻风热、胃胆火热，或补肺脾气虚，而通利鼻窍，化浊止涕。

鼻病六穴取局部迎香、印堂以调节鼻部气血。手阳明经"上挟鼻孔"；足阳明经"起于鼻之交頞中""下循鼻外"；督脉"循额至鼻柱"，此三经均与鼻联系密切，故取大肠经输穴三间、胃经输穴陷谷、"督脉气所发"(《针灸甲乙经》)之上星，以激发三经经气，宣通鼻窍。《素问·气厥论》载"胆移热于脑，则辛頞鼻渊"，且鼻部病证多起于风邪、寒热，故取胆经、阳维脉之交会穴风池以疏泄少阳，通利鼻窍。鼻渊者多兼头痛，且头痛的部位常局限于前额、鼻根部或颌面部、头顶部等，故加取胆经四透配以外四神聪透百会以通络止痛。

肺经风热者取大椎、曲池以疏风清热；外关为八脉交会穴，通于阳维脉，可退热。此三穴合之以解肺经风热。

胆腑郁热者加足背胆经三穴可泻胆腑郁热。《灵枢·终始》云"病在上者下取之，病在下者高取之"，取此三穴可上病下治，通利清窍。

脾胃湿热者，加祛痰化浊四穴以清热利湿化痰。取胃经募穴中脘、胃经合穴足三里以健运脾胃，升清降浊，配以化痰要穴丰隆、化湿要穴阴陵泉可健脾除湿、化痰降浊。脾胃湿热去，则鼻窍自通，浊涕自止。

肺脾气虚者取气会膻中以调节全身气机，腑会中脘以补益中气，补气要穴气海以培补元气，配以胃下合穴足三里以补益肺脾之气，祛邪外出，使浊涕自停。

耳鸣耳聋

耳鸣是以患者自觉耳内或颅内鸣响而无相应声源为主症的病证。耳聋是以听力减退或丧失为主症的病证。耳鸣耳聋多因外邪侵袭、饮食不节、压力过大等使脏腑功能失调，耳窍蒙蔽或失养所致，既为多种疾病的常见症状之一，也是独立的疾病，临床中耳鸣与耳聋常伴随出现。

耳鸣耳聋病位在耳，与五脏均关系密切，实者责之肝、肺、脾，虚者责之心、脾、肾，其中尤以肾最为重要，肾开窍于耳，耳为清窍，以通为用，故五脏功能失调均可使耳窍不通或不荣。风热侵袭，肺失肃降，气机失调，蒙蔽耳窍；或肝气郁滞，胆气不降，郁而化火，上犯耳窍；或脾失健运，痰湿内生，上逆阻窍；或心血亏虚，神不守舍，耳窍失养；或肾元亏损，耳窍失濡，均可引发耳鸣耳聋。

耳鸣耳聋病位在耳，与手足少阳、手足太阳、足阳明经及阳维脉都关系密切，手足三阳经也都通过络脉或经筋与耳相连。手少阳经"系耳后，直上出耳上角""从耳后入耳中，出走耳前"；足少阳经"上抵头角，下耳后""从耳后入耳中，出走耳前"；手太阳经"却入耳中"；足太阳经"其支者，从巅至耳上角"；足阳明经"上耳前"；阳维脉"上循耳后""循头入耳"；手阳明络脉"入耳合于宗脉"；手少阳经筋"循耳前"；足少阳经筋"循耳后"；手太阳经筋"结于耳后完骨""入耳中，直者出耳上"；足太阳经筋"上结于完骨"；足阳明经筋"从颊结于耳前"。

本病常见于西医学原发性耳鸣、突发性聋、爆震性聋、感染性聋、噪声性聋、药物性聋、老年性聋，以及原因不明的感音神经性聋、混合性聋等疾病。

【症状】耳鸣以自觉耳内或颅内鸣响而无相应声源为主症；耳聋以听力减退或听力丧失为主症。

（1）外感风热者，兼鼻塞流涕、发热、恶风，舌淡红，苔薄黄，脉浮。

（2）肝胆火旺者，兼情志抑郁或恼怒后加重，口苦、咽干、胸胁胀痛，舌红苔黄，脉弦数。

（3）痰湿困结者，兼头重如裹，胸脘满闷，咳嗽痰多，舌淡红，苔腻，脉弦滑。

（4）心血不足者，兼心烦失眠，惊悸不安，舌淡，苔薄白，脉细弱。

（5）肾元亏损者，兼腰膝酸软，头晕眼花，舌淡胖，苔薄白，脉沉细弱。

【治疗】

[基本处方]

组穴：外四神聪透百会、耳屏前三穴、耳周六穴。

他穴：风池、翳风、天容。

[操作]外四神聪向百会平刺0.8~1.2寸。耳门处进针时，针尖须紧贴下颌骨髁状突，针尖60°向前下进针1.2寸经听宫刺至听会，以多穴出现酸胀感为度。耳周六穴平刺0.8~1.2寸，从率谷、曲鬓向角孙透刺，颅息向瘈脉平刺，瘈脉向颅息平刺，进针后用捻转手法，使局部产生酸胀感。风池进针点靠外，针尖方向指向眼睛，刺入0.5~1.0寸，使针感直达耳后乳突部。翳风直刺0.5~1.0寸，使局部酸胀感传至侧面部或舌前。天容进针时针尖稍向后朝颈部中心斜刺0.5~0.8寸，以出现酸麻放射感为度。留针30分钟。此外，对于早期突发性耳聋、神经性耳鸣，还可于耳门使用电针，电流强度以患者舒适为度。针感、补泻手法、刺激强度因人制宜，并随时询问患者感觉以确定刺激量。

[随证配穴]在基本处方的基础上根据不同的症状配伍以下腧穴。

（1）外感风热

组穴：退热三穴。

他穴：尺泽、合谷、中渚。

操作：大椎直刺1.0~1.5寸，曲池、尺泽、外关、合谷直刺0.5~1.0寸，中渚直刺0.3~0.5寸，施捻转泻法，以局部酸胀为度。

（2）肝胆火旺

组穴：丘墟透照海、足背胆经三穴。

他穴：太冲、行间。

操作：丘墟向照海透刺2.5~3.0寸，足临泣、地五会、太冲、行间直刺0.3~0.5寸，施捻转泻法，以局部酸胀为度。

（3）痰湿困结

组穴：祛痰化浊四穴。

操作：中脘70°~80°向下斜刺1.0~1.5寸，余穴直刺1.0~1.2寸，施捻转泻法，以局部酸胀为度。

（4）心血不足

组穴：调心神三穴、补气养血四穴（去膈俞）。

操作：内关直刺0.5~0.8寸，得气后将针尖提至皮下，使针体与体表成30°夹角向间使方向刺入1.0~1.5寸；郄门直刺0.5~1.0寸，边嘱患者深呼吸边施提插捻转补法使针感传至前臂或手指，行互动式针法1分钟。气海70°~80°向下斜刺1.2寸，足三里、三阴交直刺1.0~1.5寸，以上诸穴施捻转补法，以局部酸胀为度。

（5）肾元亏损

组穴：肾区、滋阴二穴。

操作：肾区腧穴、三阴交直刺1.0~1.5寸，以局部酸胀为度；太溪浅刺0.2~0.3寸，以出现酸麻放射感为度。肾区腧穴每次针刺不必全选，以5~6穴为宜，可更替选择。

【方义】耳鸣耳聋病位在耳，《灵枢·邪气脏腑病形》云："十二经脉，三百六十五络，其血气皆上于面而走空窍……其别气走于耳而为听。"耳周经脉会聚，其中尤以手足少阳经与耳窍循行之关系最为密切，故取穴以少阳经腧穴为主，并配合局部腧穴。本病多虚实夹杂，以下诸穴合用，或补或泻，可使清阳之气上达耳窍。

耳屏前三穴与耳周六穴均为少阳经腧穴，"腧穴所在，主治所在"，故能调理局部气血，通利耳窍。百会与外四神聪位于人体至高正中处，十二经脉三百六十五络之气血皆汇集于头，督脉、手足三阳、足厥阴汇聚于清窍，且《素问·阴阳应象大论》云"清阳出上窍"，故取外四神聪透百会以益气升阳，聪耳止鸣。风池为手、足少阳经交会穴。"经络所过，主治所在"，《百症赋》云："耳聋气闭，全凭听会、翳风。"《针灸甲乙经》载"耳聋嘈嘈无所闻，天容主之"。故针刺此三穴可开郁启闭，通达耳窍。

耳前分布有耳颞神经、颞浅动脉、颞浅静脉的属支，耳后有耳后动静脉、耳后神经，故针刺耳屏前三穴与耳周六穴有利于改善内耳血液循环，促进损伤的内耳毛细胞修复和再生，改善听力状况。翳风所在之处有耳大神经，耳后动、静脉分布，天容在胸锁乳突肌与二腹肌之间，其下布有耳大神经的前支，刺之可促进耳周循环，调节听神经功能。

外感风热者治以疏风解表泻热。故取大肠经合穴曲池及退热要穴大椎、外关以疏风清热。"合主逆气而泄"，肺经合穴尺泽有清热理气之功，可以调畅胸中气机，助清阳上达耳窍。《针灸甲乙经》载合谷主"聋，耳中不通"，且有疏风解表泻热之用。三焦经输穴中渚可疏风泻热，兼以疏利少阳经气，少阳经气得通，则耳窍得开。

肝胆火旺者加足背胆经三穴、丘墟透照海以疏肝利胆，通经活络。"荥主身热"，故取肝经荥穴行间、肝经原穴太冲以清肝利胆。

痰湿困结者取胃经募穴中脘、胃经合穴足三里、胃经络穴丰隆，三穴合用可健运脾胃，化痰降浊，配以脾经合穴阴陵泉可健脾理气利湿。

心血不足者多为情志所伤，暗耗心血所致，故取调心神三穴以调治心神，补益心血。心血属阴，阴血不足，虚阳独亢则心烦失眠，故取三阴交滋阴养血，足三里补益气血，调养心神。气为血之帅，血为气之母，取气海可调节气血。

肾元亏损者加肾区，肾区为肾脏气血输注于背部之处，内应脏腑，外联经络，故可用之以培补肾元。太溪为滋阴要穴，配伍三阴交会穴，既有调补肾经气血之功，又行先后天之本共补之效。

牙痛

牙痛是以牙齿及牙龈红肿疼痛为主要表现的病证，可见于多种口腔疾患，属于"牙宣""骨槽风"的范畴，多因风热外袭、胃肠实热、虚火上炎等侵犯牙体、牙龈，或不注重洁齿所致。

牙痛病位在牙齿及牙龈，与肾、胃关系密切，肾主骨，齿为骨之余，龈为胃之络。风热外袭，侵犯阳明，循经扰齿；或胃肠实热，循经上扰，热壅齿龈；或肾阴不足，虚火上炎，侵犯齿龈，均可使局部经络阻塞，气血凝滞，而见牙痛。另有牙齿不洁，加之嗜食酸甘，牙体腐蚀者，亦可发为龋齿牙痛。

牙痛病位在牙齿及牙龈，与手足阳明经脉，手阳明络脉关系密切。手阳明经"下入齿中"，足阳明经"上入齿中"，手阳明络脉"上曲颊遍齿"。

本病常见于西医学龋齿、牙髓炎、根尖周围炎和牙本质过敏等疾病。其中龋齿牙痛者，治疗以去除病变牙体为主。牙痛多为器质性病变，针灸以止痛为要，建议以中西医结合治疗为主。

【症状】牙齿及牙龈红肿疼痛。

（1）风火牙痛者，兼发病急骤，形寒身热，喜凉恶热，舌红，苔薄黄，脉浮数。

（2）胃火牙痛者，兼口干口臭，便秘，舌红，苔黄，脉洪。

（3）虚火牙痛者，兼牙齿松动，腰酸，盗汗，舌红，苔薄黄，脉细数。

【治疗】

[基本处方]

组穴：齿病四穴。

他穴：大迎、太阳、颧髎。

[操作] 上牙痛者，太阳向颧髎透刺1.5~2.0寸；下牙痛者太阳向下关透刺2.5~3.0寸，以患部牙齿出现酸胀或放电感为佳。下关深刺1.2~1.5寸，使牙根部产生酸胀感。大迎向颏下孔方向斜刺，以刺中颏神经第2磨牙处有针感为度。颊车向地仓方向透刺1.5~2.0寸。合谷、内庭直刺0.5~1.0寸，行捻转泻法，以局部酸胀疼为度。留针30分钟。针感、补泻手法、刺激强度因人制宜，并随时询问患者感觉以确定刺激量。

[随证配穴] 在基本处方的基础上根据不同的症状配伍以下腧穴。

（1）风火牙痛

组穴：退热三穴。

操作：大椎直刺1.0~1.5寸，曲池、外关直刺0.5~1.0寸，施捻转泻法，以局部酸胀为度。

（2）胃火牙痛

组穴：清口气四穴。

操作：金津、玉液点刺放血；劳宫直刺0.3~0.5寸，施捻转泻法，以局部酸胀为度。

（3）虚火牙痛

组穴：滋阴二穴。

操作：三阴交直刺1.0~1.5寸，行捻转补法，以局部酸胀为度；太溪浅刺0.2~0.3寸，以出现酸麻放射感为度。

【方义】牙痛病位在牙齿及牙龈，与手足阳明经联系密切，牙痛多为风热、胃热、虚火上炎犯齿所致，"不通则痛"，故取穴以手足阳明经为主，调节局部气血，并配合远端取穴，泻阳明火热或滋阴清热。以下诸穴合用，施以泻或补法，通络活血，泻热止痛。

齿病四穴取手足阳明经腧穴为主，近端取穴与远端取穴相配，近端取颊车、下关，以泻阳明经气、通络止痛，远端取大肠经原穴合谷与胃经荥穴内庭以清热止痛，《针灸甲乙经》云"齿龋痛，合谷主之"，合谷既为齿病经验效穴，也为止痛要穴。以上四穴合用可清齿龈之火，通络止痛。《针灸甲乙经》云"下牙痛，颊肿……大迎主之"；手阳明、手太阳和手足少阳之经筋结于太阳，太阳主治头面五官病证，又可泻热通络，配伍此二穴可清热消肿，通络止痛。

太阳穴下既有上颌神经颧颞支，又有下颌神经肌支分布；颧髎下有上颌神经分支眶下神经分布，眶下神经分支有上牙槽神经；下关穴下有下颌神经分支下牙槽神经分布，故太阳向颧髎、下关透刺可分治上、下齿痛。大迎下有下牙槽神经的终支颏神经分布，刺之可止牙痛。

风火牙痛者为风热外袭，侵犯阳明所致，故取退热三穴以疏散风热。大肠经合穴曲池，可疏风清热；大椎为解表退热要穴；外关为八脉交会穴，通于阳维脉，有疏风退热之功。此三穴配伍，使风热疏散，阳明热退，则牙络得通，牙痛自止。

胃火牙痛者加清口气四穴。"荥主身热"，故取胃经荥穴内庭、心包经荥穴劳宫以泄阳明胃火。胃火上扰口齿，阻滞经络，不通则痛，故加取金津、玉液点刺放血，使火热之邪随血而泻。四穴合之可清泻胃火，消肿止痛。

虚火牙痛者加滋阴二穴，太溪为肾经滋阴要穴，配伍足三阴经之交会穴三阴交，以滋补肾阴。阴液生则阳亢自减，虚热退则牙痛自止。

口疮

口疮是以口腔黏膜出现类圆形溃疡且灼热疼痛为主要表现的病证，常反复发作，又称"口疡""口破"等。

口疮病位在唇、颊、舌等口腔黏膜，与五脏均有关，其中与心、脾关系最为密切。脾开窍于口，其华在唇。舌为心之苗，心脾积热，上攻口舌，灼伤黏膜；或胃火炽盛，耗伤阴液，灼而生疮；或阴液亏虚，虚火上炎，上扰口舌，均可使口腔黏膜溃烂生疮，发为口疮。

口疮病位在唇、颊、舌等口腔黏膜，与手三阳、足三阴、足阳明、冲脉、任脉关系密切，手少阴、手足阳明、手足太阳经也通过络脉或经筋与口相连。手阳明经"入下齿中，还出挟口"；手太阳经"上颊"；手少阳经"以屈下颊"；足太阴经"挟咽，连舌本，散舌下"；足少阴经"挟舌本"；足厥阴经"下颊里，环唇内"；足阳明经"入上齿中，还出挟口，环唇"；冲脉、任脉"别而络唇口"。手少阴络脉"系舌本"；手阳明络脉"上曲颊偏齿"；足阳明经筋"上挟口"；手太阳经筋"下结于颔"；足太阳经筋"别入结于舌本"。

本病常见于西医学口腔溃疡、复发性口腔溃疡、疱疹性口炎等疾病。

【症状】口腔黏膜出现单个或多个淡黄色或灰白色溃烂点，伴自发痛或刺激痛。

（1）心脾积热者，兼心烦失眠，口渴，便干尿赤，舌尖红，苔黄，脉数。

（2）胃火炽盛者，兼口干口臭，渴思凉饮，便干尿黄，舌红，苔黄燥，脉滑数。

（3）阴虚火旺者，兼手足心热，心烦失眠，口干不欲饮，舌红，苔少，脉细数。

【治疗】

[基本处方]

组穴：清口气四穴、齿病四穴（去下关）。

他穴：承浆、迎香、廉泉、阿是穴。

[操作]金津、玉液点刺放血。溃疡在下唇加承浆；在上唇加迎香；在颊黏膜加颊车；在舌下加廉泉。承浆、迎香、颊车向溃疡方向斜刺0.3~0.5寸，廉泉向舌根斜刺0.5~0.8寸。劳宫直刺0.3~0.5寸，合谷、内庭直刺0.5~1.0寸，行捻转泻法。留针30分钟。口疮久不愈者，以毫针点刺阿是穴，即口疮处，使之少许渗血，每2~3天1次。针感、补泻手法、刺激强度因人制宜，并随时询问患者感觉以确定刺激量。

[随证配穴]在基本处方的基础上根据不同的症状配伍以下腧穴。

（1）心脾积热

组穴：清热凉血六穴（去委中）。

操作：大椎、血海直刺1.0~1.5寸，曲池、曲泽直刺0.5~1.0寸，施捻转泻法，以局部酸胀为度。少冲点刺放血。

（2）胃火炽盛

组穴：胃病三穴。

操作：足三里直刺1.0~1.5寸，内关直刺0.5~1.0寸，中脘70°~80°向下斜刺1.0~1.2寸，行捻转泻法，以局部酸胀为度。

（3）阴虚火旺

组穴：滋阴二穴。

操作：三阴交直刺1.0~1.5寸，行捻转补法，以局部酸胀为度；太溪浅刺0.2~0.3寸，以出现酸麻放射感为度。

【方义】口疮病位在牙齿及牙龈，与手足阳明经联系密切，口疮多为风热、胃热、虚火上扰犯齿所致之"不通则痛"，故取穴以手足阳明经为主，通络止痛，并配合辨证取穴，泻阳明火热或滋阴清热。以下诸穴合用，施以泻法或补法，以通络活血，清热止痛。

清口气四穴以清热通络为主，口为脾之窍，舌为心之苗，心包代心受邪，故取胃经荥穴内庭，配以心包经荥穴劳宫，泻口舌之热。《素问·至真要大论》云"诸痛痒疮，皆属于心"，故加取金津、玉液点刺放血，以泄心火，利口窍。四穴合之以清热通络，敛疮止痛。"面口合谷收"，且合谷有通络止痛之功。承浆、迎香为手足阳明交会穴，手足阳明入上下齿中，环出挟口，既为局部取穴，也为循经取穴。颊车、廉泉、阿是穴为局部取穴，以通口舌之络，络通则疮自敛。

心脾积热者取清热凉血六穴以泄心脾积热。心主血脉，脾主统血，火热内蕴，故取脾经血海、心经井穴少冲以泄心脾之热。大椎属"诸阳之会"。心包代心受邪，且心包经合穴曲泽五行属水，故有清心热之效。手阳明经多气多血，配以曲池以清血热。此五穴配伍，使心脾热泄，口疮自敛。

胃火炽盛者取胃病三穴以清阳明胃火。厥阴经"出属心包络，下膈，历络三焦"，与胃相通，故泻心包经络穴内关可清胃火。《灵枢·五邪》亦言："邪在脾胃……有寒有热，皆调于三里。"中脘为腑会、胃之募穴，故此三穴相配施以泻法可清泄胃火。

阴虚火旺者加滋阴二穴。太溪为肾经滋阴要穴，配伍足三阴交会穴三阴交，以滋补肾阴，阴液生则阳亢自减，虚热退则口疮自止。

咽喉肿痛

咽喉肿痛是以咽喉红肿疼痛为主要表现的病证，是咽喉部疾病的常见症状，属于"喉痹""乳蛾""喉渊"的范畴，多因火热上灼咽喉所致。

咽喉肿痛病位在咽喉，与肺、脾、胃、肝、胆、肾有关，其中与肺、胃关系尤为密切，咽下连食道，直贯胃腑，为胃之系；喉下通气道，连于肺脏，属肺之系。外感风热，肺失宣降，上壅咽喉；或肺胃实热，火热搏结，蒸灼咽喉；或肺肾阴虚，虚火上炎，上灼喉咙，均可使咽喉部气血、经脉阻滞，发为咽喉肿痛。

咽喉肿痛病位在咽喉，与手太阳经、手少阴经、足三阴经、足阳明经、任脉、督脉、冲脉、阴跷脉、阳跷脉、阴维脉关系密切，足三阳、手三阴、手阳明、足少阴、足太阴经也通过经别、络脉或经筋与咽喉相连。手太阳经"循咽";手少阴经"上挟咽";足太阴经"挟咽";足少阴经"循喉咙，挟舌本";足厥阴经"循喉咙之后，上入颃颡";足阳明经"循喉咙";督脉"入喉";任脉、冲脉"会于咽喉";阴跷脉"至咽喉";阳跷脉"上人迎";阴维脉"挟咽"。足阳明经别"上循咽出于口"，络脉"下络喉嗌";足太阳经筋"别入结于舌本";足少阳经别"挟咽";手少阴经别"上走喉咙";手太阴经别"循喉咙";手厥阴经别"出循喉咙";手阳明经别"上循喉咙";足少阴经别"系舌本";足太阴经别"上结于咽"。

本病常见于西医学急慢性咽炎、扁桃体炎等疾病。

【症状】咽部黏膜红肿，咽喉疼痛，吞咽时痛增，甚或吞咽不利。

（1）风热侵袭者，兼发热恶寒，咳痰黄稠，舌红，苔薄黄，脉浮数。

（2）肺胃实热者，兼发热口渴，口气臭秽，便干尿赤，舌红，苔黄，脉洪数。

（3）肺肾阴虚者，兼干咳少痰，手足心热，潮热盗汗，舌红，苔少，脉细数。

【治疗】

[基本处方]

组穴：咽喉三穴。

他穴：合谷、少商、鱼际。

[操作]鱼际直刺0.5~1.0寸，施以互动式针法，边捻转边让患者吞咽唾液或饮水，廉泉、旁廉泉向舌根部刺入0.5~1.0寸，以针感传至舌根部为佳，人迎前向喉结刺入0.3~0.5寸，合谷直刺0.5~1.0寸，行捻转泻法，以局部酸胀为度。留针30分钟。少商刺络放血，每2~3天行1次。针感、补泻手法、刺激强度因人制宜，并随时询问患者感觉以确定刺激量。

[随证配穴]在基本处方的基础上根据不同的症状配伍以下腧穴。

（1）风热侵袭

组穴：退热三穴。

操作：曲池、外关直刺0.5~1.0寸，施捻转泻法，以局部酸胀为度。大椎刺络放血，每2~3天行1次。

（2）肺胃实热

组穴：清口气四穴、胃病三穴。

操作：金津、玉液点刺放血。内庭、内关直刺0.5~1.0寸，劳宫直刺0.3~0.5寸，足三里直刺1.0~1.5寸，中脘70°~80°向下斜刺1.0~1.2寸，行捻转泻法，以局部酸胀为度。

（3）肺肾阴虚

组穴：梅核气五穴、滋阴二穴。

操作：天突紧贴胸骨柄后缘刺入0.5~1.0寸，列缺向上斜刺0.3~0.5寸，照海、劳宫直刺0.3~0.5寸，三阴交直刺1.0~1.5寸，行捻转补法，以局部酸胀为度；太溪浅刺0.2~0.3寸，以出现酸麻放射感为度。大椎刺络放血，每2~3天行1次。

【方义】咽喉肿痛病位在咽喉，多为风热、肺胃火热或虚火上犯咽喉所致之"不通则痛"，故主穴取局部腧穴以通络止痛，远端取穴则以清泄肺火为要，并配合辨证取穴，以泻肺胃实火或滋阴清热。以下诸穴合用，施以泻法或补法，以清热活血，消肿止痛。

《针灸甲乙经》载廉泉主"舌下肿难以言，舌纵涎出"，廉泉有清热化痰、通利咽膈之功，且咽喉三穴均位于舌骨上方，穴下分布有舌下神经及舌咽神经，故取局部咽喉三穴以通络利咽。"面口合谷收""荥主身热"，大肠经原穴合谷与肺经荥穴鱼际相配可泄热清肺，利咽止痛，配以肺经井穴少商刺络放血可清热利咽。少商便于点刺出血，可用治热盛者；鱼际肌肉丰厚，便于行针施补泻，虚实兼用。上述诸穴同用，以通络利咽、消肿止痛为要。

风热侵袭者治以疏风泻热。大椎、曲池有疏风清热之功。外关为八脉交会穴，通于阳维脉，可退热。三穴合之，有清热利咽、疏散风热之效。

《针灸大成》载金津、玉液"治重舌肿痛，喉闭"，故肺胃实热者取之点刺放血以使热随血出，合以胃经荥穴内庭、心包经荥穴劳宫，并配以胃病三穴共奏清泄肺胃火热，消肿利咽之效。

阴虚火旺者取梅核气五穴以清虚热、利咽喉，"列缺任脉行肺系，阴跷照海膈喉咙"，喉属肺之系，照海为治疗咽喉病要穴，故取列缺、照海相配以通利咽喉。天突位于咽喉局部，刺之可直达病所，以利咽清热。《素问·至真要大论》云："诸痛痒疮，皆属于心。"心包代心受邪，心包经井穴劳宫有清热通络之功。《针灸甲乙经》载"喉痹……大椎主之"，大椎前方恰值咽喉所在，故取之刺络放血以清虚热，利咽喉。配以滋阴二穴太溪、三阴交，以滋补阴液，阴液生则阳亢自减。

【医案】患者，女，24岁，2019年4月3日初诊。

现病史：发热恶风，鼻塞流浊涕，咽喉红肿明显，吞咽时灼痛难忍，舌红，苔薄黄，脉数。

针灸治疗：针刺鱼际穴，嘱缓慢饮水并提插捻转3分钟，饮水毕起针，刻下自述鼻通，吞咽唾沫时，咽喉部灼痛明显减轻。

次日复诊，无发热，鼻通，仅见咽喉部淡红稍肿，自述咽喉稍有异物感而灼痛不明显。[姜海伦，李志道，杨俊涛，等.李志道教授临床使用鱼际穴（LU10）经验谈.天津中医药大学学报，2021，40（5）：553-555.]

第四节　皮外科病证

油风

油风，俗称"鬼剃头"，是一种头皮部突发的斑状脱发，严重者可头发全部脱落。多由肝肾不足、精血亏虚或气滞血瘀，发失所养而致。本病青壮年常见，无性别差异，无传染性。

油风病位在头皮，与肝、肾关系密切。肝藏血，"发为血之余"，肾藏精，其华在发。血虚不能随气濡养肌肤，汗孔开张，风邪侵入，血虚受风，风盛血燥，发失濡养则突发油风；或肝失疏泄，气机停滞，血运受碍，导致瘀血阻滞血络，发窍空虚，失于濡养，以致新血不能养发而发落；或肝肾亏虚，精血不足，发失所养，发为油风。

油风病位在头皮毛发，与足太阳、手少阳、足少阳、足厥阴等联系密切，"欲知皮部以经脉为纪者，诸经皆然"。足太阳经"上额，交巅，其支者，从巅至耳上角"，手少阳经"上项，系耳后，直上出耳上角"，足少阳经"上抵头角，下耳后"，足厥阴经"与督脉会于巅"。

西医学中的斑秃属于油风的范畴。

【症状】患部头发突然呈圆形、椭圆形或不规则形脱落，边界清楚，或如钱大，或如指大，一个至数个不等，局部毛发脱净，甚者毛发全部脱落，更甚者全身所有毛发全部脱落。

（1）血虚风燥者，兼面色无华，头部瘙痒，头晕，失眠，舌淡，苔薄，脉细数。

（2）气滞血瘀者，兼面色晦暗，舌质暗或有瘀点、瘀斑，脉弦涩。

（3）肝肾不足者，兼头晕目眩，耳鸣，失眠，健忘，舌淡，苔剥，脉细。

【治疗】

[基本处方]

组穴：调心神三穴、丘墟透照海。

他穴：血海、三阴交、阿是穴（脱发区）、枕骨隆突。

[操作]采用互动式针法配合分步针刺法治疗，共分两步。

（1）内关直刺0.5~0.8寸，得气后将针尖提至皮下，使针体与体表成30°夹角向间使方向刺入1.0~1.5寸；郄门直刺0.5~1.0寸；丘墟透照海从丘墟进针，针尖朝照海刺入2.0~3.0寸，边嘱患者深呼吸边施提插捻转补法使内关透间使、郄门针感传至前臂或手指，行互动式针法1分钟，留针30分钟。

（2）三阴交直刺0.5~1.0寸，血海直刺1.0~1.5寸，阿是穴围刺0.5~1.0寸，留针30分钟。

（3）梅花针叩刺枕骨隆突和阿是穴，300下/次，2次/日。

针感、补泻手法、刺激强度因人制宜，并随时询问患者感觉以确定刺激量。

[**随证配穴**] 在基本处方的基础上根据不同的病机配伍以下腧穴。

（1）血虚风燥

组穴：散风四穴（去风市）、补气养血四穴。

操作：风池、风府、大椎直刺0.5~1.0寸，施以泻法，气海70°~80°向下斜刺1.2寸，膈俞45°斜刺透向对应的夹脊穴，足三里直刺1.0~1.5寸，施捻转补法，以局部酸胀为度。

（2）气滞血瘀

组穴：逍遥五穴、化瘀四穴。

操作：神门直刺0.3~0.5寸，太冲直刺0.5~0.8寸，合谷直刺0.5~1.0寸，膈俞行刺络拔罐法，地机直刺1.0~1.5寸，施以泻法，以局部酸胀为度。

（3）肝肾不足

组穴：滋阴二穴。

他穴：肝俞、肾俞。

操作：肝俞斜刺0.5~0.8寸，肾俞直刺0.5~1.0寸，施以补法，以局部酸胀为度；太溪浅刺0.2~0.3寸，以出现酸麻放射感为度。

【**方义**】油风病位在头皮毛发，治之宜调理情志，以疏风养血为主，兼补益肝肾，并配合局部阿是穴疏通气血，促发新生。

疏肝解郁要穴内关透刺间使可增强其宁心解郁之效。心包经郄穴郄门，乃经脉气血汇聚之处，三穴合用，可调理心神，助气血畅通。丘墟透照海可交通阴阳、调理心神，行互动式针法以助行气，其配合调心神三穴，增强调心养血安神之功。血海、三阴交同属足太阴经，合用可助脾统血，配合阿是穴以疏通局部气血，促新发长出。《医宗金鉴》言"宜针砭其光亮之处，出紫血，毛发庶可复生"，梅花针叩刺阿是穴可疏通血络、活血化瘀。枕骨隆突与督脉和膀胱经有关，叩刺可通调二经经气，行气活血，促发新生。

血虚风燥者，加散风四穴、补气养血四穴以疏风养血。《医经理解》言风池"风所从入之池也"、风府"盖风所从入府也"，两穴同用以疏风散邪。大椎乃"诸阳、督脉之会"，可引邪外出。三穴同用既可祛外风，也可散内风。血会膈俞、足阳明经合穴足三里、足三阴经交会穴三阴交配合气海共奏补养气血之功。精血同源，精血充足则促发新生。又"治风先治血"，故此二组穴合用可增强祛风之效，促进新发长出。

气滞血瘀者，加逍遥五穴、化瘀四穴以疏肝理气、活血化瘀。足三阴经交会三阴交健脾疏肝益肾，心经原穴神门滋阴养血，肝经原穴太冲配合大肠经原穴合谷，解郁调气，再加疏肝解郁之要穴内关，五穴合用共奏疏肝调气解郁之功。血会膈俞、脾经经穴血海、脾经郄穴地机，三穴均具活血止血、养血通络之功。此二组穴合用共奏行气导滞、通络化瘀之功。

肝肾不足者，加滋阴二穴以滋养肾阴。三阴交柔肝补肾，配合肾经原穴太溪可滋肾阴、补肝阴。肝俞养血柔肝，疏肝解郁，肾俞补肾填精，诸穴合用，补肝肾、充精血、生新发。

此外，另有观点：治疗本病不在病位处施针，只在躯干部做整体调治，供参。

粉刺

粉刺，又称"肺风粉刺""痤"，是皮肤出现散在黑头粉刺、白头粉刺、红色丘疹、脓疱，伴有皮脂溢出的疾患，严重者伴有紫红色结节、囊肿、色素沉着、瘢痕。多因湿热凝滞肌肤而发。本病好发于面部、上胸及背部等皮脂丰富处，常见于青春期男女。病情时轻时重，易反复。

粉刺病位在皮，与肺、脾胃、肝、肾关系密切。肺主皮毛，皮毛生肾，皮毛的濡养离不开脾胃运化水谷精微，又《素问·至真要大论》言"疮痤痈，蛰虫来见，病本于肝"。素体阳热偏盛，复受风邪郁于肺经，熏于面部，留恋肌肤，发为丘疹；或饮食不节，恣食膏粱厚味和辛辣之品，脾胃运化失司，酿生湿热，蕴于胃肠，上壅于胸面而发；或日久不愈，耗气伤阴，阴虚生热，煎液为痰，气机受阻，血行不畅化瘀，痰瘀互结而成；或肝肾不足，冲任失调，相火妄动，加之肺胃火热，实热与虚热交结，上犯头面而发。

粉刺与十二皮肤（李志道教授观点，详参论文"对'十二皮部'称谓的探究"）联系密切，"欲知皮部以经脉为纪者，诸经皆然"。本病多发于面部，故与手足三阳、足厥阴皮肤联系密切。手太阳经"从缺盆循颈上颊""别颊上䪼，抵鼻"，手阳明经"还出挟口，交人中"，手少阳经"出走耳前，过客主人前，交颊"，足太阳经"上额"，足阳明经"起于鼻，交颏中，旁约太阳之脉，下循鼻外，入上齿中，还出挟口，环唇，下交承浆，却循颐后下廉，出大迎，循颊车，上耳前，过客主人，循发际，至额颅"，足少阳经"上抵头角""下大迎，合于手少阳，抵于颐，下加颊车"，足厥阴经"上出额，与督脉会于巅。其支者；从目系下颊里，环唇内"。

西医学中的寻常痤疮属于粉刺的范畴。

【症状】皮肤出现散在粉刺、丘疹、脓疱、结节，伴有皮脂溢出。

（1）肺经风热者，皮损以粉刺、红色或皮色丘疹为主，兼皮损部痒痛，口干，小便黄，大便秘结，舌红，苔薄黄，脉浮数。

（2）脾胃湿热者，皮损以红色丘疹、脓疱为主，兼皮损部疼痛，面部、胸部、背部皮肤油腻，口臭口苦，纳呆，便溏，或黏滞不爽，或便秘，尿黄，舌红，苔黄腻，脉滑或弦。

（3）痰瘀凝结者，皮损以结节及囊肿为主，兼皮损部色暗，纳呆便溏，舌淡暗或有瘀点，脉沉涩。

（4）冲任不调者，好发于额、眉间或两颊，兼月经不调，则经来皮疹加重，心烦易怒，乳房胀痛，舌淡红，苔薄，脉沉弦或脉涩。

【治疗】

［基本处方］

组穴：退热三穴、敛疮二穴。

他穴：阿是穴。

［操作］以毫针刺法为主，辅以他法。

（1）毫针刺法：曲池、外关直刺0.5~1.0寸，施以泻法，留针30分钟。

（2）火针疗法：火针焠刺阿是穴（脓疱处），3~5个点/次，1次/周。

（3）梅花针法：梅花针叩刺枕骨隆突，300下/次，2次/日。

（4）拔罐法：大椎、阿是穴（背部反应点）刺络拔罐配合背部走罐，1次/周。

针感、补泻手法、刺激强度因人制宜，并随时询问患者感觉以确定刺激量。

［随证配穴］在基本处方的基础上根据不同的病机配伍以下腧穴。

（1）肺经风热

组穴：散风四穴（去风市）。

操作：均直刺0.5~1.0寸，施以泻法，以局部酸胀为度。

（2）脾胃湿热

组穴：祛痰化浊四穴。

操作：中脘70°~80°向下斜刺1.0~1.5寸，余穴直刺1.0~1.5寸，施捻转泻法，以局部酸胀为度。

（3）痰瘀凝结

组穴：化瘀四穴、祛痰化浊四穴。

操作：合谷直刺0.5~1.0寸，膈俞45°斜刺透向对应的夹脊穴，可配合血海行刺络拔罐法，中脘70°~80°向下斜刺1.0~1.5寸，足三里、丰隆、阴陵泉、地机直刺1.0~1.5寸，施以捻转泻法，以局部酸胀为度。

（4）冲任失调

组穴：调冲四穴、补气养血四穴。

操作：大杼、膈俞45°斜刺透向对应的夹脊穴，上、下巨虚、足三里、三阴交直刺1.0~1.5寸，气海70°~80°向下斜刺1.2寸。施捻转补法，以局部酸胀为度。

【方义】粉刺病位在皮毛，治之宜清泄热邪、调理气血、疏通经络，故以全身对症取穴为主，加以局部取穴及阿是穴配合治疗。

阳明经脉上循于面，且手阳明与肺经相表里，肺主皮毛，故取曲池以清泻阳明邪热，配合外关使清热之力更强。火针焠刺可疏通脓疱处气血，促脓排出。枕骨隆突恰为督脉所过，梅花针叩刺可通调督脉与膀胱经经气，以行气活血、清热解毒。诸阳之会大椎可透达诸阳经之郁热。阿是穴、大椎刺络拔罐以清热邪、祛瘀毒、通经络，配合背部走罐清热而不伤正。

肺经风热者，加散风四穴以疏风清肺。《医经理解》言风池"风所从入之池也"、风府"盖风所从入府也"，两穴同用可疏风散邪。诸穴同用既可祛外风，也可散内风。

脾胃湿热者，加祛痰化浊四穴以清热利湿化痰。胃经募穴中脘与胃经合穴足三里同用可健运脾胃，通调腑气。化痰要穴丰隆配合化湿要穴阴陵泉可健脾除湿、化痰降浊。

痰瘀凝结者，加化瘀四穴、祛痰化浊四穴以祛瘀散结、清热化痰。血会膈俞与脾经经穴血海均为治疗血证之要穴，脾经郄穴地机为脾经气血汇聚之处，以上三穴均具活血止血、养血通络之功，另阳明经乃多气多血之经，加阳明经原穴合谷可行气活血化瘀。此组穴配合祛痰化浊四穴可共奏健脾化痰、通络祛瘀之功。

冲任失调者，加调冲四穴、补气养血四穴以调冲任、清热邪、补肝肾。《灵枢·海论》载有："冲脉者，为十二经之海，其输上在于大杼，下出于巨虚之上下廉。"配合诸阳之会大椎，调理冲任、通利阳气的同时，可清全身之热。血会膈俞、足三阴经交会穴三阴交、胃经合穴足三里，与气海合用，具补益精血之效。

【医案】刘某，男，62岁。1994年5月就诊。

主诉：面部疖肿1周余。

现病史：左面部有一疖肿，红肿热痛，未化脓。

针灸治疗：施用小锤式皮肤针，从隆突的顶端开始，依次向隆突的四周叩刺，直至隆突的底部。直径在1.5~2cm之间。每日2次，每次300下。

治疗3日痊愈。[李志道，李兰媛.皮肤针叩刺枕骨隆突治疗炎症的临床运用.中国针灸，1995（6）：23-24.]

蛇串疮

蛇串疮，又称"蛇丹""蜘蛛疮"，是皮肤骤然出现簇集水疱，痛如火燎的疾患。多为肝胆火盛，湿热内蕴，复感邪毒所致。其临床特点是沿皮节单侧分布的簇集性水疱伴剧烈疼痛。患处先出现潮红斑，继而出现成簇性丘疹、丘疱疹，随即成水疱，外周绕以红晕，一周后水疱干涸结痂，结痂脱落后留有暂时性淡红斑或色素沉着。

本病病位在皮，与心、肝、肺、脾关系密切。肺主皮毛，皮毛的濡养离不开脾胃运化水谷精微，又《素问·至真要大论》言"诸痛痒疮，皆属于心""疮疡痛，蛰虫来见，病本于肝"。本病由情志失调，肝失疏泄，肝气郁结，久而化火，外溢肌肤而发，夹风则上窜头面，夹湿则下注阴部及下肢；或饮食不节，脾失健运，湿浊内生，久而化热，复感邪毒，湿热火毒蕴积肌肤而发；或年老体弱，血虚肝旺，血液运行不畅，气血凝滞，经络阻塞不通而发。

蛇串疮可发于全身各处，与十二皮肤联系密切，"欲知皮部以经脉为纪者，诸经皆然"。其典型病位为胁肋部，与手足厥阴、足少阳经的皮部及脾之大络联系密切，手厥阴经"循胸出胁"，足厥阴经"布胁肋"，足少阳经"循胁里""过季肋"，脾之大络"布胸胁"。

西医学中的带状疱疹属于蛇串疮的范畴。

【症状】成簇水疱沿身体一侧呈带状分布，伴有不同程度的疼痛。

1.按病机辨证

（1）肝经郁热（初期）者，则皮疹鲜红，簇集水疱，患处焮红灼热刺痛，口苦咽干，烦躁易怒，小便黄，大便干，舌红，苔黄腻，脉弦滑。

（2）脾虚湿蕴（中期）者，则皮疹淡红，水疱渗出，患处疼痛或轻或重，口渴不欲饮，腹胀食少，大便溏薄，舌淡，苔白，脉滑数。

（3）气滞血瘀（后期）者，则斑疹色暗，色素沉着，遗留持续性神经疼痛，胸胁胀闷，便秘，舌暗或有瘀斑、瘀点，脉细弦或弦涩。

2.按部位辨证

（1）皮疹位于头部一侧，疼痛剧烈。

（2）皮疹位于躯干一侧。

（3）皮疹位于上肢。

（4）皮疹位于下肢。

【治疗】

[基本处方]

组穴：四关、敛疮二穴。

他穴：阿是穴。

[操作] 以毫针刺法为主，辅以他法。

（1）毫针刺法：四关穴直刺0.5~1.0寸，阿是穴（疱疹分布带）沿疼痛区域边缘向中心与皮肤呈15°围刺0.5~1.0寸，施以泻法，留针30分钟。

（2）火针疗法：火针焠刺阿是穴（疱疹处），3~5个点/次，1次/周。

（3）梅花针法：梅花针叩刺枕骨隆突，300下/次，2次/日。

（4）刺络拔罐法：大椎、阿是穴（疱疹分布区及周围、疱疹疼痛处）刺络拔罐，1次/周。

针感、补泻手法、刺激强度因人制宜，并随时询问患者感觉以确定刺激量。

[随证配穴] 在基本处方的基础上根据不同的病机及发病部位配伍以下腧穴。

1.按病机配穴

（1）肝胆湿热

组穴：胁肋二穴、祛痰化浊四穴。

操作：支沟直刺0.5~1.0寸，中脘70°~80°向下斜刺1.0~1.5寸，足三里、丰隆、阴陵泉、阳陵泉直刺1.0~1.5寸，施以泻法，以局部酸胀为度。

（2）脾虚湿蕴

组穴：运中气穴。

他穴：水分、阴陵泉。

操作：运中气穴70°~80°向下斜刺1.0~1.2寸，两组穴交替使用，水分直刺0.5~1.0寸，阴陵泉直刺1.0~1.5寸，施捻转泻法，以局部酸胀为度。

（3）气滞血瘀

组穴：化瘀四穴。

操作：血海、地机直刺1.0~1.5寸，膈俞45°斜刺透向对应的夹脊穴，施以补法，以局部酸胀为度。

2.按部位配穴

（1）头部

组穴：胆经四透、三叉神经四穴。

他穴：风池。

操作：胆经四透均平刺0.8~1.2寸，四白向上刺0.3~0.5寸，鱼腰略向上斜刺，刺入眶上孔或眶上切迹，以刺中三叉神经为度；大迎向颏下孔方向斜刺，以刺中颏神经第2磨牙处有针感为度；太阳深刺2.0~3.0寸，风池向鼻尖方向直刺0.8~1.2寸，施以捻转法，针感以沿神经走行传导为宜。

（2）躯干部

他穴：患侧相应节段夹脊穴。

操作：夹脊穴针尖朝向对应椎体横突斜刺0.3~0.5寸，施以泻法，针感以沿神经走行传导为宜。

（3）上肢部

①上肢内侧前缘

组穴及操作参考神经根型颈椎病桡神经损伤。

②上肢内侧正中

组穴：正中神经六穴。

操作：极泉下2寸直刺0.5~0.8寸，郄门直刺0.5~1.0寸，曲泽直刺1.0~1.5寸，内关、间使、大陵沿桡侧腕屈肌腱尺侧缘刺入0.2~0.3寸，施以泻法，针感以传向指端为宜。

③上肢内侧后缘

组穴及操作参考神经根型颈椎病尺神经损伤。

（4）下肢部

组穴及操作参考坐骨神经痛。

【方义】蛇串疮病位在皮毛，治之宜清利湿热、调和气血、疏通经络，故以全身对症取穴为主，加以局部取穴及阿是穴配合治疗。

肝经原穴太冲配合大肠经原穴合谷，以调畅一身气血。阿是穴围刺及火针焠刺可疏通局部气血，促液排出。梅花针叩刺枕骨隆突可通调督脉与膀胱经经气，以行气活血、清解热邪。大椎为督脉与诸阳经交会穴，可透达诸阳经之郁热。大椎、阿是穴刺络拔罐可清热邪、通经络。

肝胆湿热者，加胁肋二穴、祛痰化浊四穴以清利肝胆湿热。《杂病穴法歌》载有"胁痛只须阳陵泉"，《针灸甲乙经》云"胁腋急痛……支沟主之"，三焦经输穴支沟配胆经合穴阳陵泉具疏利肝胆、清泻湿热之效。胃经募穴中脘、胃经合穴足三里、化痰要穴丰隆配合化湿要穴阴陵泉，施以泻法可祛除湿邪。

脾虚湿蕴者，加运中气穴以健脾化湿。运中气穴为"腧穴所在，主治所在"的体现，可复脾运化之功以化湿，配以水分、阴陵泉更加强水湿之运化。

气滞血瘀者，取化瘀四穴以养血化瘀。血会膈俞、脾经经穴血海、脾经郄穴地机，三穴均具活血止血、养血通络之功。

蛇串疮病变沿神经分布，故除针刺上述诸穴对症治疗外，还应根据病变部位不同、累及神经经络不同进行治疗，两种辨证方式选穴配合使用效更佳。

头面部疱疹多出现在耳周部，常累及三叉神经、颈神经，治疗时加风池以疏风散邪，加胆经四透及三叉神经四穴以舒经通络止痛。

躯干部及脊神经根、肋间神经疱疹可据发病部位选定相应水平夹脊穴，如乳头水平第4胸椎，剑突水平第6胸椎，肋缘水平第8胸椎，脐水平第10胸椎，腹股沟水平第12胸椎和第1腰椎。针刺夹脊穴以通络止痛，分经得气使针感到达病位附近。

上肢部疱疹若在手臂内侧正中，符合手厥阴经走行，则正中神经受累。下极泉下布有正中神经，其余五穴均属手厥阴经，故刺之可通局部经气。若在手臂外侧或在手臂内侧后方，可参考神经根型颈椎病。

下肢部疱疹，病及腓总神经、胫神经及坐骨神经，可参考坐骨神经痛。

【医案】苏某，女，38岁，2013年9月26日出诊。

主诉：左侧腰背部刺痛伴烧灼感3个月。

现病史：3个月前无明显原因出现左侧腰背部刺痛，继而疼痛部位出现群集带状分布的红斑、水疱，就诊于我院皮肤科诊断为"带状疱疹"，给予抗病毒、抗感染治疗。2周后患处结痂脱落，但仍疼痛剧烈。2个月未见明显缓解，遂来李志道教授门诊就诊。刻下见左侧腰背部阵发性刺痛伴烧灼感，患处有轻微色素沉着，夜寐不安，舌质红，苔白，脉数。

西医诊断：带状疱疹后遗神经痛。

中医诊断：缠腰火丹（湿毒浸淫）。

针灸治疗：局部皮肤消毒，取40mm毫针沿疼痛区域边缘向疼痛中心与皮肤呈15°角围刺，围刺所用针数和进针深度视疼痛范围的大小而定，得气后在围刺区域按上述方法施灸15分钟。

隔日诉发作时疼痛减轻，当夜即能入睡。10次后疼痛大减，发作频率较少，再针灸10次后疼痛完全消失。[梁冰洁，林右翎，李志道.李志道教授隔针灸临床应用举隅.四川中医，2015，33（4）：95-96.]

湿疮

湿疮，又称"浸淫疮"，是由多种内外因素引起的有渗出倾向的皮肤炎性疾患。多因风湿热邪客于肌肤而发。其临床特点是多形性皮损、对称分布、有渗出倾向、自觉瘙痒、反复发作易成慢性。

本病病位在皮，与心、肺、脾关系密切。肺主皮毛，皮毛的濡养离不开脾胃运化水谷精微，《素问·至真要大论》言"诸痛痒疮，皆属于心""诸湿肿满，皆属于脾"。本病因饮食不节，脾失健运，湿热内生，复感风湿热邪，内外合邪，浸淫肌肤而发；或素体脾虚，脾为湿困，肌肤失养而发；或久病耗伤阴血，血虚生风生燥，肌肤失于濡养而发。

湿疮可发生于全身各个部位，故与十二皮肤均有联系。

西医学中的湿疹属于中医湿疮的范畴。

【症状】皮损形态各异，伴瘙痒、糜烂、渗出、结痂、肥厚及苔藓样变。

（1）湿热浸淫者，皮损以丘疹、丘疱疹、水疱为主，兼皮损部灼热、瘙痒，抓破后糜烂渗出，心烦口渴，溺黄便干，舌质红，苔黄腻，脉滑。

（2）脾虚湿蕴者，皮损以丘疹或丘疱疹为主，兼皮损部鳞屑，食少乏力，腹胀便溏，小便清长，舌淡胖，苔薄白或腻，脉濡。

（3）血虚风燥者，皮损以脱屑、粗糙肥厚、苔藓样变为主，兼皮肤瘙痒，色素沉着，口干不欲饮，纳差腹胀，舌淡，苔少，脉细。

【治疗】

［基本处方］

组穴：祛痰化浊四穴、敛疮二穴。

他穴：阿是穴。

［操作］以毫针刺法为主，辅以他法。

（1）毫针刺法：中脘70°~80°向下斜刺1.0~1.5寸，足三里、丰隆、阴陵泉、大椎直刺1.0~1.5寸，施以泻法，以局部酸胀为度，留针30分钟。

（2）火针疗法：火针焠刺阿是穴（皮损处），3~5个点/次，1次/周。

（3）梅花针叩刺法：梅花针叩刺枕骨隆突，300下/次，2次/日。

（4）背部走罐法：背部沿膀胱经两条侧线走罐，热盛者，可配合刺络拔罐，1次/周。

针感、补泻手法、刺激强度因人制宜，并随时询问患者感觉以确定刺激量。

[**随证配穴**] 在基本处方的基础上根据不同的病机配伍以下腧穴。

（1）湿热浸淫

组穴：退热三穴。

操作：曲池、外关直刺0.5~1.0寸，施以泻法，以局部酸胀为度。

（2）脾虚湿蕴

组穴：运中气穴。

操作：运中气穴70°~80°向下斜刺1.0~1.2寸，两组穴交替使用，施捻转泻法，以局部酸胀为度。

（3）血虚风燥

组穴：补气养血四穴。

操作：三阴交直刺0.5~1.0寸，气海70°~80°向下斜刺1.2寸，膈俞45°斜刺透向对应的夹脊穴，施捻转补法，以局部酸胀为度。

【**方义**】湿疮病位在皮肤，治之宜清热利湿、补养气血，故以全身对症取穴为主，加以局部取穴及阿是穴配合治疗。

胃经募穴中脘、胃经合穴足三里、化痰要穴丰隆配合化湿要穴阴陵泉，施以泻法可健运脾胃、祛除湿邪。诸阳之会大椎既可透达诸阳经之风热毒，也可补阳。火针焠刺皮损处可疏通局部气血。梅花针叩刺枕骨隆突可通调督脉与膀胱经经气，与大椎相伍，是治疗疮疡、皮肤病的有效组穴。背部走罐可助阳、散风、解毒。

湿热浸淫者，加退热三穴以清热散风。大肠与肺相表里，肺合皮毛，易受风邪，又曲池乃大肠经合穴，故泻曲池可散风，配合外关，散风同时清热之效更佳。

脾虚湿蕴者，加运中气穴以健脾化湿。运中气穴为"腧穴所在，主治所在"的体现，可复脾运化之功以化湿。

血虚风燥者，加补气养血四穴以疏风养血。血会膈俞、足三阴经交会穴三阴交配合气海共奏补养气血之功。

丹毒

丹毒，是皮肤突然发红，色如涂丹的急性感染性疾患。多为火邪郁于肌肤而致。其临床特点是突然发病，恶寒发热，局部皮肤突然变赤，焮热肿胀，迅速变大，发无定处，数日内可逐渐痊愈，好发于小腿及头面部。

本病病位在皮，与心、肝、肺、脾关系密切。肺主皮毛，皮毛的濡养离不开脾胃运化水谷精微。陈实功《外科正宗》云："火丹者，心火妄动，三焦风热乘之，故发于肌肤之表。有干湿不同，红白之异。干者……此属心肝二经之火；湿者……此属肺脾二经湿热。"本病因风热毒邪犯上，与血热搏结，郁阻肌肤而发；或因湿热下注，复感外邪，湿热毒邪郁结于肌肤而致。

丹毒与十二皮肤联系密切，"欲知皮部以经脉为纪者，诸经皆然"。发于头面部者，与手足三阳及足厥阴皮肤联系密切。手太阳经"从缺盆循颈上颊""别颊上𬱖，抵鼻"，手阳明经"还出挟口，交人中"，手少阳经"出走耳前，过客主人前，交颊"，足太阳经"上额"，足阳明经"起于鼻，交𬱖中，旁约太阳之脉，下循鼻外，入上齿中，还出挟口，环唇，下交承浆，却循颐后下廉，出大迎，循颊车，上耳前，过客主人，循发际，至额颅"，足少阳经"上抵头角""下大迎，合于手少阳，抵于𬱖，下加颊车"，足厥阴经"上出额，与督脉会于巅。其支者；从目系下颊里，环唇内"。发于小腿部者，与足三阴和足三阳皮肤联系密切。足太阴经"上腨内，循胫骨后，交出厥阴之前，上膝股内前廉"，足厥阴经"上循足跗上廉，去内踝一寸，上踝八寸，交出太阴之后，上腘内廉"，足少阴经"以上腨内，出腘内廉"，足太阳经"以下贯腨内，出外踝之后"，足阳明经"下膝膑中，下循胫外廉，下足跗""下膝三寸而别下入中趾外间"，足少阳经"下外辅骨之前，直下抵绝骨之端，下出外踝之前"。

西医学中的急性网状淋巴管炎属于丹毒的范畴。

【症状】皮肤突然发红，色如涂丹，焮热肿胀，迅速变大，发无定处，兼恶寒发热等全身症状。

（1）风热毒蕴者，多发于头面部，兼患处焮红灼热，肿胀疼痛，甚则出现水疱，眼胞肿胀难睁，恶寒发热，头痛，舌红，苔薄黄，脉浮数。

（2）湿热毒蕴者，好发于下肢部，兼患处红肿热痛，或见水疱、紫斑，甚则结毒化脓或皮肤坏死，轻度发热，纳谷不香，舌红，苔黄腻，脉滑数。

【治疗】

［基本处方］

组穴：清热凉血六穴、敛疮二穴。

他穴：阿是穴。

［操作］以毫针刺法为主，辅以他法。

（1）毫针刺法：大椎直刺0.5~1.0寸，血海、曲池直刺1.0~1.5寸，阿是穴围刺0.5~1.0寸，施以泻法，留针30分钟。

（2）三棱针法：三棱针点刺大椎、委中、曲泽、少冲放血，1~2穴/次，1次/周。

（3）梅花针叩刺法：梅花针叩刺枕骨隆突，300下/次，2次/日。

（4）拔罐法：大椎、阿是穴刺络拔罐配合背部走罐，1次/周。

针感、补泻手法、刺激强度因人制宜，并随时询问患者感觉以确定刺激量。

[随证配穴] 在基本处方的基础上根据不同的病机及发病部位配伍以下腧穴。

（1）风热毒蕴

组穴：散风四穴（去风市）。

操作：风池、风府直刺0.5~1.0寸，施以泻法，以局部酸胀为度。

（2）湿热蕴毒

组穴：祛痰化浊四穴。

操作：中脘70°~80°向下斜刺1.0~1.5寸，丰隆、阴陵泉、足三里直刺1.0~1.5寸，施以泻法，以局部酸胀为度。

【方义】丹毒病位在皮肤，发生部位不同故所选取腧穴亦不相同，治之宜在清热解毒的基础上，辨证处理及局部取穴。

血证要穴血海与委中相伍可清泻血热。手厥阴合曲泽，五行属水，与曲池相配可清热。大椎乃诸阳之会，刺络拔罐配合背部走罐可祛毒外泄、凉血解毒而不伤正。三棱针点刺大椎、委中、曲泽、少冲放血以清泻热邪。梅花针叩刺枕骨隆突可通调督脉与膀胱经经气，以行气活血、清解热邪。阿是穴围刺可疏通局部气血。诸穴合用，具清热解毒、凉血化瘀之效。

风热毒蕴者，加散风四穴以疏风清热。《医经理解》言风池"风所从入之池也"、风府"盖风所从入府也"，两穴可疏散风邪，又风池乃足少阳、阳维之会，风府乃督脉、阳维脉交会穴，泻此二穴亦可清热。

湿热蕴毒者，加祛痰化浊四穴以健脾化湿。胃经合穴足三里、胃经募穴中脘同用可健运脾胃；化湿要穴阴陵泉配合化痰要穴丰隆可祛除湿邪。

乳癖

乳癖是以乳房周期性疼痛，伴有形态不一的结节肿块为主要表现的良性增生性疾患。多与情志不遂、冲任失调有关。好发于25~45岁中青年女性，其临床特点是单侧或双侧乳房周期性疼痛并出现肿块，肿块大小不等、形态不一、边界不清、质地不硬、活动度较好。

乳癖的发生内责之肝、脾、肾。《疡医大全》中提及乳癖"多由思虑伤脾，恼怒伤肝，郁结而成"，即由郁怒伤肝，肝失疏泄，气机不畅，致使气血凝滞化瘀，加之忧思伤脾，或肝气乘脾，脾失健运，难以运化水湿，停聚为痰，痰湿瘀互结于乳房而成癖。《女科经纶》言"妇人以冲任为本，若失于调理，冲任不和，或为风邪所客，则气壅不散。结聚乳间，或硬或肿，疼痛有核"，余景和《外证医案汇编》云"乳中结核……虽云肝病，其本在肾"，故本病或因肝肾不足，冲任失调，乳络失养，经络阻塞，气血不和，日久瘀滞而发。

乳癖病位在乳房，与足阳明经联系密切，手阳明、足少阳、手少阴也都通过经别或经筋与乳房相连。足阳明经"其直者，从缺盆下乳内廉"。手阳明经别"从手循膺乳"，足少阳经筋"系于膺乳"，手少阴经筋"挟乳里"。

西医学中的乳腺增生、乳房囊性增生病、乳房结节等属于乳癖的范畴。

【**症状**】乳房周期性疼痛，胀痛或刺痛，出现肿块，肿块生长缓慢，每随喜怒而消长，或于经前增大、经后缩小，伴或不伴少量淡黄色或无色乳头溢液。

（1）肝郁痰凝者，多见于青年女性，伴胸闷胁胀、心烦易怒、情绪急躁或抑郁、失眠多梦，苔薄白或黄，脉弦细或滑。

（2）冲任失调者，多见于中年女性，伴腰酸乏力、神疲倦怠，月经失调，经量少而色淡，或闭经，舌淡胖，或舌质暗，边有瘀紫，苔薄白或腻，脉弦细或沉细。

【**治疗**】

[**基本处方**]

组穴：乳病六穴、逍遥五穴。

他穴：期门、乳根、屋翳、肝俞。

[**操作**]膻中向患侧乳根方向平刺0.3~0.5寸，屋翳向外平刺0.5~0.8寸，期门、乳根向乳房方向斜刺0.5~0.8寸中脘向下斜刺1.0~1.2寸，肩井由后向前平刺0.5~0.8寸，天宗直刺0.5~1.0寸使针尖达肩胛骨，肝俞斜刺1.0~1.5寸，神门直刺0.3~0.5寸，合谷、内关直刺0.5~1.0寸，足三里、三阴交直刺1.0~1.5寸，太冲直刺0.5~0.8寸，以局部酸胀为度，留针30分钟。少泽点刺出血。针感、补泻手法、刺激强度因人制宜，并随时询问患者感觉以确定刺激量。

[**随证配穴**]在基本处方的基础上根据不同的病机配伍以下腧穴。

（1）肝郁痰凝

组穴：祛痰化浊四穴。

操作：丰隆、阴陵泉直刺1.0~1.5寸，施捻转泻法，以局部酸胀为度。

（2）冲任失调

组穴：调冲四穴。

操作：大椎直刺0.5~1.0寸，行捻转泻法；大杼斜刺透向对应的夹脊穴，上、下巨虚直刺1.0~1.5寸，施捻转补法，以局部酸胀为度。

【方义】乳癖病位在乳房，治之宜行气解郁、化痰通络，故取穴以足厥阴肝、足阳明胃、手阳明大肠、足少阳胆、手少阴心经为主，并配合局部取穴。

气会膻中，位居两乳之间，针刺可调理气机，配合天宗、少泽行气活血以疏通乳络。腑会中脘，与足阳明经合穴足三里同用，可疏利中焦气机；肩井属胆经，其经筋"系于膺乳"，三穴合用，奏疏肝理气、宽胸利气之效。三阴交健脾益气、调补肝肾，心经原穴神门疏肝调乳，肝经原穴太冲伍大肠经原穴合谷，原原相配，启闭解郁，诸穴与疏肝解郁要穴内关合用，共奏疏肝理气、通乳散结之功。屋翳和肝经募穴期门，均位近乳房，刺之既可疏肝理气，配以乳根又可直接通乳络、消痰块，与肝俞及膻中同用，使气调则津行，津行则痰化，痰化则块消。参照国医大师郭诚杰教授提出的乳癖方（屋翳、膻中、肩井、天宗、肝俞、合谷），刺之调气通络，散结除滞。

肝郁痰凝者，加祛痰化浊四穴以健脾化痰祛湿。胃经募穴中脘与胃经合穴足三里二穴同用，可健运脾胃，通调腑气，清升浊降，使痰无以生。化痰要穴丰隆与化湿要穴阴陵泉二穴同用，可理脾化湿，除痰降浊，使痰得以化。

冲任失调者，加调冲四穴以调理冲任。《灵枢·海论》载有："冲脉者，为十二经之海，其输上在于大杼，下出于巨虚之上下廉。"配合诸阳之会大椎，通利全身之阳气，四穴合用可调理冲任。

乳痈

乳痈，又名"妒乳""吹乳""乳毒"，是以乳房红肿热痛、乳汁郁积日久酿脓为主要症状的急性化脓性疾患。多由肝气不舒、胃中积热或因乳头畸形内陷、外感风热毒邪以致乳络郁滞不通，郁久化热酿脓而发病。其临床特点是乳房结块、红肿热痛、溃后脓出稠厚，伴有发热等全身症状，本病好发于产后3~4周的哺乳期妇女，尤以初产妇多见。发生于哺乳期者，称外吹乳痈；发生于妊娠期者，称内吹乳痈；在非哺乳期和非妊娠期发生者，称不乳儿乳痈。

乳痈病位在乳头与乳房，内责之肝与胃，《外科正宗》曰："夫乳病者，乳房阳明胃经所司，乳头厥阴肝经所属。"女子乳房分泌乳汁，乳汁为气血所化，实为水谷精微所化，源出于胃；肝主疏泄，调节乳汁分泌。若平素忧思抑郁，情志不畅，肝气郁结不舒，厥阴之气不行而失于疏泄，加之嗜食肥甘厚味，胃热壅滞，与阳明之热蕴结，则经络阻塞，气血壅滞发为此病。

乳痈病位在乳房，与足阳明经联系密切，手阳明、足少阳、手少阴也均通过经别或经筋与乳房相连。足阳明经"其直者，从缺盆下乳内廉"，手阳明经别"从手循膺乳"，足少阳经筋"系于膺乳"，手少阴经筋"挟乳里"。

西医学中的急性乳腺炎、急性化脓性乳腺炎、非哺乳期乳腺炎、哺乳期乳腺炎等属于乳痈的范畴。

【症状】乳房肿痛，结块，皮色红或不红，排乳不畅，伴或不伴发热。

（1）气滞热壅（初期）者，则为乳房结块初起，肿胀疼痛，伴有全身不适，恶寒发热，口渴，便秘，舌红，苔薄，脉数。

（2）热毒炽盛（酿脓期）者，则为肿块逐渐增大，焮红灼热，局部疼痛加剧或有雀啄样疼痛，肿块中央变软，有应指感，或有"传囊"现象，壮热，舌红，苔黄腻，脉洪数。

（3）正虚邪恋（溃后期）者，则为溃后乳房肿痛渐轻，脓水清稀，愈合缓慢，久不收口或形成乳漏，面色少华，或伴有低热不退，舌淡，苔白，脉弱无力。

【治疗】

［基本处方］

组穴：乳病六穴、太冲透涌泉。

［操作］先直刺太冲，得气后将针提至皮下，向外斜刺，使针尖达涌泉处，进针1.0~1.2寸；天宗直刺0.5~1.0寸，使针尖达肩胛骨，热盛者配合刺络拔罐；膻中向患侧乳根方向平刺0.3~0.5寸；肩井由后向前平刺0.5~0.8寸；中脘向下斜刺1.0~1.2寸；足三里直刺1.0~1.5寸。以局部酸胀为度，留针30分钟。少泽点刺出血。针感、补泻手法、刺激强度因人制宜，并随时询问患者感觉以确定刺激量。

［随证配穴］在基本处方的基础上根据不同的症状配伍以下腧穴。

（1）气滞热壅

组穴：逍遥五穴。

他穴　内庭　支沟

操作：神门直刺0.3~0.5寸，内庭直刺0.5~0.8寸，合谷、内关直刺0.5~1.0寸，支沟直刺0.8~1.2寸，三阴交直刺1.0~1.5寸。施以泻法，以局部酸胀为度。

（2）热毒炽盛

组穴：退热三穴。

他穴：厉兑、大敦。

操作：大椎直刺0.5~1.0寸，热毒甚者，配合刺络拔罐；厉兑、大敦点刺出血；曲池、外关直刺0.5~1.0寸。施以泻法，以局部酸胀为度。

（3）正虚毒恋

组穴：调冲四穴、补气养血四穴。

操作：大椎直刺0.5~1.0寸，行捻转泻法；大杼、膈俞45°斜刺透向对应的夹脊穴；气海70°~80°向下斜刺1.2寸；上、下巨虚、三阴交直刺1.0~1.5寸。施捻转补法，以局部酸胀为度。

【方义】乳痈病位在乳房，治之宜疏肝清胃、调理气血，故取穴以足厥阴肝、足阳明胃、手阳明大肠、足少阳胆、手少阴心经为主，并配合局部取穴。

《针灸甲乙经》有言"乳痈有热，三里主之"，胃经合穴足三里，又"经络所过，主治所在"，刺之可清阳明胃火，泻乳痈之热，配合腑会中脘泻热而不伤正。膻中位居两乳之间，"腧穴所在，主治所在"。天宗为乳房后背投影区，两穴相配可疏通乳管，排乳散结。肩井为治疗乳疾经验效穴，与手太阳经井穴少泽相配，使少阳通而郁火散。太冲透涌泉可助乳汁排泄通畅。诸穴合用，共奏补养气血、行气通乳之功。

气滞热壅者，加逍遥五穴以疏肝解郁。三阴交健脾柔肝益肾，配合心经原穴神门以疏肝调乳。足厥阴经原穴太冲与手阳明经原穴合谷相伍，原原相配，以达启闭解郁之功，配合内关使疏肝解郁之功更甚。内庭、支沟可清阳明胃热，通便以助热外出。

热毒壅结者，加退热三穴以泻热解毒。手阳明经合穴曲池五行属土，土乃火之子，泻之可清热，配合诸阳之会大椎和退热要穴外关可清乳痈之热毒。点刺大敦、厉兑二井穴放血可清热泻火解毒。

正虚毒恋者，加调冲四穴和补气养血四穴以调理冲任，补养气血。《灵枢·海论》载有："冲脉者，为十二经之海，其输上在于大杼，下出于巨虚之上下廉。"配合诸阳之会大椎，可通利全身之阳气，调理冲任。三阴交为足三阴经之交会穴，脾主统血，肾藏精，肝藏血，"精血同源"，配合气海、血会膈俞和胃经合穴足三里，共奏补益气血之功。

肠痈

肠痈是发生在肠道的痈肿。多由气机不畅，日久化瘀，湿热壅遏瘀血浊气而发，以发热、右少腹疼痛拘急或触及包块为主要表现。好发于青壮年，男性多于女性。据发生部位，有大肠痈、小肠痈、直肠痈之别。

肠痈病位在肠，与肝、脾、胃关系密切。本病由情志不畅，肝气郁结，失于疏泄，气机不利，气血失和，日久郁滞而成；或饮食不节、寒温不适，致伤脾胃，脾失运化，胃失腐熟，糟粕停滞胃肠，生湿生热，壅遏气血，酿而成痈；或因饱食后跌扑奔走，以致肠胃传化不能舒利，败血浊气壅遏于阑门而发。

肠痈病位在肠，与手阳明、手太阳、手太阴经脉和经别联系密切，此外也与手少阴经脉和足太阴络脉相关。手阳明经"属大肠"，经别"下走大肠"；手太阳经"属小肠"，经别"系小肠"；手太阴经"下络大肠"，经别"散之大肠"；手少阴经"络小肠"；足太阴络脉"其别者入络肠胃"。

西医学中的急、慢性阑尾炎，阑尾周围脓肿等属肠痈的范畴。回肠末端憩室炎、克罗恩病、溃疡性结肠炎等病也可参照本文治疗。

【症状】右少腹疼痛拘急，或触及包块，伴或不伴发热。

（1）气滞血瘀（初期）者，则为上腹部或绕脐痛，后转移至右下腹，伴发热，纳谷不香，大便干，小便黄，舌苔白腻，脉弦滑或弦紧。

（2）湿热壅滞（酿脓期）者，则为右下腹明显压痛及反跳痛，腹皮挛急，或可触及右下腹包块，伴壮热，恶心呕吐，便秘溲赤，舌苔黄腻，脉弦滑数。

（3）热毒炽盛（溃脓期）者，则为全腹压痛、反跳痛，腹胀，腹皮挛急，伴时时汗出，肌肤甲错，双目下陷，口干唇燥，大便不爽，小便频数，舌质红，苔黄糙，脉细数。

【治疗】

[基本处方]

组穴：足阳明三合穴。

他穴：天枢、曲池、二间、阑尾点、阿是穴。

[操作]足阳明三合穴均直刺1.0~1.5寸；天枢、曲池直刺0.8~1.2寸；二间向三间方向透刺；阑尾点直刺0.5~1.0寸；在腹部寻找压痛点作为阿是穴，上下左右围刺4针。以局部酸胀为度，留针30分钟。针感、补泻手法、刺激强度因人制宜，并随时询问患者感觉以确定刺激量。

[随证配穴]在基本处方的基础上根据不同的症状配伍以下腧穴。

（1）气滞血瘀

组穴：逍遥五穴、化瘀四穴。

操作：神门直刺0.3~0.5寸，太冲直刺0.5~0.8寸，合谷、内关直刺0.5~1.0寸，三阴交、血海、地机直刺1.0~1.5寸，膈俞45°斜刺透向对应的夹脊穴。可配合血海行刺络拔罐法，施以泻法，以局部酸胀为度。

（2）湿热壅滞

组穴：退热三穴、通便三穴。

他穴：阴陵泉、水分。

操作：大椎、外关、水分直刺0.5~1.0寸，阴陵泉、大横、五枢、维道直刺1.0~1.5寸。施以泻法，以局部酸胀为度。

（3）热毒炽盛

组穴：退热三穴、滋阴二穴。

操作：大椎直刺0.5~1.0寸，若热毒较甚者，可配合刺络拔罐，外关直刺0.5~1.0寸；三阴交直刺1.0~1.5寸。施捻转泻法，以局部酸胀为度。太溪浅刺0.2~0.3寸，以出现酸麻放射感为度。

【方义】肠痈病位在肠，治之宜清热利湿，化瘀降浊，故取穴以手阳明经、手太阳经、手少阴经及足太阴经为主，并配合局部选穴及经外奇穴，据分期配伍不同的组穴以调理肠腑气机。

胃、大、小肠之下合穴足三里、上巨虚、下巨虚合用，"合治内腑"，具恢复、调理肠胃升清降浊的作用。大肠经募穴天枢位近少腹，"腧穴所在，主治所在"，又因《针灸甲乙经》言"脐疝绕脐而痛，时上冲心，天枢主之"，故天枢可治疗肠痈初期的绕脐痛、后期的全腹疼痛，并可调理此病伴发的大便问题。大肠经合穴曲池，"合治内腑"，泻之可清利肠中湿热，调理大肠气血。阑尾点为治疗肠痈经验效穴。手阳明经荥穴二间，五行属水，水克火，有清热之功，透刺同经输穴三间，可清阳明邪热，通大肠腑气。此四穴配合"以痛为腧"的阿是穴，有通调阳明气血、清利肠腑湿热之效。

气滞血瘀者，取逍遥五穴和化瘀四穴以活血化瘀、行气止痛。足三阴交会穴三阴交健脾柔肝益肾。手少阴经"络小肠"，"经络所过，主治所在"，故取心经原穴神门以疏肝理气，调理肠腑。肝经原穴太冲配合大肠经原穴合谷，原原相配，解郁调气。以上四穴加疏肝解郁之要穴内关，五穴合用共奏疏肝调气解郁之功。血会膈俞、脾经经穴血海、脾经郄穴地机，三穴均具活血止血，养血通络之功。此二组穴合用共奏行气导滞、通络化瘀之功。

湿热壅滞者，取退热三穴以清热，通便三穴以畅肠腹之气。诸阳之会大椎、退热要穴外关与曲池合用，泻之可清泻热邪。五枢、维道对应结肠的解剖部位，同属足少阳胆经，刺之可疏利肝胆，行气通腑；脾经腧穴大横，位近腹部，针刺以行脾健运，促糟粕下至大肠，得运化之力而出，三穴相辅为用，疏利肝胆，健脾和胃，调畅气机，升清降浊以助浊邪排出。化湿要穴阴陵泉伍水病要穴水分以利水化湿。

热毒炽盛者，取退热三穴和滋阴二穴以清热滋阴。退热三穴泻之以清热。足三阴经交会穴三阴交配合滋阴要穴太溪可缓解肠痈之热盛伤阴。

脱肛

脱肛是因脾虚气陷导致肛管、直肠黏膜、直肠全层，甚至部分乙状结肠向下移位，以努挣后肛门肿物脱出，无或有少量淡红色血性黏液，肛门失禁或便秘为主要表现的病证。

脱肛病位在肛门和大肠，与肺、脾、肾密切相关。《景岳全书》言："大肠与肺为表里，肺热则大肠燥结，肺虚则大肠滑脱，此其要也。则有久泻久痢，脾肾气陷而脱者；有因中气虚寒，不能收摄而脱者……有因肾气本虚，关门不固而脱者……有因湿热下坠而脱者。"脾虚下陷，气血不足，甚至肺肾气虚，固摄失职；或素体气虚，后染湿热实邪，阻碍气机调顺而清陷浊逆。

脱肛病位在肛门和大肠，与手阳明、手太阴经脉和经别联系密切，此外也与足太阳经别、足太阴络脉相关。手阳明经"属大肠"，经别"下走大肠"；手太阴经"下络大肠"，经别"散之大肠"；足太阳经别"别入于肛"；足太阴络脉"其别者入络肠胃"。

西医学中的直肠脱垂可参照本节治疗。

【症状】怒挣后肠黏膜或肠管全部脱出，可见放射状或环形黏膜皱襞，无或有少量淡红色血性黏液，初期便后自行回纳，渐重须用手推回或平卧方可恢复，甚至嵌顿、肿胀、疼痛，伴肛门失禁或便秘。

（1）脾虚下陷者，兼脱出物色淡红，轻重不一，或便时脱出，或咳嗽、下蹲、久立，甚至行走即可脱出，伴肛门坠胀，大便带血，神疲乏力，少气懒言，甚至头昏耳鸣，腰膝酸软，舌淡，苔薄白，脉弱。

（2）湿热下注者，兼脱出物色紫暗或深红，甚至表面溃破、糜烂，伴肛门坠痛、肛内灼热感、肛周潮湿，舌红，苔黄腻，脉弦数。

【治疗】

[基本处方]

组穴：运中气穴、足阳明三合穴。

[操作] 运中气诸穴向下斜刺1.0~1.5寸，两组穴交替使用；足阳明三合穴均直刺1.0~1.5寸。以局部酸胀为度，留针30分钟。针感、补泻手法、刺激强度因人制宜，并随时询问患者感觉以确定刺激量。

[随证配穴] 在基本处方的基础上根据不同的症状配伍以下腧穴。

（1）脾虚下陷

组穴：补三气穴、外四神聪透百会。

操作：膻中向下平刺1.0寸，气海呈60°角向下斜刺1.0寸，得气后配合按压行气法。外四神聪向百会平刺0.8~1.2寸，施捻转补法以局部酸胀为度。

（2）湿热下注

组穴：祛痰化浊四穴。

他穴：曲池。

操作：阴陵泉、丰隆直刺1.0~1.5寸，曲池直刺0.5~1.0寸，施提插捻转泻法，以局部酸胀为度。

【方义】脱肛病位在肛门及大肠，故取穴以阳明经腧穴为主，治以补脾升提，清热利湿。

《四圣心源》载："中气者，阴阳升降之枢轴，所谓土也。"脱肛实为上下气机不调，清陷浊逆所致，故取运中气诸穴，主调阳明升降之枢纽，补气、顺气兼行；排刺足阳明三合穴，加强针感传导，降浊以肃中焦，醒脾以补本虚。

脾虚下陷者加补三气穴、外四神聪透百会以大补元气，滋生津血，升阳举陷。其中膻中利上焦，中脘调中土，气海填下元，三穴补三焦血气，充脾脏精气。《医宗金鉴》载："百会主治……大肠下气脱肛病，提补诸阳气上升。"凡中气下陷，清阳不升引起的脱肛、久泻诸疾，皆可以外四神聪透刺百会治疗。

湿热下注者佐祛痰化浊四穴加曲池以消导大肠湿热。中脘、足三里健运脾胃，使痰湿无源以生，阴陵泉、丰隆专祛脾之痰湿实邪，曲池泄本经热邪，诸穴配伍使湿热实邪随粪便而下，则中焦自安。

第五节　妇科病证

月经不调

月经不调是月经周期出现异常的总称，临床上分为月经先期、月经后期和月经先后不定期。

月经不调病位在胞宫，与肾、肝、脾、心联系密切。《素问·上古天真论》言"女子……二七而天癸至，任脉通，太冲脉盛，月事以时下"，肾藏精，精化血，肝藏血、脾统血、心主血，血海充盈则月事如期而至。

月经不调病位在胞宫，与冲任督脉关系密切。冲脉"起于肾下胞中"，任脉

"起于胞中"，督脉"督乃阳脉之海，其脉起于肾下胞中"。

（一）月经先期

月经先期，又称"经早"，是指既往月经周期规律，突然周期提前7天以上，甚至10余天1行，连续3个周期以上。多因冲任不固而发。

本病的发生多因气虚失于统摄，冲任不固，经血失统；或因素体阳盛，嗜食辛辣之品，助阳生热，热伏冲任，迫血下行；或因情志不畅，肝失疏泄，肝郁化火，热蕴胞宫，血热妄行；或因久病耗气伤阴，阴虚内热，冲任不固所致。

西医学中的月经频发属于月经先期的范畴。

【症状】既往月经周期规律，周期提前7天以上，甚至1个月2次。

（1）气虚者，月经量多，色淡质稀，伴神倦肢疲，小腹下坠，纳少便溏，舌淡，苔薄，脉细弱。

（2）血热者，月经量多，色深质黏，伴心胸烦热，面赤口干，溺黄便干，舌红，苔黄，脉滑数。

（3）郁热者，经量或多或少，色红或夹有瘀块，经行不畅，伴胸胁及乳房作胀，小腹胀痛，心烦易怒，口苦咽干，舌苔薄白，脉弦数。

（4）虚热者，月经量少色红，质黏，伴潮热盗汗，手足心热，腰膝酸软，舌红，苔少，脉细数。

【治疗】

[基本处方]

组穴：胞宫七穴、调冲四穴。

[操作] 大椎直刺0.5~1.0寸，大杼45°斜刺透向对应的夹脊穴，上、下巨虚直刺1.0~1.5寸，胞宫七穴均向会阴部60°斜刺1.0~1.5寸，中极以针感传至会阴部为度，配合按压行气法。其余腧穴以局部酸胀为度，留针30分钟，针感、补泻手法、刺激强度因人制宜，并随时询问患者感觉以确定刺激量。

[随证配穴] 在基本处方的基础上根据不同的病机配伍以下腧穴。

（1）气虚

组穴：补三气穴。

操作：膻中向下平刺0.5~0.8寸，中脘、气海70°~80°向下斜刺1.2寸，施以补法，以局部酸胀为度。

（2）血热

组穴：清热凉血六穴。

操作：委中、曲泽、少冲点刺出血，血海、曲池直刺1.0~1.5寸，施以泻法，以局部酸胀为度。

（3）郁热

组穴：逍遥五穴。

操作：神门直刺0.3~0.5寸，太冲直刺0.5~0.8寸，合谷、内关、三阴交直刺0.5~1.0寸，施以泻法，以局部酸胀为度。

（4）虚热

组穴：滋阴二穴。

操作：太溪浅刺0.2~0.3寸，以出现酸麻放射感为度，三阴交直刺0.5~1.0寸，施以补法，以局部酸胀为度。

【方义】月经不调病位在胞宫，治之宜调理冲任，故以全身对症取穴为主。

胞宫七穴下正是卵巢、输卵管、子宫，为治疗各种妇科病的常用组穴，是"腧穴所在，主治所在"的体现。《灵枢·海论》载有："冲脉者，为十二经之海，其输上在于大杼，下出于巨虚之上下廉。"配合诸阳之会大椎，可通利全身之阳气，四穴合用以调理冲任。诸穴配合，共奏调理经血之功。

气虚者，加补三气穴以补养中气。膻中、中脘、气海三穴同属任脉，任脉"起于胞中"，又因中脘疏利中焦气机，气海通调气机，故二穴配合气会膻中可补益中气、调畅气机。

血热者，加清热凉血六穴以清血热。委中、曲泽、少冲点刺放血以清泻热邪，配合诸阳之会大椎，使清热之力更强。曲池位于肘部，乃经气运行之大关，能通上达下、通里达表，可清表里之热。与血海同用，共奏清热凉血之功。

郁热者，加逍遥五穴以疏肝理气。心经原穴神门滋阴养血，肝经原穴太冲配合大肠经原穴合谷，解郁调气，加疏肝解郁之要穴内关与足三阴经交会穴三阴交，诸穴合用共奏疏肝调气之功。

虚热者，加滋阴二穴以滋阴退热。滋阴要穴太溪配合三阴交可滋肾阴、退虚热。

（二）月经后期

月经后期，又称"经迟"，是指既往月经周期规律，突然周期延后7天以上，甚至3~5个月1行，连续出现3个周期以上。多因经行受阻而致。

本病的发生多因行经之际，贪食生冷，寒邪搏于冲任，血为寒凝，经行受阻；或因素体阳虚，内生寒邪，阻止经行；或因产后失调，营血亏虚；或因情志不畅，肝气不舒，气滞血瘀，经脉不畅而发。

西医学中的月经稀发属于月经后期的范畴。

【症状】既往月经周期规律，周期推迟7天以上，甚至40~50天1潮。

（1）实寒者，经色暗，量少，伴小腹冷痛，得热则减，畏寒肢冷，面色苍白，舌薄白，脉沉紧。

（2）虚寒者，经色淡量少，质清稀，伴小腹隐痛，喜温喜按，小便清长，大便溏，舌淡，苔薄白，脉沉迟。

（3）血虚者，量少色淡，质清稀，伴面色苍白，头晕目眩，心悸少寐，舌淡，苔少，脉细。

（4）气滞者，量少色红，偶有块，伴小腹胀痛，胸胁乳房作胀，舌苔薄白，脉弦。

【治疗】

[基本处方] 参考"月经先期"。

[随证配穴] 在基本处方的基础上根据不同的病机配伍以下腧穴。

（1）实寒

组穴：丹田三穴。

操作：丹田三穴均向下70°~80°斜刺1.0~1.2寸，配合按压行气法，以局部酸胀为度，若寒盛者，可配合灸法。

（2）虚寒

组穴：肾区。

操作：督脉穴位直刺1.0~1.5寸，膀胱经腧穴直刺2.0~2.5寸，取命门、腰阳关，施以温针灸，以有热感为度。

（3）血虚

组穴：补气养血四穴。

操作：气海70°~80°向下斜刺1.2寸，膈俞45°斜刺透向对应的夹脊穴，三阴交直刺0.5~1.0寸，足三里直刺1.0~1.5寸，施捻转补法，以局部酸胀为度。

（4）气滞

组穴：逍遥五穴。

操作：神门直刺0.3~0.5寸，太冲直刺0.5~0.8寸，合谷、内关、三阴交直刺0.5~1.0寸，施以泻法，以局部酸胀为度。

【方义】实寒者，加丹田三穴以散寒调冲。此三穴位近少腹，取"腧穴所在，主治所在"之意。《针灸甲乙经》言"石门……一名丹田，一名命门"，关元为元气出入之处，乃足三阴经与任脉之会，气海为任脉经穴，可暖下焦、温养冲任，配合按压行气法可加强针感、增强散寒调经之效。

虚寒者，加肾区以补养肾阳。肾区位于第12胸椎~第4腰椎的区域，可治疗肾系病证及生殖系统病证。又因《素问·六节藏象论》云"肾者，主蛰，封藏之本，精之处也"，故针之可补养肾气、温养肾阳。命门、腰阳关同属督脉，配合温灸以补肾温阳散寒。

血虚者，加补气养血四穴以养血调经。气海是元气之海，三阴交为足三阴经之交会穴，配合血会膈俞及胃经合穴足三里以补养气血。

气滞者，加逍遥五穴以疏肝理气调经。

（三）月经先后不定期

月经先后不定期，又称"经乱"，是指既往月经周期规律，突然周期提前，或延后7天以上，交替不定且连续3个周期以上。多因气血失于调节，血海蓄溢失常而致。

本病的发生多责之肝郁、肾虚。情志不畅，则肝失疏泄，若疏泄太过则月经先期，若疏泄不及则月经后期。或因肾气不足，肾失封藏，损伤冲任，血海溢蓄失调而发。

西医学中的功能失调性子宫出血属于月经先后不定期的范畴。

【**症状**】既往月经周期规律，月经不能按周期来潮，或提前或延后。

（1）肝郁者，经量或多或少，色暗，经行不畅，伴乳房胀痛，嗳气不舒，喜叹息，苔薄白，脉弦。

（2）肾虚者，量少色淡，伴腰膝酸软，头晕耳鸣，舌淡，苔白，脉沉弱。

【**治疗**】

[**基本处方**] 参考"月经先期"。

[**随证配穴**] 在基本处方的基础上根据不同的病机配伍以下腧穴。

（1）肝郁

组穴：逍遥五穴。

操作：神门直刺0.3~0.5寸，太冲直刺0.5~0.8寸，合谷、内关、三阴交直刺0.5~1.0寸，施以泻法，以局部酸胀为度。

（2）肾虚

组穴：肾区。

操作：督脉穴位直刺1.0~1.5寸，膀胱经腧穴直刺2.0~2.5寸，施以补法，以局部酸胀为度。

【方义】肝郁者，加逍遥五穴以疏肝理气调经。肾虚者，加肾区以温补肾气。

痛经

痛经是指女性正值经期或在经期前后，出现以痉挛性小腹疼痛为主症的一种周期性病证。多伴有腰骶疼痛、呕恶、腹泻、头痛、乳房胀痛等症状，严重者痛至冷汗淋漓，甚则昏厥。

痛经与肝、肾关系密切。其基本病机可分为虚实两端，实为不通则痛，虚为不荣则痛。不通者，多因肝郁气滞，血海运行不利或经期冒雨、涉水，寒湿客于胞中，血被寒凝，运行不畅，或素有湿热内蕴，阻滞气血所致；不荣者，多因气血虚弱，化源不足或禀赋素虚，肝肾亏损，经行血海更虚，胞脉失于濡养所致。

痛经病位在胞宫，与任脉、冲脉、足三阴经的关系密切。冲脉"起于肾下胞中"，任脉"起于胞中"，足厥阴经脉"环阴器，抵小腹"；足太阴经脉"入腹"，足太阴经筋"聚于阴器，上腹，结于脐，循腹里"；足少阴经筋"结于阴器"。

本病包括西医学中的原发性痛经和继发性痛经。原发性痛经尚无明确病因，多见于青春期及未婚未孕的年轻女性；继发性痛经由器质性疾病所致，多见于子宫内膜异位症、盆腔炎、子宫肌瘤、子宫内膜息肉、宫颈狭窄等。

【症状】经期或经期前后小腹疼痛，可波及全腹及腰骶部。

（1）气滞血瘀者，兼经血紫暗，块下痛减，经行不畅，经血量少，经前乳房胀痛，胸闷不舒，舌质紫暗或有瘀点，脉弦。

（2）寒凝血瘀者，兼见小腹冷痛，得热痛减，月经后期，经血量少，色暗而有瘀块或如黑豆汁样，手足欠温，带下量多，舌苔白或腻，脉弦或沉紧。

（3）湿热瘀阻者，兼小腹刺痛或胀痛拒按，有灼热感，腰部胀痛，经血暗红，质稠有块，带下量多，色黄质稠，或伴有低热起伏，舌质红，苔黄或腻，脉弦数或滑数。

（4）气血虚弱者，兼小腹隐痛喜按，小腹及阴部空坠，月经量少，色淡，质清稀，面色无华，神疲乏力，舌质淡，脉细无力。

（5）肝肾亏损者，兼经后1~2日腰骶部酸痛，经色暗淡，量少质稀薄，或伴有头晕耳鸣，健忘失眠，潮热，舌质淡红，脉沉或细。

【治疗】

[**基本处方**]

组穴：胞宫七穴、调冲四穴、前阴病四穴。

[**操作**]采用分步针刺法配合按压行气法治疗，共分两步。

（1）俯卧位，次髎刺向第2骶后孔1.0~1.5寸，以针感传到会阴部为度，不留针。

（2）坐位，大椎、大杼直刺0.5~1.0寸后缓慢躺下至仰卧位，胞宫七穴均向会阴部60°斜刺1.0~1.5寸，中极针感传至会阴部为度，配合按压行气法；三阴交、上巨虚、下巨虚直刺1.0~1.5寸，太冲直刺0.5~1.0寸，施提插捻转平补平泻法，以局部酸胀为度，留针30分钟。

针感、补泻手法、刺激强度因人制宜，并随时询问患者感觉以确定刺激量。

[**随证配穴**] 在基本处方的基础上根据不同的病机配伍以下腧穴。

（1）气滞血瘀

组穴：逍遥五穴、化瘀四穴。

操作：膈俞、血海施刺络拔罐法；神门直刺0.3~0.5寸，内关、合谷均直刺0.5~1.0寸，地机直刺1.0~1.5寸，施提插捻转泻法，以局部酸胀为度。

（2）寒凝血瘀

组穴：化瘀四穴、肾区。

操作：膈俞、血海施刺络拔罐法；合谷直刺0.5~1.0寸，地机直刺1.0~1.5寸，肾区膀胱经腧穴直刺1.5~2.5寸，督脉腧穴直刺1.0~1.5寸，施提插捻转补法；腰阳关、命门、肾俞可施灸法。

（3）湿热瘀阻

组穴：足三阴七穴。

操作：蠡沟、中都向上平刺0.5~0.8寸，地机、漏谷、阴陵泉直刺1.0~1.5寸，施提插捻转泻法，以局部酸胀为度。太溪浅刺0.2~0.3寸，以出现酸麻放射感为度。

（4）气血虚弱

组穴：补气养血四穴。

操作：气海采用70°~80°向下斜刺1.2寸，膈俞、足三里直刺1.0~1.5寸，施提插捻转补法。以局部酸胀为度。

（5）肝肾亏虚

组穴：滋阴二穴、肝胆区、肾区。

操作：肾区膀胱经腧穴直刺1.5~2.5寸，督脉腧穴直刺1.0~1.5寸，肝胆区向内斜刺60°~70°，针尖过夹脊穴抵至椎体，三阴交直刺1.0~1.5寸，施以捻转补法，以局部酸胀为度。太溪浅刺0.2~0.3寸，以出现酸麻放射感为度。

【**方义**】痛经是由于冲任胞宫失于濡养或气血运行不畅所致，以调理冲任、调经止痛为法。选穴以任脉、足三阴经腧穴为主。

胞宫七穴均位于下腹部，为膀胱、子宫、输卵管、卵巢等解剖位置的体表投影处，均是治疗女科诸疾的常用穴，配合按压行气法以增强针感，取"腧穴所在，主治所在"之意。中极为任脉和足三阴经的交会穴，可调理冲任与肝、脾、肾三经；次髎位于腰骶，其下有第2骶神经通过，深刺可触及盆腔神经丛，达到调节盆腔内脏腑功能的效果，且为治疗痛经的经验穴，具有益肾壮阳、调经止痛之功；肝经输穴、原穴太冲配伍足三阴经之交会穴三阴交可健脾柔肝益肾；"冲为血海"，《灵枢·海论》云："冲脉者，为十二经之海，其输上在于大杼，下出于巨虚之上下廉。"故取大杼及足阳明经上、下巨虚调理冲任，配合督脉与三阳经之会大椎通利全身阳气。

气滞血瘀者加逍遥五穴以疏肝解郁，加化瘀四穴以活血化瘀。太冲疏肝理气，心经原穴神门、心包经络穴内关宁心和血。血会膈俞、脾经血海刺络拔罐以活血化瘀、疏经通络；脾经郄穴地机善治胞宫精室之血证，大肠经原穴合谷为调气血之要穴。

寒凝血瘀者加化瘀四穴、肾区以化瘀活血、温阳散寒。肾区可通治妇科疾病，配合灸法温阳散寒、调经止痛。

湿热瘀阻者加足三阴七穴以清热利湿。足太阴经阴陵泉、漏谷主运化水湿、清热活血；脾经郄穴地机善治血症，活血化瘀；三阴交清热活血；肾经原穴太溪可振奋肾气、滋阴补阳；胆经络穴蠡沟、肝经郄穴中都调肝胆两经，疏肝解郁、活血调经。诸穴合用，针用泻法，共奏清热利湿、化瘀止痛之功。

气血虚弱者加补气养血四穴以补益气血。气海为补元气要穴，血会膈俞可养血生血，胃经合穴足三里可调气和血，与三阴交相伍以补益脾胃，促气血生化。

肝肾亏虚者加滋阴二穴、肝胆区、肾区以滋阴补阳、补益肝肾。肾经输穴、原穴太溪可滋阴益肾。肝胆区、肾区位于相应脏腑的体表投影处，可补养肝肾、培肾补阳、固本止痛。

【医案】李某，女，26岁，2019年9月4日初诊。

主诉：间断痛经数年，发作2天。

现病史：患者诉自14岁月经来潮时即有痛经，近3年来病情加重，曾辟谷减肥2年。每次月经来潮前2天腹痛、坠胀感明显，时腹泻，严重时面白、出冷汗。平素情绪暴躁，初起经血量较少，色暗淡，得温则减。现症见少神、腹痛、坠胀感明显，舌淡暗，苔白，脉浮弦。查腹部彩超未见明显异常。

中医诊断：痛经（气虚寒凝）。

治则：温宫散寒。

针灸治疗：患者取俯卧位，针刺大椎、大杼、次髎、上巨虚、下巨虚20分钟；继则仰卧位，针刺子宫七穴、地机，去针后患者自诉疼痛明显减轻，嘱适当进食五谷，避风寒。

隔日复诊，自诉流出黑色血块，继予同上治疗，治疗维持整个月经周期。1个月后患者于月经前再诊，选穴同前，诉本次月经第1天腹痛较前有所缓解。下个月再复诊时，诉腹痛几无。[张迪，王立存.李志道运用"调冲三穴"针刺法治疗妇科杂病验案2则.湖南中医杂志，2020，36（12）：67-68.]

崩漏

崩漏是指妇女经血非时暴下不止或淋漓不尽。其中发病急骤，暴下如注，大量出血者为"崩"；病势较缓，出血量少，淋漓不绝者为"漏"。

崩漏与肝、脾、肾关系密切。本病的发生常与劳累过度、七情内伤、气虚、瘀血、血热等因素有关。肝经有火，血得热而下行，致崩漏；瘀血内阻，新血不能归经而下者，可引发崩漏；脾胃虚损，不能摄血归源而致崩漏；素体禀赋不足或房事不节，肾阳虚衰，则闭藏失权而致崩漏；肾阴亏虚，不能镇守胞络相火而致崩漏。本病基本病机可分为虚实两端，实证在于瘀阻冲任，血不归经；虚证在于冲任不固，血失统摄。

崩漏的病位在胞宫，与任脉、冲脉、足三阴经的关系密切。冲脉"起于肾下胞中"，任脉"起于胞中"，足厥阴经脉"环阴器，抵小腹"，足太阴经脉"入腹"，足太阴经筋"聚于阴器，上腹，结于脐，循腹里"，足少阴经筋"结于阴器"。

本病常见于西医学的无排卵性子宫出血、盆腔炎、生殖器官良性肿瘤等引起的非经期阴道出血。

【症状】经血非时暴下不止，或淋漓难尽。

（1）血热者，兼见经血色鲜红或深红，质稠，有血块，伴面红目赤，口渴烦热，渴喜冷饮，小便黄或大便干结，舌质红，苔黄，脉滑数。

（2）血瘀者，兼见经血色紫暗有块，伴小腹胀痛，块下则减，舌质紫暗，有瘀点瘀斑，苔薄白，脉弦或涩。

（3）脾虚者，兼见经血色淡质稀，伴面色苍白，精神萎靡，气短乏力，不思饮食，小腹空坠，面浮肢肿，便溏，舌淡体胖，边有齿痕，苔薄白，脉细弱或缓弱。

（4）肾阳虚者，兼见经血色淡红或淡暗，质清稀，面色晦暗，眼眶暗，腰膝酸软，畏寒肢冷，性欲减退，小便清长，五更泄泻，舌质淡暗，苔白润，脉沉迟无力或弱。

（5）肾阴虚者，兼见经血色红质黏稠，伴头晕耳鸣，腰膝酸软，口干舌燥，五心烦热，失眠健忘，大便偏干，舌质红，少苔，脉细数。

【治疗】

[基本处方]

组穴：胞宫七穴、调冲四穴。

他穴：隐白。

[操作] 胞宫七穴向会阴部60°斜刺1.0~1.5寸；上、下巨虚直刺1.0~1.5寸，大椎直刺0.5~1.0寸，大杼直刺0.5~0.8寸。施捻转平补平泻法，胞宫七穴以针感向会阴部传导为宜，其余腧穴以局部酸胀为度。隐白浅刺0.1寸。留针30分钟。

针感、补泻手法、刺激强度因人制宜，并随时询问患者感觉以确定刺激量。

[随证配穴] 在基本处方的基础上根据不同的病机配伍以下腧穴。

（1）血热

组穴：清热凉血六穴。

操作：血海、曲池直刺1.0~1.5寸，施提插捻转泻法，以局部酸胀为度。委中、曲泽、少冲三棱针点刺出血。

（2）血瘀

组穴：化瘀四穴。

操作：膈俞、血海施刺络拔罐法，地机直刺1.0~1.5寸，合谷直刺0.5~1.0寸，施提插捻转泻法，以局部酸胀为度。

（3）脾虚

组穴：脾胃区。

操作：脾胃区背俞穴向内呈60°~70°斜刺，使针尖过夹脊穴抵至椎体，施提插捻转补法，以局部酸胀为度。

（4）肾阳虚

组穴：丹田三穴。

操作：丹田三穴均向下70°~80°斜刺1.0~1.2寸，配合按压行气法，施捻转补法，以局部酸胀为度。可配合灸法。

（5）肾阴虚

组穴：滋阴二穴。

操作：太溪浅刺0.2~0.3寸，以出现酸麻放射感为度。三阴交直刺1.0~1.5寸，施提插捻转补法，以局部酸胀为度。

【方义】崩漏病位在胞宫，基本病机是因热、因瘀阻滞冲任，血不归经；或是脾肾不足，冲任不固，血失统摄。取穴以局部取穴配合多气多血之阳明经腧穴为主，根据辨证不同配合凉血、活血、补脾、益肾法以调理冲任。

胞宫七穴均位于下腹部，为子宫、输卵管、卵巢等解剖位置的体表投影处，均是治疗女科诸疾的常用穴，七穴合用共同调理冲任，调经治本，使机体脏腑气血冲任等恢复正常，取"腧穴所在，主治所在"之意。调冲四穴中骨会大杼可补虚生髓；足阳明经上、下巨虚可补气生血；配合督脉与三阳经的交会穴大椎，通利一身之阳气，四穴合用可调理冲脉，固崩止漏。《针灸甲乙经》载隐白能治"妇人月事过时不止"。脾经井穴隐白功擅健脾统血，是治疗崩漏的特效穴，可温经通络，固本止崩。

血热者加清热凉血六穴以泻热凉血，调经止崩。血海可引血归脾、益气统血；膀胱经合穴委中活血凉血；大椎可凉血退热；大肠经合穴曲池行气活血、通调经络；心经合穴曲泽、心经井穴少冲有泄心火之效。针用泻法配合三棱针点刺可泻热凉血、调经止崩。

血瘀者加化瘀四穴以活血理血，调经化瘀。血会膈俞"主一切血疾"；血海活血理气通经；脾经郄穴地机善治胞宫精室之血证；大肠经原穴合谷为调气血之要穴，四穴用泻法配合刺络拔罐共奏行气化瘀、通脉活血之功。

脾虚者加脾胃区以健脾益气，固崩止漏。脾胃区属于脏腑投影取穴法，可补脾益气以止崩漏。

肾阳虚者加丹田三穴以补肾温阳，固崩止漏。三穴均为任脉腧穴，关元补肾温阳；气海可益气固崩；石门功擅调补三焦。可配合灸法温养肾阳。

肾阴虚者加滋阴二穴以滋补肾阴，固崩止漏。肾经输穴、原穴太溪善滋肾阴，固阳气；三阴交配太溪，补后天以益先天，健脾益肾。

带下病

带下病是以妇女带下量、色、质、气味异常为主症的病证。分为带下过多和带下过少。带下过多即带下量多，色、质、气味异常；带下过少则带下量少，阴道干涩。可伴全身、局部症状。

带下病与肝、脾、肾关系密切。带下过多基本病机是湿邪阻滞，任脉不固，带脉失约，《傅青主女科》曰："夫白带乃湿盛而火衰……是以脾精不守。"脾主土而司运化，脾虚运化失职则湿聚而发为带下病；或因过食肥甘厚腻酿生湿热，湿热下注而发为本病；肾主水而司二阴，带脉通于肾，房劳多产，下焦相火妄动，也可致带下过多。带下过少基本病机为阴液不足，不能滋润阴道。年老或房劳多产致肝肾亏虚、经血亏虚者亦可见带下过少。

带下病病位在胞宫，与冲、任、带三脉及足三阴经密切相关。冲脉"起于肾下胞中"，任脉"起于胞中"，带脉"起于季胁，回身一周"，足厥阴经脉"环阴器，抵小腹"，足太阴经脉"入腹"，足太阴经筋"聚于阴器，上腹，结于脐，循腹里"，足少阴经筋"结于阴器"。

带下过多可见于西医学的阴道炎、宫颈炎、盆腔炎、妇科肿瘤等疾病；带下过少可见于西医学的卵巢早衰、双侧卵巢切除术后、盆腔放射治疗后、绝经综合征、席汉综合征、长期服用某些药物抑制卵巢功能等。

【症状】

1.带下过多

带下明显增多，色、质、气味异常。

（1）肾虚不固者，兼见带下色白质稀，绵绵不断，小腹发冷，腰部酸痛，小便频数清长，夜间尤甚，大便溏薄，舌淡，苔薄白，脉沉。

（2）脾虚湿盛者，兼见带下色白或淡黄，无臭味，质黏稠，连绵不断，面色萎黄，食少便溏，神疲乏力，舌淡，苔白腻，脉濡弱。

（3）湿热下注者，兼见带下色黄稠黏，如脓如涕，气秽臭，阴中瘙痒，小腹作痛，小便短赤，身热，口苦咽干，舌红，苔黄，脉滑数。

2.带下过少

带下量少，甚或全无，甚至阴部萎缩。

（1）肝肾亏虚者，兼见带下无臭味，阴部干涩或瘙痒，甚则阴部萎缩，头晕耳鸣，腰膝酸软，烘热汗出，小便黄，大便干结，舌红少津，少苔，脉沉细。

（2）血枯瘀阻者，兼见阴部干涩，小腹疼痛拒按，胸胁、乳房胀痛，经量少或闭经，舌紫暗，舌边瘀斑，脉弦涩。

【治疗】

[基本处方]

组穴：胞宫七穴、丹田三穴。

他穴：带脉。

[操作] 胞宫七穴、带脉均向会阴部60°斜刺1.0~1.5寸；丹田三穴均向下70°~80°斜刺1.0~1.2寸，配合按压行气法。胞宫七穴以针感传至会阴部为宜，其余腧穴以局部酸胀为度。留针30分钟。

针感、补泻手法、刺激强度因人制宜，并随时询问患者感觉以确定刺激量。

[随证配穴] 在基本处方的基础上根据不同的病机配伍以下腧穴。

1.带下过多

（1）肾虚不固

组穴：肾区。

操作：肾区膀胱经腧穴直刺1.5~2.5寸，督脉穴位直刺1.0~1.5寸。行捻转补法，以局部酸胀为度。

（2）脾虚湿盛

组穴：祛痰化浊四穴。

操作：中脘70°~80°向下斜刺1.0~1.5寸，足三里、丰隆、阴陵泉直刺1.0~1.5寸。施提插捻转泻法，以局部酸胀为度。

（3）湿热下注

组穴：足三阴七穴。

操作：蠡沟、中都向上平刺0.5~0.8寸，三阴交、地机、漏谷、阴陵泉直刺1.0~1.5寸，施提插捻转泻法，以局部酸胀为度。太溪浅刺0.2~0.3寸，以出现酸麻放射感为度。

2.带下过少

（1）肝肾亏虚

组穴：肝胆区、肾区。

操作：肝胆区向内斜刺60°~70°，针尖过夹脊穴抵至椎体；肾区膀胱经腧穴直刺1.5~2.5寸，督脉腧穴直刺1.0~1.5寸，施提插捻转补法，以局部酸胀为度。

（2）血枯瘀阻

组穴：滋阴二穴、化瘀四穴。

操作：三阴交直刺1.0~1.5寸，太溪浅刺0.2~0.3寸，施捻转补法使针感传至足部。合谷直刺0.5~1.0寸，膈俞斜刺0.5~0.8寸，血海、地机直刺1.0~1.5寸，施提插捻转泻法，以局部酸胀为度。

【方义】带下病治疗以调理冲任为则，选穴以局部腧穴及经验穴为主，带下过多者兼补益肾气、健脾利湿、清热祛湿，带下过少者兼补益肝肾、滋阴活血。

胞宫七穴均位于下腹部，为子宫、输卵管、卵巢等解剖位置的体表投影处，均是治疗女科诸疾的常用穴。气海为元气之海，可益气固摄、化气行水，三焦经募穴石门可调补三焦、气化水液，足三阴、任脉之会关元培肾固本，三穴合用以补肾助气，调节水液代谢。足少阳、任脉交会穴带脉"脉穴同名"，可固摄带脉，调理经气。

肾虚不固致带下过多者，加肾区以补益肾气。"肾者，作强之官，伎巧出焉"，肾气充足则骨强体健，固摄力强。

脾虚湿盛致带下过多者，加祛痰化浊四穴以健脾利湿。胃经募穴中脘调理中焦，胃经合穴足三里健脾和胃，治痰要穴丰隆化湿祛痰，脾经合穴阴陵泉健脾利湿。

湿热下注致带下过多者，加足三阴七穴以清热祛湿。脾经阴陵泉、漏谷、地机主健脾益气、运化水湿；三阴交清热健脾；肾主水，肾经原穴太溪利水；胆经络穴蠡沟、肝经郄穴中都调肝胆两经，疏肝解郁，行气利水。

肝肾亏虚致带下过少者，加肝胆区、肾区以补益肝肾。肝胆区、肾区为相应脏腑的体表投影处，针用补法可补肝益肾。

血枯瘀阻致带下过少者，加滋阴二穴、化瘀四穴以滋阴养血、活血化瘀。肾经输穴、原穴太溪滋补肾阴，配伍三阴交健脾益肾滋阴。大肠经原穴合谷乃调气血之要穴，血会膈俞主一切血疾，脾经血海、脾经郄穴地机理血统血，调理冲任。诸穴合用，可滋阴活血。

不孕症

不孕症是指育龄妇女未避孕，配偶生殖功能正常，定期发生性行为1年以上而未怀孕；或曾有过妊娠，而又1年以上未怀孕。

不孕症与肾、肝、脾关系密切。本病的发生常与先天禀赋不足、反复流产、情志失调、饮食所伤等因素有关。素体虚弱，肾气不足，命门火衰，寒湿阻滞，则可致肾虚胞寒而发为不孕症；肝主疏泄，素体情志抑郁，气机运行不畅，则可致肝气郁结而发为本病；平素嗜食肥甘生冷，脾失运化，湿盛痰聚亦发为本病；宿血瘀滞胞宫，新血不生亦可发为本病。基本病机可分为虚实两端，虚证多为肾虚宫寒，实证多为肝气郁结、痰湿蕴结、瘀阻胞宫，导致冲任气血失调。

不孕症病位在胞宫，与冲、任脉及足三阴经密切相关。冲脉"起于肾下胞中"，任脉"起于胞中"，足厥阴经脉"环阴器，抵小腹"，足太阴经脉"入腹"，足太阴经筋"聚于阴器，上腹，结于脐，循腹里"，足少阴经筋"结于阴器"。

本病常见于西医学的排卵功能障碍、输卵管阻塞、子宫内膜异位症、宫颈炎以及内分泌失调等疾病。

【症状】育龄妇女未避孕，配偶生殖功能正常，定期发生性行为1年以上而未怀孕。

（1）肾虚宫寒者，兼见月经后期，量少色淡，面色晦暗，性欲淡漠，小便清长，大便不实，舌淡，苔白，脉沉细或沉迟。

（2）肝气郁结者，兼见多年不孕，经期先后不定，经来腹痛，行而不畅，量少色暗有块，经前乳房胀痛，精神抑郁，烦躁易怒，舌质正常或暗红，苔薄白，脉弦。

（3）痰湿蕴结者，兼见形体肥胖，月经后期，甚或闭经，带下量多，色白黏稠，头晕心悸，胸闷泛恶，舌淡胖，苔白腻，脉滑。

（4）瘀滞胞宫者，兼见月经后期，经行腹痛，经量多少不一，经色紫暗，有血块，块下痛减，舌质紫暗或有瘀斑，苔薄白，脉弦或细涩。

【治疗】

[基本处方]

组穴：胞宫七穴、丹田三穴、滋阴二穴。

[操作] 胞宫七穴、丹田三穴均向会阴部60°斜刺1.0~1.5寸；三阴交直刺1.0~1.5寸，太溪浅刺0.2~0.3寸，施提插捻转平补平泻法，胞宫七穴以针感传至会阴部为宜，滋阴二穴以针感传至足部为宜，其余诸穴以局部酸胀为度，留针30分钟。

针感、补泻手法、刺激强度因人制宜，并随时询问患者感觉以确定刺激量。

[随证配穴] 在基本处方的基础上根据不同的病机配伍以下腧穴。

（1）肾虚宫寒

组穴：肾区。

操作：肾区施灸法。

（2）肝气郁结

组穴：逍遥五穴。

操作：神门直刺0.3~0.5寸，太冲直刺0.5~0.8寸，合谷、内关直刺0.5~1.0寸，施提插捻转泻法，以局部酸胀为度。

（3）痰湿蕴结

组穴：祛痰化浊四穴。

操作：中脘70°~80°向下斜刺1.0~1.5寸；足三里、丰隆、阴陵泉直刺1.0~1.5寸，施提插捻转泻法，以局部酸胀为度。

（4）瘀滞胞宫

组穴：化瘀四穴。

操作：合谷直刺0.5~1.0寸，膈俞斜刺0.5~0.8寸，血海、地机直刺1.0~1.5寸，施提插捻转泻法，以局部酸胀为度。

【方义】不孕症的治疗以通胞宫为原则，根据辨证不同，配合温肾散寒、疏肝解郁、化痰祛湿、活血化瘀等治法。对于神经内分泌功能失调性的不孕症，针刺有良好疗效，而先天性生理缺陷所致不孕症非针灸所宜。针刺助孕宜选择月经周期第12天开始，连续治疗3~4天以促进排卵。

胞宫七穴均位于下腹部，为子宫、输卵管、卵巢等解剖位置的体表投影处，均是治疗女科诸疾的常用穴，可调经助孕。小肠经募穴关元，为足三阴经、任脉的交会穴，《素问·举痛论》曰："冲脉起于关元。"《针灸大成》曰："主积冷虚乏……绝嗣不生，胞门闭塞。"针刺中极、关元对垂体–性腺功能有促进作用，可引起血浆黄体生成素、卵泡刺激素水平发生变化，改善迟发排卵，配合气海、石门可增强疗效。肾为先天之本，又为生殖发育之源，肾经原穴太溪补益肾气，配合三阴交补三阴，调气血，益胞脉。

肾虚宫寒者加用肾区以补肾助阳、温宫散寒。肾俞调补肾气，命门温阳助火，腰阳关补肾壮阳，三穴同用，配合灸肾区其余诸穴共奏温阳调元之效。

肝气郁结者加用逍遥五穴以疏肝解郁、调经助孕。心经原穴神门、心包经络穴内关宁心调神通络；肝经原穴太冲配大肠经原穴合谷，合称"四关穴"，阴阳上下，同气相求，以达启闭解郁之功；三阴交柔肝解郁。

痰湿蕴结者加用祛痰化浊四穴以化湿祛痰、健脾助孕。胃经募穴中脘善调理中焦之气，胃经合穴足三里健脾和胃，丰隆为治痰要穴，脾经合穴阴陵泉健脾、理气、利湿。

瘀滞胞宫者加用化瘀四穴以活血化瘀、通脉助孕。血会膈俞主一切血疾；脾经血海理血统血、调理冲任；脾经郄穴地机尤善治胞宫精室之血证；大肠经原穴合谷乃调气血之要穴。

缺乳

缺乳是指产后哺乳期内由于气血不足，乳汁无以化生，或气机不畅，乳络不通导致产妇乳汁甚少或全无，又称"产后乳少""乳汁不足"等。

缺乳与肝、胃、脾等脏腑关系密切，一责之于乳汁化源减少，二责之于乳汁运行不畅。肝主疏泄，主藏血，乳血同源，肝失条达则致肝气郁结，发为本病；脾胃为气血生化之源，若饮食少进，脾胃亏虚则气血亏虚，故发为本病；素体肥胖痰湿内盛，或产后嗜食膏粱厚味致痰浊阻络也可发为本病。

缺乳病位在乳房，乳房与足阳明经关系密切，手阳明、足少阳、手少阴也都通过经别或经筋与乳房相连。足阳明经脉"下乳内廉"，手阳明经别"从手循膺乳"，足少阳经筋"系于膺乳"，手少阴经筋"挟乳里"。

本病常见于西医学中的产后缺乳、泌乳过少。

【症状】 产后哺乳期内产妇乳汁甚少或全无。

（1）气血虚弱者，兼见乳汁清稀，乳房柔软无胀感，面色苍白，唇甲无华，神疲乏力，食少便溏，舌淡，苔薄白，脉虚细。

（2）肝气郁结者，乳房胀满疼痛，情志抑郁不乐，胸胁胀闷，脘痞食少，舌红，苔薄黄，脉弦。

（3）痰浊阻络者，乳房硕大，形体肥胖，多食膏粱，舌淡胖，苔腻，脉滑。

【治疗】

[**基本处方**]

组穴：乳病六穴。

他穴：期门、乳根。

[**操作**] 膻中平刺1.0~1.2寸，行合谷刺，针尖分别刺向两乳根方向，小幅度捻转；肩井向前平刺0.5~0.8寸；期门、乳根平刺0.5~0.8寸；天宗直刺0.5~1.0寸；少泽向上斜刺0.1寸；足三里直刺1.5~2.0寸；中脘向下斜刺1.0~1.5寸。针用平补平泻法，留针30分钟，以局部酸胀为度。

针感、补泻手法、刺激强度因人制宜，并随时询问患者感觉以确定刺激量。

[**随证配穴**] 在基本处方的基础上根据不同的病机配伍以下腧穴。

（1）气血虚弱

组穴：足阳明三合穴。

操作：上、下巨虚均直刺1.0~1.5寸，足三里直刺1.5~2.0寸，针用补法或灸法，以局部酸胀为度。

（2）肝气郁结

组穴：逍遥五穴。

操作：神门直刺0.3~0.5寸，太冲直刺0.5~0.8寸，三阴交直刺1.0~1.5寸，合谷、内关直刺0.5~1.0寸，针用泻法，以局部酸胀为度。

（3）痰浊阻络

组穴：祛痰化浊四穴。

操作：足三里直刺1.5~2.0寸，中脘向下斜刺1.0~1.5寸，丰隆、阴陵泉直刺1.0~1.5寸，针用泻法，以局部酸胀为度。

【方义】缺乳病位在乳房，或为气血亏虚，乳汁生化无源；或为气滞血瘀，乳络阻塞不通所致，因此治疗宜补益气血或通经活络，以对证选穴为主配以乳房局部腧穴。

女子乳房属胃，胃经合穴足三里能调胃健脾，补中益气，而滋生化之源。腑会中脘可调理脾胃、益气生血。《针灸大成》载："无乳，膻中、少泽此二穴神效。"气会膻中可调理气机以通乳，主治妇人乳汁少。小肠经井穴少泽为治疗乳少的经验用穴。足少阳经筋系于膺乳，故肩井常用于治疗乳房疾患。天宗为乳房后背投影区，可疏通乳房局部气血。肝经募穴期门可畅达肝气，胃经乳根为局部取穴，可健脾益气。诸穴合用，共奏补养气血、行气通乳之功。

气血虚弱者加用三合穴以补益气血。胃、大肠、小肠经之下合穴足三里、上巨虚、下巨虚同属阳明经，三穴合用以达补益脾胃，益气生血之用。

肝气郁结者加用逍遥五穴以疏肝解郁。心经原穴神门宁心调神；肝经原穴太冲配大肠经原穴合谷，合称"四关穴"，使阴阳上下，同气相求，以达启闭解郁之功；心包经络穴内关可宁心通络；足三阴经交会穴三阴交可健脾柔肝益肾、调理冲任。诸穴合用，共达疏肝解郁、通络下乳之效。

痰浊阻络者加用祛痰化浊四穴以理气和中、化痰降浊。胃经募穴中脘功擅调理中焦之气；丰隆可健脾化痰，为治痰要穴；脾经合穴阴陵泉可健脾利湿。四穴合用，可达除痰降浊、理气通乳之用。

【医案】张某，女，36岁，2019年10月27日初诊。

主诉：产后缺乳15天。

现病史：自诉15天前二胎出生后母乳少，不能满足日食所需，中药治疗无效。就诊时乳汁质稠量少，乳房胀硬、疼痛，胸胁胀闷，情志抑郁，叹息后胸闷稍舒，食欲不振，体型偏胖，舌质正常、苔薄黄，脉弦滑。

中医诊断：缺乳（肝郁气滞）。

治法：疏肝解郁。

针灸治疗：患者取俯卧位，针刺大椎、大杼、上巨虚、下巨虚20分钟，继则仰卧位，针刺膻中、期门、少泽、合谷20分钟，以7天为1个疗程，行针5天，停针2天。

嘱勤哺乳，调情志，多进食。第1个疗程后诉乳汁明显增加。同上法连续治疗3个疗程，后诉乳汁增多，恢复母乳喂养。[张迪，王立存.李志道运用"调冲三穴"针刺法治疗妇科杂病验案2则.湖南中医杂志，2020，36（12）：67-68.]

盆腔炎

盆腔炎是一种女性上生殖道（子宫内膜、输卵管、卵巢或盆腔腹膜）感染引起的炎症，可分为急性盆腔炎和慢性盆腔炎，临床以下腹部或腰骶部疼痛、带下异常、盆腔组织增厚、粘连、包块为主要特征。

盆腔炎属中医学"热入血室""带下病""妇人腹痛""癥瘕"等范畴，其发生常与感受外邪、饮食失调、劳逸失调，或于经期、产后摄生不当等有关，基本病机为湿、热、毒、瘀与气血相搏于内，滞留冲任胞宫，不通则痛，久则成癥。

盆腔炎病位在小腹及少腹，与冲、任二脉及足厥阴经、足太阴经均有联系，足少阴、足厥阴经通过经筋与小腹及少腹联系。冲脉"起于肾下胞中"，任脉"起于胞中"，足太阴经脉"入腹"，足厥阴经脉"上腘内廉，循股阴，入毛中，环阴器，抵小腹"，足太阴经筋"上腹，结于脐，循腹里"，足少阴经筋"结于阴器"。

【症状】下腹部或腰骶部疼痛。

（1）急性发作期者，兼见寒热往来，带下量多、黄稠、臭秽，或经量增多，经期延长，淋漓不止，或恶心呕吐，大便溏或燥结，小便短赤，舌质红或暗红，苔黄腻。

（2）急性症状缓解期者，兼见经血量多有块，瘀块排出则痛减，带下量多，婚久不孕，经前情志抑郁，乳房胀痛，舌质暗，苔薄或有瘀点，脉弦涩。

（3）后遗症期者，兼见神疲乏力，食少纳呆，经量多，色淡暗有块，或胞中结块，带下量多，舌质淡暗或有瘀点，苔白，脉细弦。

【治疗】

［基本处方］

组穴：胞宫七穴、前阴病四穴。

［操作］采用分步针刺法配合按压行气法治疗，共分两步。

（1）俯卧位，次髎刺向第2骶后孔1.0~1.5寸，以针感传到会阴部为度，不留针。

（2）胞宫七穴均向下70°~80°斜刺1.0~1.5寸，施以提插捻转手法，以针感传到会阴部为佳；太冲直刺0.5~1.0寸，三阴交直刺1.0~1.5寸，以局部酸胀为度。留针30分钟。

针感、补泻手法、刺激强度因人制宜，并随时询问患者感觉以确定刺激量。

［随证配穴］在基本处方的基础上根据不同的病机配伍以下腧穴。

（1）急性发作期

组穴：化瘀四穴。

他穴：蠡沟、阴陵泉。

操作：膈俞斜刺0.5~0.8寸，也可配合刺络拔罐法；血海、地机、阴陵泉直刺1.0~1.5寸；合谷直刺0.5~1.0寸；蠡沟向上平刺0.5~0.8寸。针用泻法，以局部酸胀为度。

（2）急性症状缓解期

组穴：逍遥五穴。

操作：神门直刺0.3~0.5寸，合谷、内关均直刺0.5~1.0寸，针用泻法，以局部酸胀为度。

（3）后遗症期

组穴：补三气穴。

操作：膻中向下平刺0.5~0.8寸，中脘、气海均70°~80°向下斜刺1.2寸。针用补法或灸法，以局部酸胀为度。

【方义】盆腔炎病位在胞宫，以下腹或腰骶部疼痛为主症，治疗重在缓解疼痛，以病位局部取穴配合远端取穴。

胞宫七穴均位于少腹部，为子宫、输卵管、卵巢等器官的体表投影处，即盆腔所在部位，取"腧穴所在，主治所在"之意，治疗盆腔炎效果良好；次髎也为局部取穴，针刺之能有效促进盆底神经传导，调节盆底部脏器功能，行血散瘀；足三阴经交会穴三阴交可调补肝肾，配肝经原穴太冲能健脾益肝养肾。诸穴并施，共奏固本求源、消炎止痛之功。

急性发作期加化瘀四穴以活血化瘀，配蠡沟、阴陵泉以清热祛湿。脾经郄穴地机善治胞宫精室之血证，配合血会膈俞、合谷及血海以调气血；胆经络穴蠡沟善调肝胆两经经气，清肝利胆。"合治内腑"，脾经合穴阴陵泉可健脾化湿。诸穴合用可达利湿疏肝清热、化瘀生新之效。

急性症状缓解期加逍遥五穴以疏肝健脾、行气活血化瘀。心经原穴神门宁心调神；肝经原穴太冲配大肠经原穴合谷，即"四关穴"，可启闭解郁、行气活血；心包经络穴内关可活血通络。诸穴相配，则气血通畅，使瘀血得化。

后遗症期加补三气穴以益气通络。气会膻中可宽胸理气、活血通络，胃经募穴中脘主补中焦之谷气，气海可培补元气、益肾固精。三穴共用，以达补气活血、化瘀止痛之效。

绝经前后诸证

绝经前后诸证是指女性在绝经前后出现的一系列临床证候群，包括烘热汗出、失眠心悸、烦躁易怒、潮热面红、头晕耳鸣、神疲乏力，或伴月经紊乱等与绝经相关的症状。

绝经前后诸证与肾、心、肝、脾等脏腑关系密切。素体阴虚，或房劳多产，以致肾阴亏虚，不能涵养心肝，心神失养，则心火上炎，不能下交于肾而发为本病；或肾阴不能涵养肝木，肝阳上亢，以致肝肾阴虚而发为本病；肝主疏泄，素体思虑过多，则气机不畅，肝郁气滞而发为本病；素体脾弱阳虚，肾气虚衰，亦必致肾阳不足，肾虚阳衰，火不暖土，则可致脾肾阳虚而发为本病；脾为后天之本，脾虚则气血生化无源，气衰血少，心失所养，致心脾两虚而发为本病。

绝经前后诸证病位在胞宫，胞宫与冲脉、任脉、足三阴经、手少阴经关系密切，足太阴、手少阴经通过经筋与胞宫联系。冲脉"起于肾下胞中"，任脉"起于胞中"，足厥阴经脉"环阴器，抵小腹"，足少阴经脉"贯脊属肾……其直者，从肾上贯肝膈"，足太阴经脉"入腹"，足太阴经筋"上腹，结于脐，循腹里"，手少阴经筋"下系于脐"。

本病常见于西医学中的更年期综合征。

【症状】女性在绝经前后出现的以烘热汗出、月经紊乱为主症的一系列证候群。

（1）心肾不交者，兼见心悸健忘，失眠多梦，心胸烦闷，腰膝酸软，或见潮热汗出，烦躁不安，记忆力差，焦虑，月经量或多或少，色红。舌红绛，脉细数。

（2）肝肾阴虚者，兼见面色潮红，五心烦热，头晕耳鸣，口干，手足心热，月经量少，色紫红，大便燥结，溲赤。舌质红，少苔，脉细数。

（3）肝郁气滞者，兼见精神抑郁，胸胁乳胀，急躁易怒，喜太息，胸闷，口苦口干，经来乳房胀痛。舌质红，苔薄黄，脉弦数。

（4）脾肾阳虚者，兼见畏寒肢冷，食少纳呆，神疲乏力，肢体浮肿，大便溏薄，夜尿频繁。月经量多，色淡红，小腹坠痛，喜温喜按。舌质淡，苔白，脉沉细无力。

（5）心脾两虚者，兼见少寐多梦，气短懒言，面色少华，目眩，经来稀少或淋漓不尽。舌质淡红，苔白，脉细弱。

【治疗】

[基本处方]

组穴：胞宫七穴、肾区、调冲四穴。

［操作］采用分步针刺法治疗，共分两步。

（1）俯卧位，膀胱经腧穴直刺1.5~2.0寸，督脉穴位直刺1.0~1.5寸，以局部酸胀为度，不留针。

（2）坐位，大椎、大杼直刺1.0~1.5寸后缓慢躺下至仰卧位，胞宫七穴向会阴部60°斜刺1.0~1.5寸。上、下巨虚直刺1.5~2.0寸。留针30分钟，以局部酸胀为度。

针感、补泻手法、刺激强度因人制宜，并随时询问患者感觉以确定刺激量。

［随证配穴］在基本处方的基础上根据不同的病机配伍以下腧穴。

（1）心肾不交

组穴：丹田三穴。

操作：气海、石门、关元均向下70°~80°斜刺1.0~1.2寸，配合弩法，针用补法，以局部酸胀为度。

（2）肝肾阴虚

组穴：滋阴二穴。

操作：三阴交直刺1.0~1.5寸，针用补法，以局部酸胀为度；太溪浅刺0.2~0.3寸，以出现酸麻放射感为度。

（3）肝郁气滞

组穴：逍遥五穴。

操作：三阴交直刺1.0~1.5寸，神门直刺0.3~0.5寸，太冲、合谷、内关均直刺0.5~1.0寸，针用泻法，以局部酸胀为度。

（4）脾肾阳虚

组穴：回阳固脱三穴。

操作：百会、神阙用灸法，关元向下70°~80°斜刺1.0~1.2寸，配合弩法，针用补法，以局部酸胀为度。

（5）心脾两虚

组穴：补气养血四穴。

操作：足三里、三阴交直刺1.0~1.5寸，膈俞向内45°斜刺0.5~0.8寸，气海向下70°~80°斜刺1.0~1.2寸，配合弩法，针用补法或灸法，以局部酸胀为度。

【方义】女性七七之际肾气衰弱，冲任亏虚，体内阴阳平衡失调，选胞宫所在局部腧穴并注重补肾气、理冲任，辨证选穴，合而成方。

胞宫七穴均位于下腹部，为子宫、输卵管、卵巢等器官的体表投影处，"腧穴所在，主治所在"，可治女科诸疾。肾区位于第12胸椎~第4腰椎的区域，均可治疗肾系病证。"肾者，主蛰，封藏之本，精之处也"，肾精足则脏腑之气充盛。骨会大杼可壮阳补虚；胃经上、下巨虚可补益后天之本，化生气血；大椎者，汗之要穴也，具有止汗与发汗的双重作用，自汗、盗汗、多汗、发热无汗可用大椎。诸穴共用，可达补肾固本、调理冲任之意。

心肾不交者加用丹田三穴以交通心肾、调节阴阳。气海为元气之海，主治脏器虚急诸证；三焦经募穴石门可调补三焦；关元可补益、沟通心肾。三穴合用可使真气充实，畅通周身经脉，以治心肾不交所致之绝经前后诸证。

肝肾阴虚者加滋阴二穴以滋阴补阳、补益肝肾。肾经原穴太溪可治肾阴虚诸证；足三阴经之交会穴三阴交益肾养肝。三穴合用以治肝肾阴虚所致绝经前后诸证。

肝郁气滞者加用逍遥五穴以疏肝解郁、调理冲任。肝经原穴太冲配大肠经原穴合谷，称"四关穴"，有启闭解郁之功；内关可疏肝通络；三阴交柔肝益肾；心经原穴神门畅气调神。诸穴合用可治肝郁气滞所致绝经前后诸证。

脾肾阳虚者加用回阳固脱三穴以补益脾肾、升阳回阳。督脉百会可补气升阳；关元为元气出入之通道，可培元固本，滋先天以补后天；神阙可调整全身气血，补益五脏。百会、神阙用灸法可补益脾肾、回阳固脱。三穴合用以治脾肾阳虚所致之绝经前后诸证。

心脾两虚者加用补气养血四穴以补益心脾、通经活络。气海补气生血，血会膈俞养血生血、健脾养心，胃经合穴足三里可健脾和胃、平调阴阳，三阴交为精血之要穴。四穴合用共奏补益气血之功。

【医案】王某，女，50岁，退休。

主诉：心烦易怒半年余，失眠伴潮热汗出1月余。

现病史：近1个月来每晚入睡困难，睡眠时长不足4小时，醒后自觉潮热汗出，周身疲倦，精神恍惚，情绪波动较大，悲忧善哭，多疑易惊，时欲太息，腹胀纳呆，小便尚可，大便秘结，月经近半年未至。舌质红，苔黄，脉弦细。

诊断：郁证，绝经前后诸证（肝郁气滞）。

针灸治疗：取第5~10胸椎背俞穴透夹脊穴、百会、胆经四透、内关透间使、神门、补三气穴、足三里、三阴交、悬钟、丘墟透照海、太冲透涌泉。第5~10胸椎背俞穴透夹脊穴斜刺抵至椎体即出针，余穴均采用"弱针感法"缓慢进针以避免出现强烈针感，并配合心理疏导。

治疗5次后患者可连续入睡4小时，腹胀纳呆好转，大便畅通，舌红，苔薄黄，脉微弦。治疗15次后夜间可安睡7小时以上，醒后潮热汗出减轻，日间情绪稳定，恢复正常社交。继续巩固治疗10次后，诸症基本消失。治疗结束后随诊3个月，未再复发。[姜晓涵，于金栋，李志道.李志道"弱针感法"临床应用要点及治验举隅.上海中医药杂志，2020，54（12）：38-40.]

第六节　男科病证

精浊

精浊是精室在邪毒或其他致病因素作用下产生的一种疾病。典型症状表现为尿道口滴白，尿后余沥不尽，尿频，尿急，尿痛，腰骶酸痛，会阴、小腹、腹股沟区不适，伴有头晕、阳痿、早泄、遗精等，好发于中青年男性。肾精亏虚、湿热下注、精道阻滞是本病发生的重要环节，本病病性是本虚标实，以肾阴亏虚相火妄动为本，湿热瘀结为标。

精浊病位在精室，与肾、肝、脾关系密切，《医方考》记载："凡浊下不禁，牵丝者，责之精浊，肾家之病也。"脾主运化，升清降浊；肝主疏泄，调节排精。湿热下注，蕴结不散，则致精浊并下；肝气郁结，疏泄失常，瘀浊停聚不散，则精室脉络不通；肾精亏耗，阴虚火动，内扰精室，精室藏泄失调，则精随溺出；肾阳亏虚，气化失司，封藏失职，则精离其位。

精浊病位在精室，即胞中，与冲、任、督脉密切相关。如"冲脉任脉皆起于胞中""督乃阳脉之海，其脉起于肾下胞中"。

精浊相当于西医的前列腺炎，包括急性细菌性前列腺炎、慢性细菌性前列腺炎、慢性非细菌性前列腺炎、慢性盆腔疼痛综合征、无症状的炎症性前列腺炎。

【症状】尿频、尿急、尿痛，偶见尿道溢出少量乳白色液体，并伴有会阴、腰骶、小腹、腹股沟等部隐痛不适。

（1）湿热蕴结者，兼阴囊及会阴部潮湿、臊臭，或见恶心呕吐，舌红，苔黄腻，脉濡数。

（2）气滞血瘀者，兼胁腹胀满，精神烦躁、抑郁，或见早泄、阳事不举，舌质紫暗或有瘀点，脉沉涩。

（3）阴虚火旺者，兼遗精或血精，腰膝酸软，头晕耳鸣，失眠多梦，舌红，少苔，脉细数。

（4）肾阳虚损者，会阴部及小腹冷痛、得暖缓解，腰骶酸冷，兼畏寒喜暖，面色苍白，精神萎靡，或勃起功能障碍，舌淡白，脉沉细。

【治疗】

[基本处方]

组穴：秩边透水道、净府五穴、丹田三穴。

他穴：会阳、中极、太冲、三阴交。

[操作] 采用分步针刺法配合按压行气法治疗，共分两步。

（1）俯卧位，秩边向水道方向透刺3.0~4.0寸，施以小幅度、高频率提插捻转手法，使针感放散至小腹。会阳针尖向前正中线倾斜刺1.0~3.0寸，使针感传至会阴部。得气后不留针。

（2）净府五穴、丹田三穴、中极均斜向下45°~60°刺入1.5~2.0寸，施提插捻转使针感向会阴部窜行，得气后配合按压行气法；太冲直刺0.5~0.8寸，三阴交直刺1.0~1.5寸，留针30分钟。

针感、补泻手法、刺激强度因人制宜，并随时询问患者感觉以确定刺激量。

[随证配穴] 在基本处方的基础上根据不同的症状配伍以下腧穴。

（1）湿热蕴结

组穴：退热三穴。

他穴：阴陵泉、水分。

操作：大椎直刺0.5~1.0寸，施捻转泻法，或刺络拔罐。曲池、外关直刺0.5~1.0寸，阴陵泉、水分直刺1.0~1.5寸，施以泻法，以局部酸胀为度。

（2）气滞血瘀

组穴：逍遥五穴、化瘀四穴。

操作：膈俞、血海施刺络拔罐法；神门直刺0.3~0.5寸，太冲直刺0.5~0.8寸，合谷、内关直刺0.5~1.0寸，三阴交直刺1.0~1.5寸，地机为沿着胫骨内侧缘直刺0.5~1.5寸，施以泻法，以局部酸胀为度。

（3）阴虚火旺

组穴：滋阴二穴、固精四穴。

他穴：大椎。

操作：大赫宜向下呈70°~80°斜刺1.0~2.0寸，做小幅度提插捻转，使针感达龟头端为度，得气后配合按压行气法。太溪浅刺0.2~0.3寸，以出现酸麻放射感为度。大椎直刺0.5~1.0寸，三阴交直刺1.0~1.5寸，太冲直刺0.5~0.8寸，施以补法，以局部酸胀为度。

（4）肾阳虚损

组穴：固精四穴、补元气穴。

他穴：神阙。

操作：大赫宜向下呈70°~80°斜刺1.0~2.0寸，做小幅度提插捻转，使针感达龟头端为度，得气后配合按压行气法。大椎直刺1.2~1.5寸，施以补法，以局部酸胀为度。倒三角、神阙施以灸法。

【方义】精浊病位在精室，与任、督、冲三脉直接相连，十二经络也与之相关，治疗以局部选穴为主，根据兼症配伍不同的腧穴以标本同治。

前列腺位于膀胱之下，净府五穴位于膀胱及生殖器官的体表投影处，"腧穴所在，主治所在"，针刺可调节膀胱气化功能，改善精室藏泄之功。秩边、会阳均为膀胱经腧穴，刺之可清利膀胱经湿热，疏通膀胱经气血，秩边向水道方向透刺可抵达前列腺区，治疗精浊。

气海、石门、关元三穴都别称"丹田"，故名丹田三穴。丹田是人体的中心，藏元气，是任、督、冲三脉经气运行的起点，十二经脉也都直接或间接通过丹田输入本经，再转入本脏，也是男子藏精、女子养胎之所。

肝经绕阴器，针刺肝经原穴太冲以强肝固本、疏肝解郁。三阴交为肝脾肾三经交会穴，脾主运化水湿，肝主疏泄，肾主水，足三阴经交会于中极、关元，又有任脉系于精室之说，故取三阴交配合中极、关元治疗小腹诸疾。

会阳深部布有丰富的盆丛神经，盆丛神经发出的节后纤维与支配膀胱、尿道及生殖器的神经进入脊髓的相同节段，支配尿道及生殖器。秩边透水道，针穿坐骨大孔达盆腔抵前列腺区，可直接刺激到前列腺被膜、盆丛内的交感神经与副交感神经，调整紊乱的功能，引起一系列生理、生化改变，从而治疗前列腺炎。

湿热蕴结者加退热三穴以清热，加阴陵泉、水分以利湿。大椎乃督脉与诸阳经交会穴，施以泻法可清热解毒。三焦经络穴外关通阳维脉，为退热要穴，手阳明经合穴曲池五行属土，泻之可清热，即"实则泻其子"。配伍脾经合穴阴陵泉、水病要穴水分可清热利湿。

年轻气盛、性情急躁者导致机体气机升降失调，影响血液运行，化生瘀血。治疗气滞血瘀者加逍遥五穴疏解肝郁，化瘀四穴活血通脉。心经原穴神门、肝经原穴太冲配大肠经原穴合谷宁心调神、调畅气机。"心胸内关谋"，心包经络穴内关为疏肝解郁之要穴，三阴交健脾柔肝益肾，五穴相伍顺调一身气机。血会膈俞，脾经血海，脾经郄穴地机可理血统血，通脉活血。

阴虚火旺者养阴清热，退热除蒸。肾经原穴太溪为补肾填精要穴。大椎具有双向调节作用，既能清实热，又可退虚热。《针方六集》言大椎治虚热："治五劳七伤，骨蒸发热。"肾经大赫为冲脉、足少阴之会，《备急千金要方》载大赫"主精溢，阴上缩"，《针灸大成》谓大赫"主虚劳失精，男子阴器结缩，茎中痛，目赤痛从内眦始，妇人赤带"，本穴是固涩肾精要穴。

病久肾阳虚损，加固精四穴、补元气穴施以补法或灸法温补肾阳，固精止遗。倒三角位于小腹部，为元气汇聚之所。神阙位居人体中央，为人体先天命蒂，脾为后天之本。倒三角与神阙施灸法可温肾补气。

阳痿

阳痿是指青壮年男子由于各种原因致使宗筋弛纵，引起阴茎痿软不举或临房举而不坚的病证。主要由脏腑受损、精血不足，或邪气郁滞、宗筋失养不用引起。常与早泄、遗精、性欲低下或无性欲等并见。

阳痿病位在宗筋，与肝、肾、心、脾、胃关系密切。宗筋作强有赖于肝、肾、脾精血之濡养，宗筋失养则阳事不举。阳事之举，必赖心火之先动。心火失养，难行君主之令，阴茎软而不举。如肝气郁结，肝失调达，宗筋阴血充盈不足，则宗筋失用；或脾失健运，聚湿生热，郁蒸肝胆，伤及宗筋，则宗筋弛纵不收；或思虑伤脾，生化无源，阳明经气血空虚，则宗筋失养；或肾精亏耗，阴损及阳，肾阳亏损，命门火衰，宗筋失于温煦；或惊则气乱，恐则伤肾，肾伤则作强不能，宗筋痿软不用即发阳痿。

阳痿病位在宗筋，"前阴者，宗筋之所聚"。本病与足阳明、足太阴、足少阴、足厥阴经筋，冲、任、督脉密切相关，此外与足厥阴经脉、阳跷脉、足厥阴经别有关。足阳明经筋"聚于阴器"，足太阴经筋"聚于阴器"，足少阴经筋"结于阴器"，足厥阴经筋"结于阴器"；冲脉"与阳明合于宗筋"，任脉"起于胞中，下出于会阴"，督脉"其络循阴器合篡间""其男子循茎，下至篡"；足厥阴经别"入毛中，过阴器，抵小腹"，阳跷脉"直上循阴股，入阴"，足厥阴经别"循胫上睾，结于茎"。

本病见于西医学中勃起功能障碍，包括器质性和功能性病变。器质性可见睾丸萎缩缺损及（或）阴茎畸形等，以中西医结合治疗为主；功能性病变仅勃起障碍而无器质性损伤，可参照本节治疗。

【症状】男子虽有性欲，但阴茎不能勃起或勃起不坚，或不能持续一定时间，也可表现为房事时不举，但睡梦中易举，或表现为举思交合，但临房即痿，而不能进行正常性交。

（1）肝气郁结者，兼胸胁胀满疼痛，情志不畅，急躁易怒，胸胁胀痛，少腹不舒，牵引睾丸，善太息，舌淡红，苔薄，脉弦。

（2）湿热下注者，兼阴囊潮湿，腥臊痒臭，坠胀不适，肢体疲困，下肢尤甚，体困乏力，渴不欲饮，口干口苦，尿短赤，舌红，苔黄腻，脉滑数或沉。

（3）心脾两虚者，兼面色萎黄，食少纳呆，神疲乏力，腹胀便溏，失眠健忘，心悸自汗，遇劳加重，舌淡，苔薄白，脉细弱。

（4）命门火衰者，兼精薄清冷，面色淡白，畏寒肢冷，头晕目眩，腰膝酸软，夜尿清长，五更泄泻，阴器冷缩，舌淡，苔白，脉沉迟或细。

（5）惊恐伤肾者，兼心悸易惊，胆怯多疑，精神不佳，夜多噩梦，常有受惊吓史，舌淡，苔薄白，脉弦细或细弱无力。

【治疗】

[基本处方]

组穴：净府五穴、丹田三穴、肾区、秩边透水道。

他穴：足三里、三阴交。

[操作] 采用分步针刺法配合按压行气法治疗，共分两步。

（1）俯卧位，在秩边穴下1寸的位置进针，针尖指向耻骨联合下缘，施以小幅度、高频率轻捻徐插手法刺入4.0~6.0寸，使针感放散至整个会阴部或龟头。肾区腧穴直刺1.0~1.5寸，施提插捻转手法，以局部酸胀为度。不留针。

（2）仰卧位，净府五穴、丹田三穴向下45°~60°斜刺1.5~2.0寸，施提插捻转使针感向会阴部窜行为度，配合按压行气法；足三里、三阴交直刺1.0~1.5寸，以局部酸胀为度。留针30分钟。

针感、补泻手法、刺激强度因人制宜，并随时询问患者感觉以确定刺激量。

[随证配穴] 在基本处方的基础上根据不同的病机配伍以下腧穴。

（1）肝气郁结

组穴：逍遥五穴、外四神聪透百会。

操作：外四神聪向百会方向平刺0.8~1.2寸，神门直刺0.3~0.5寸，太冲直刺0.5~0.8寸，合谷、内关直刺0.5~1.0寸，施提插捻转泻法，以局部酸胀为度。

（2）湿热下注

组穴：退热三穴。

他穴：阴陵泉、水分。

操作：大椎直刺0.5~1.0寸，施捻转泻法，或刺络拔罐；曲池、外关直刺0.5~1.0寸，阴陵泉、水分直刺1.0~1.5寸，施以泻法，以局部酸胀为度。

（3）心脾两虚

组穴：补三气穴、补气养血四穴。

操作：膈俞45°斜刺透向对应的夹脊穴，膻中向下平刺0.5~1.0寸，中脘向下70°~80°斜刺1.0~1.5寸，以局部酸胀为度。

（4）命门火衰

组穴：补元气穴。

他穴：神阙。

操作：大椎、命门、腰阳关直刺1.0~1.5寸后配合温针灸，待针柄凉后换仰卧位，在倒三角处呈60°向下斜刺1.0~1.5寸，以局部酸胀为度，得气后配合按压行气法。神阙隔附子饼灸。

（5）惊恐伤肾

组穴：调心神三穴、丘墟透照海、固精四穴。

操作：内关直刺0.5~0.8寸，得气后将针尖提至皮下，使针体与体表成30°夹角向间使方向刺入1.0~1.5寸；郄门直刺0.5~1.0寸；丘墟透照海从丘墟进针，针尖朝照海刺入2.0~3.0寸，边嘱患者深呼吸边施提插捻转补法，使内关透间使、郄门针感传至前臂或手指，行互动式针法1分钟。大赫直刺1.0~1.5寸，太冲直刺0.5~0.8寸，以局部酸胀为度。

【方义】阳痿病位在宗筋，"阳明虚则宗筋纵"，取穴以足阳明和足三阴经为主，以恢复宗筋气血正常运行为要，根据不同的兼症佐以不同的组穴。

《诸病源候论》载："劳伤于肾，肾虚不能荣于阴器，故痿弱也。"肾区腧穴由胸腰段督脉腧穴和膀胱经腧穴组成，为肾脏在体表投影处，是"腧穴所在，主治所在"的体现。秩边为膀胱经腧穴，肾和膀胱相表里，针刺此穴可催动肾中真火，刺向水道方向可刺激阴部神经，要求出现会阴部的放射针感。若患者依从性较好，可留针30分钟。

净府五穴邻近男女生殖器官，可疏通、濡养会阴部经脉，有助于阴器功能恢复。曲骨为"任脉、足厥阴之会"，足厥阴肝经绕阴器而抵少腹，刺之可调节任脉、疏肝解郁、温补肾阳，继而调畅全身的经脉和气血。

气海、石门、关元三穴都别称"丹田"，丹田是人体的中心，是任、督、冲三脉经气运行的起点，十二经脉气血也都直接或间接通过丹田而输入本经，再转入本脏。丹田是真气升降开阖之基，也是男子藏精、女子养胎之所，故刺之可补肾元亏损。

"阳明者，五脏六腑之海，主润宗筋"，阳明经合穴足三里，刺之充养阳明经气血，补充宗筋气血；三阴交为足三阴交会穴，可健脾柔肝益肾，此外《奇经八脉考》言："阴维起于诸阴之交。"三阴交作为阴维脉的起始穴，刺之以维系全身阴经，疏调宗筋。

西医学认为阳痿为勃起中枢被大脑皮层过分抑制或本身抑制过分，使正常刺激不能引起勃起中枢兴奋而致。脊髓精神勃起中枢位于第12胸椎～第1腰椎节段，反射性勃起中枢位于第2~4骶椎节段，故取与勃起中枢同神经节段的肾区以提高勃起中枢兴奋性而恢复其功能。秩边透水道可直接刺激阴部神经而兴奋勃起中枢。

情志功能的障碍及气机疏泄的不利，影响到宗筋功能的正常发挥，且为恶性循环，因郁而痿、因痿而郁。因此肝气郁结者调肝至关重要，取逍遥五穴以疏肝解郁，调畅气机，疏调宗筋。外四神聪透百会位于头部，刺之调和气血阴阳、宁心安神。

湿热易趋下而行，循经下注宗筋，使得宗筋弛纵而发为阳痿。湿热下注者取退热三穴、阴陵泉、水分以清利湿热。"三焦者，决渎之官，水道出焉，"三焦经络穴外关，刺之可清利三焦湿热；手阳明经合穴曲池，五行属土，土乃火之子，泻之可清热；大椎为诸阳之会，泻之可清热解毒。配伍脾经合穴阴陵泉，水病要穴水分可清热利湿。

心脾两虚者加补三气穴、补气养血四穴以健脾益气养血，充养阳明。膻中、中脘、气海分居三焦，刺之可充养、调摄全身气血。血会膈俞，伍气海、足三里、三阴交共奏补气养血之功。

《景岳全书》载："凡男子阳痿不起，多由命门火衰，精气虚冷。"故命门火衰者治以温补肾阳。倒三角温补元阳，辅以大椎调动阳中之阳，补虚固本，温阳散寒。肾区腧穴中温肾壮阳之命门、腰阳关施以温针灸亦增强温补之效。神阙施以隔附子饼灸，以艾灸温补中下焦，再加附子补火助阳、温中散寒之功更甚。

恐伤肾，恐则气下，肾的固摄功能失司，精关不固则宗筋痿废不用。惊恐伤肾者加减心神三穴、丘墟透照海配合互动式针法以调畅情志，固精四穴收涩敛固肾气。肾经大赫位于下腹部，"腧穴所在，主治所在"，《针灸大成》谓大赫"主虚劳失精，男子阴器结缩，茎中痛，目赤痛从内眦始，妇人赤带"，刺之可填补肾精，缓宗筋郁滞。

【医案】郭某，男，40岁，2017年3月10日就诊。

主诉：阴茎不能勃起3个月。

现病史：患者素体阳气不足，性生活尚和谐。半年前办公室调至阴冷处。近3个月出现阴茎不能勃起，腰膝酸软，畏寒肢冷，下肢尤甚，小便清长，大便溏泄。舌淡，苔白滑，脉沉细。

诊断：阳痿（命门火衰）。

针灸治疗：取净府五穴、关元、中极、足三里、三阴交、太溪、命门、肾俞、腰阳关。患者排空膀胱后，采用0.3mm×75mm毫针针刺曲骨、曲骨Ⅰ、曲骨Ⅱ，针身与小腹呈45°~60°向会阴部斜刺，使针感传至会阴部。余穴常规针刺，并灸关元、命门。留针30分钟，10分钟行针1次。针灸治疗每日1次，10次1个疗程。

2个疗程后，患者阴茎可勃起但不坚。4个疗程后，阴茎勃起较坚，可完成性生活，命门火衰诸症明显好转。7个疗程后，阴茎勃起坚硬，余症消失。上法继予1个疗程，以巩固疗效。随访半年，未复发。[姜婧.李志道教授净府五穴临床应用举隅.内蒙古中医药，2017，36（Z2）：123-124.]

遗精

遗精是由于肾失封藏，精关不固出现以不因性活动而精液自行频繁泄出为主要特点的病证，常伴有头晕、精神萎靡、腰膝酸软、失眠等。因梦而遗精的称为"梦遗"，无梦而遗精，甚至清醒时无性刺激情况之下精液流出的称为"滑精"。

遗精病位在肾，与肝、心、脾密切相关。肾为封藏之本，受五脏六腑之精而藏之；心为君主之官，神安才可固精；肝肾内寄相火，相火因肾精的涵育而守位秉命；脾主运化，为气血生化之源，脾气散精，下归于肾，则为肾中所藏精髓。如久嗜醇酒厚味，脾胃湿热内生，下扰精室，则迫精外泄；或劳心太过，心有欲念，君火妄动，相火应之，则精自遗；或劳倦思虑，久思伤脾，脾气下陷，则气不摄精；或肾失封藏，精关不固，精液外泄，发生遗精。

遗精病位在肾，与足太阳、足少阴的经脉、经别，以及冲脉关系密切。足太阳经"络肾"，经别"散至肾"；足少阴经"属肾"，经别"上至肾"；冲脉"起于肾下，出于气街"。

西医学中的神经衰弱、神经官能症、前列腺炎、精囊炎等疾病如以遗精为主症者，属于本病范畴，可参照本病辨证论治。

【症状】无性交活动、无自慰时精液自行外泄。

（1）湿热下注者，兼小溲黄赤，热涩不畅，口苦而黏，舌红，苔黄腻，脉濡数或滑数。

（2）心肾不交者，兼少寐多梦，梦则遗精，性欲亢进，易举易泄，心中烦热，潮热颧红，腰酸耳鸣，口干多饮，溲黄便结，舌红，苔少或薄黄，脉细数。

（3）心脾两虚者，遗精时作，劳则加重，兼失眠健忘，伴心悸气短，四肢倦怠，纳少腹胀，面色萎黄，大便溏薄，舌淡胖边有齿印，苔薄白，脉细弱。

（4）肾气不固者，遗精频作，多为无梦而遗，甚而滑精不禁，兼头昏，腰膝酸软，形寒肢冷，面色㿠白，阳痿早泄，精液清冷，夜尿清长，舌质淡胖而嫩，苔白滑，脉沉细。

【治疗】

［基本处方］

组穴：净府五穴、固精四穴、肾区、秩边透水道。

［操作］采用分步针刺法配合按压行气法治疗，共分两步。

（1）俯卧位，在秩边穴下1寸的位置进针，针尖指向耻骨联合下缘，施以小幅度、高频率轻捻徐插手法刺入4.0~6.0寸，使针感放散至整个会阴部。肾区腧穴直刺1.0~1.5寸，施提插捻转手法，以局部酸胀为度。不留针。

（2）仰卧位，净府五穴向下45°~60°斜刺1.5~2.0寸，施提插捻转以针感向会阴部窜行为度，配合按压行气法。关元向下45°~60°斜刺1.5~2.0寸，大赫直刺1.0~1.5寸，太冲直刺0.5~0.8寸，三阴交直刺1.0~1.5寸，以局部酸胀为度。留针30分钟。

针感、补泻手法、刺激强度因人制宜，并随时询问患者感觉以确定刺激量。

［随证配穴］在基本处方的基础上根据不同的病机配伍以下腧穴。

（1）湿热下注

组穴：退热三穴、祛痰化浊四穴。

操作：大椎直刺0.5~1.0寸，施捻转泻法，或刺络拔罐；曲池、外关直刺0.5~1.0寸，中脘70°~80°向下斜刺1.0~1.5寸，足三里、丰隆、阴陵泉直刺1.0~1.5寸，施以泻法，以局部酸胀为度。

（2）心肾不交

组穴：透四关、滋阴二穴。

操作：合谷直刺0.3~0.5寸，当食指跳动，即为合谷得气，继续沿掌骨掌侧面直刺至掌心，当中指有针感时，即为合谷透劳宫；太冲直刺0.3~0.5寸，得气后将针提至皮下，向外斜刺1.0~1.2寸，使针尖达涌泉处，然后施平补平泻法使二穴均得气；太溪浅刺0.2~0.3寸，施捻转补法，以出现酸麻放射感为度。

（3）心脾两虚

组穴：补气养血四穴。

操作：膈俞45°斜刺透向对应的夹脊穴，气海向下70°~80°斜刺1.0~1.5寸，足三里直刺1.0~1.5寸，以局部酸胀为度。

（4）肾气不固

组穴：回阳固脱三穴。

操作：百会向前平刺0.5~1.0寸，以局部酸胀为度，神阙施隔盐灸。

【方义】遗精是由于肾气不固，或热扰精室，而致肾失封藏，精关不固所致，治疗应当以补肾固涩为主，选穴以足少阴和足太阴经为主，配以局部腧穴，并根据不同的兼证辨证配穴。

肾区腧穴位于肾的体表投影处，配伍生殖器官在体表的投影处净府五穴，是"腧穴所在，主治所在"的体现，刺之可补肾固精。秩边为膀胱经腧穴，肾和膀胱相表里，针刺此穴可催动肾中真火，刺向水道方向刺激阴部神经，要求出现会阴部的放射针感。

《备急千金要方》曰大赫"主精溢，阴上缩"，《灵枢·寿夭刚柔》云："病在阴之阴者，刺阴之荥输。"取足厥阴经输穴太冲调肝之疏泄，足三阴经交会穴三阴交与足三阴经在任脉的交会点关元相伍可补肾固精。四穴同用则元气足、肾精充、肝气顺，以致精固筋柔。

湿热下注者当取退热三穴和祛痰化浊四穴以清利湿热。三焦经络穴外关、大肠经合穴曲池、诸阳之会大椎，三穴相伍可泻火解毒、清利三焦湿热。胃经募穴中脘、胃经合穴足三里、化痰要穴丰隆配合化湿要穴阴陵泉，施以泻法可祛除湿邪。

心肾不交乃肾阴亏耗于下，心火亢盛于上，治当滋阴清热，潜阳补阴。透四关中大肠经原穴合谷透心包经荥穴劳宫，一针两穴，可清泻心火，肝经原穴太冲透肾经井穴，可平肝降火、滋阴潜阳，再者合谷配太冲，原原相配，阴阳上下，同气相求，可疏调气机、平衡阴阳。滋阴要穴太溪配伍足三阴交会穴三阴交，可滋补肾阴，阴液生则阳亢自减。

心脾两虚者加补气养血四穴以健脾益气养心。血会膈俞，伍气海、足三里、三阴交共奏补气养血之功。

肾气不固者加回阳固脱三穴以补气固脱。百会为督脉腧穴，位于人体至高正中之头顶处，针刺之可升阳举陷，神阙予隔盐灸可补肾回阳固脱。

附：

早泄

早泄由于阴阳失调所致，指男子射精在插入阴道前或在插入阴道1分钟左右发生，或每次插入阴道后无延长射精能力的病证，并伴有如烦恼、痛苦、沮丧、逃避亲密接触等消极后果。

【症状】射精往往或总是在插入阴道1分钟左右发生；总是或几乎总是不能延

迟射精；伴有消极的身心影响，如苦恼、忧虑、沮丧、躲避性生活等。

【治疗】

［基本处方］

组穴：秩边透水道、调心神三穴、丘墟透照海、净府五穴、固精四穴。

［操作］采用分步针刺法配合互动式针法及按压行气法治疗，共分三步。

（1）俯卧位，在秩边穴下1寸的位置进针，针尖指向耻骨联合下缘，施以小幅度、高频率轻捻徐插手法刺入4.0~6.0寸，使针感放散至整个会阴部。不留针。

（2）仰卧位，内关直刺0.5~0.8寸，得气后将针尖提至皮下，使针体与体表成30°夹角向间使方向刺入1.0~1.5寸；郄门直刺0.5~1.0寸；丘墟透照海从丘墟进针，针尖朝照海刺入2.0~3.0。边嘱患者深呼吸边施提插捻转补法使内关透间使、郄门针感传至前臂或手指，行互动式针法1分钟。留针30分钟。

（3）净府五穴向下45°~60°斜刺1.5~2.0寸，施提插捻转，以针感向会阴部窜行为度，配合按压行气法；关元向下45°~60°斜刺1.5~2.0寸，大赫直刺1.0~1.5寸，太冲直刺0.5~0.8寸，三阴交直刺1.0~1.5寸，以局部酸胀感为度。留针30分钟。

针感、补泻手法、刺激强度因人制宜，并随时询问患者感觉以确定刺激量。

【方义】

本病的发生与情志密切相关，或是情志不畅所致，或是因病情志异常，两者互为因果、恶性循环，因此在治疗上相较于遗精更为重视情志的调控。调心神三穴中，内关为疏肝解郁之要穴，"心胸内关谋"，透刺间使可增强其宁心解郁之效；心包经郄穴郄门，乃经脉气血汇聚之处。三穴合用，可调理心神，助气血畅通。足少阳经别贯心，足少阴经脉注心中，足少阳经腧穴丘墟透刺足少阴经腧穴照海，可交通阴阳、调理心神，其配合调心神三穴，增强调心养血安神之功。秩边透水道、净府五穴、固精四穴共补肾气、涩肾精。

附录：

组穴与临床研究

一、调心神三穴治疗心悸

1.调心神三穴

《针灸学》中治疗心悸的主穴是内关、郄门、神门、厥阴俞、膻中，其中就包含了组穴"调心神三穴"。调心神三穴由内关透间使、郄门组成。心包联属于心，常代心受邪，心包经内关、间使、郄门组合，可通治与心有关的病证。

2.临床研究

选取2012年9月~2013年11月就诊于天津市南开医院针灸科门诊的30例患者，其中男17例，女13例；年龄30~65岁，平均（45±14）岁；病程3个月~10年，平均（3.3±0.9）年。患者临床表现多样，但都有面色少华、心悸、头晕乏力、纳呆食少、脉细无力或结代。30例患者均符合《中医病证诊断疗效标准》心悸病诊断标准。

组方：膀胱经第1侧线第2胸椎（风门）~第8胸椎（胰俞）背部腧穴透刺夹脊穴、补三气穴（膻中、中脘、气海）、内关透间使、郄门、丘墟透照海。可根据临床症状配穴，如纳呆、食少、便溏取足三里、阴陵泉、三阴交，失眠多梦、健忘取神门、百会、四神聪等。

针刺操作：①患者盘坐于病床上，以背屈姿势突显脊柱曲度。医者以手探测，先取膀胱经第1侧线风门穴，局部皮肤常规消毒，采用0.30mm×40mm华佗牌针灸毫针，针尖与皮肤呈约30°角斜向脊柱夹脊穴方向透刺，采用快针针刺，根据患者体型深刺30~40mm，操作时须做到高频率提插捻转（每分钟约100次），以强刺激、强针感、立即出针不留针为操作要点，然后再依序向下选肺俞、厥阴俞、心俞、督俞、膈俞至胰俞，手法同上，一侧操作结束后换另一侧，完毕后嘱患者仰卧位平躺于治疗床。②采用0.30mm×40mm毫针针刺补三气穴，膻中与皮肤呈约20°角沿皮肤向下平刺，针刺20~30mm；中脘、气海，与皮肤呈约80°角向阴部方向略斜刺，针刺30~40mm，得气后均施捻转补法。③取一侧丘墟透照海，用0.30mm×75mm毫针透刺，医者先用中指在患者外踝前下缘骰骨后上方、腓骨短肌腱上缘、伸趾短肌上端掐按记号，用右手拇、示、中3指持针，将针尖置于记号处，以左手拇示指夹持针身，然后缓慢捻转进针，进针时以针尖斜向照海穴的方向刺入，至照海穴处皮肤下感觉到针尖即可，勿刺穿。④取0.30mm×40mm毫针，分别取双上肢内关透间使、郄门，先直刺内关15~20mm，得气后，稍提针调整方向再以30°角向斜下透刺间使，深25~35mm；郄门直刺20~30mm，针刺得气即止。上述操作依序完毕，最后医者偕同2名助手，分别在一侧丘墟透照海及双侧内关透间使、郄门上进行手法操作，均以小幅度、低频率捻转（每分钟约30次），同时嘱患者配合缓慢深吸气，然后缓慢长呼气，在呼吸运动一来一往之间，要求医患双方心定神凝，体会针刺感应，专心注意病所，促使气至，操作时间1分钟，然后让患者自然呼吸，留针30分钟。每日1次，10次为一疗程，疗程间休息2天，连续治疗2个疗程后观察疗效。

结果：参照1994年国家中医药管理局颁布的《中医病证诊断疗效标准》拟定疗效标准。心悸症状及心律失常消失、心电图检查恢复正常为痊愈，计10例；心悸症状减轻或发作间歇时间延长、心电图检查有改善为好转，计18例；症状及心律失常无变化为无效，计2例。有效率达93.3%。［林右翎，孙环宇，李兰媛，等.透穴组方针刺互动法治疗心悸30例.中国针灸，2014，34（10）：977-978.］

二、胞宫七穴治疗痛经

1.胞宫七穴

《针灸处方学》设调经方，由三阴交、次髎、子宫三穴组成。经外奇穴子宫的雏形见于《千金翼方》"胞下垂，注阴下，灸夹玉泉三寸，随年壮三报之"，《针灸大成》定位子宫"在中极两旁各开三寸"，治疗妇人各类生殖疾病，实际上是根据解剖部位设定的经外奇穴，但受限于当时的解剖技术，子宫穴下实际是乙状结肠和盲肠。李志道教授根据现代解剖学进一步设置了子宫I穴和子宫II穴，并配合中极和子宫组成胞宫七穴。胞宫七穴在膀胱、子宫、输卵管、卵巢等器官的体表投影处，可以治疗泌尿系、男女科生殖诸疾。

2.临床研究

选取医学院校在校女大学生30例，符合原发性痛经的诊断标准，具有固定痛经史并经医院检查无妇科器质性病变。其中年龄最大21岁，最小18岁，平均19.3岁；初潮平均年龄13.5岁；痛经史最长4年，最短0.5年；经前痛6例，经中痛16

例，全程疼痛8例。

选用纯艾艾条，于经期前在子宫Ⅰ穴（中极旁开3寸）和子宫Ⅱ穴（中极旁开1.5寸）艾灸。对经期较稳定者在经前7天开始温和灸，左右共4穴，每穴各灸10分钟，每日1次，直至月经结束。对月经周期紊乱者则以小腹发胀、乳房胀痛及其他经前症状为开始标志，艾灸方法和时间同上。每个经期为1个疗程，一般连续艾灸3个疗程。

疗效标准：腹痛及其他症状消失，随访3个月经周期未发作为治愈。腹痛及其他症状减轻或消失，但不能维持3个月以上为好转。腹痛及其他症状无改变为未愈。30例中，治愈5例，占17%；好转19例，占63%；无效6例，占20%。总有效率为80%。[潘兴芳，黎波，李志道.艾灸子宫Ⅰ穴、子宫Ⅱ穴治疗原发性痛经30例.上海针灸杂志，2004（8）：27.]

三、坐骨神经四穴治疗坐骨神经痛

1.坐骨神经四穴

李志道教授从家传经验中总结出环跳是治疗坐骨神经痛的效穴，根据不同的针刺方向分经得气可以产生两种不同的针感，两种针感分别按坐骨神经－胫神经和坐骨神经－腓总神经走行。据家传经验、现代解剖学和临床实践观察，李志道教授创立了坐骨神经四穴（环跳、殷门、承扶、秩边），胫神经五穴（委中、合阳、承山、三阴交、太溪），腓总神经四穴（浮郄、委阳、阳陵泉、陵下）。坐骨神经四穴主要作用于坐骨神经和周围肌肉群，针刺分经得气可增强疗效。《针灸治疗学》中坐骨神经痛一节分为足太阳经证、足少阳经证，分别取穴腰夹脊、秩边、委中、承山、昆仑、至阴、阿是穴；腰夹脊、环跳、阳陵泉、悬钟、丘墟、阿是穴。处方中有许多取穴和组穴重合，可以看出沿经络神经取穴的治疗思路是基本一致的。

2.临床研究

病例来自2019年1月~2020年1月，就诊于天津中医药大学第二附属医院脑病针灸科门诊和病房，诊断为腰椎间盘突出并发坐骨神经痛的患者。按随机数字表法随机分为两组，即火针针刺组和普通毫针组。

普通毫针组选用腰部夹脊穴（第2腰椎~第2骶椎）、环跳、承扶、殷门、秩边、委中、承山等腧穴进行针刺，得气后行雀啄手法，以针感沿下肢足太阳经、足少阳经感传为度。火针针刺组则在普通毫针针刺前加上述腧穴火针点刺不留针法。隔日治疗1次，3次为1个疗程，连续治疗2个疗程。2个疗程结束后进行数据分析，比较两组患者治疗前、治疗6次后的疼痛视觉模拟评分（VAS）、改良M-JOA下腰痛评分，评价两组患者坐骨神经痛临床症状改善情况。

结果：两组患者的临床VAS基线资料治疗前$P>0.05$，表明两组患者治疗前VAS评分具有可比性。治疗6次后组间比较，$P<0.05$，差异具有统计学意义，表明火针针刺组在改善坐骨神经痛患者疼痛方面优于普通毫针组。两组患者治疗前后的改良M-JOA下腰痛评分为组内治疗前后比较，$P<0.05$，说明两种疗法皆有效缓解疼痛及临床症状为组间治疗前后相比，火针组可明显改善患者腰腿疼痛、麻木、椎旁压痛等症状，并有效改善其临床症状，疗效显著，表明火针疗法其镇痛、改善感觉异常等方面优于毫针疗法。总体疗效评价判定：火针针刺组治愈8例，显效17例，有效5例，无效3例，总显效率90.91%；普通毫针组治愈5例，显效11例，有效13例，无效5例，总显效率85.29%。［刘志明.火针治疗腰椎间盘突出并发坐骨神经痛的临床研究.天津：天津中医药大学，2020.］

四、内踝三穴治疗中风后构音障碍

1.内踝三穴

《针灸处方学》设立解语方，以天突、商丘、照海、劳宫、阳溪组成，以利咽启喉，治疗中风后吞咽困难、构音障碍。方中除天突局部取穴外，还引入了多个手足远端穴配合运动行针法。后李志道教授结合经络循行，足少阴经"循喉咙，挟舌本"，足少阴经别"系舌本"，足太阴经"挟咽，连舌本，散舌下"，足太阴经别"上结于咽，贯舌本"，足厥阴经"循喉咙之后，上入颃颡"，进一步组合创立内踝三穴（商丘、照海、中封），作为治疗舌咽部病证的重要组穴。

2.临床研究

选取来自2014年10月~2015年12月天津中医药大学第一附属医院针灸住院部30例患者，其中男21例，女9例，年龄38~69岁，平均（55±7）岁；中风病程最短1周，最长3年，平均（1.7±0.7）年；其中假性延髓麻痹5例，双侧多发脑梗死16例，多发性硬化6例，肌萎缩侧索硬化1例，小脑蚓部梗死2例。全部患者均符合《中医病证诊断疗效标准》中风病诊断标准，并经过头颅CT或MRI确认患者为脑卒中。意识清楚，病情基本稳定，血压稳定，出现不同程度的构音障碍，半身不遂，患肢肌张力增高，腱反射亢进。

取穴：主穴为踝三针（中封、商丘、照海），督脉四针（风府、哑门、崇骨、大椎）；配穴为肝阳上亢证加太冲、太溪，风痰阻络证加丰隆、合谷，痰热腑实证加曲池、内庭，气虚血瘀证加气海、血海、足三里。

操作：嘱患者正坐于病床上，头微前倾，项肌放松，局部皮肤常规消毒，采用0.30mm×40mm针灸针，取督脉哑门、风府二穴使针尖向下颌方向缓慢刺入20~30mm，针尖不可向上，以免刺入枕骨大孔误伤延髓，并使患者局部有酸胀感。再取督脉大椎、经外奇穴崇骨穴，针尖沿着第6、7颈椎棘突走行斜刺20~30mm，使患者局部有酸胀感。上述4穴针刺得气后，医者偕同一名助手，双手拇指和示指分别持定针柄做小幅度、低频率（30次／分钟）的提插捻转平补平泻手法，同时指导患者做一些发音练习，特别是针对中风前发音清楚而中风后发音困难或者发音不清的音节、音调，甚至词组、语句，之后引导患者做进一步的言语恢复功能的互动训练，如谈话、理解、复述、命名等，上述4穴操作5分钟后将针缓慢起出，并按压针孔，以防出血。嘱患者再取仰卧位，充分暴露双下肢，采用0.30mm×40mm针灸针，取中封、商丘、照海，直刺15~20mm，以强刺激、强针感、患者下肢出现"窜、动、抽"的明显得气感应为操作要点，完毕后留针30分钟。其余穴位行常规针刺，平补平泻。每日1次，10次为一疗程，3个疗程后观察疗效。

结果：参照Frenchay构音障碍评价量表拟定疗效标准。言语清晰度基本正常，Frenchay构音障碍评价量表评分为27~28分者为基本痊愈，计7例；流涎呛咳、面唇舌运动、言语清晰度、音调音量等症状有较大改善，Frenchay构音障碍评价量表评分为18~26分者为显效，计13例；流涎呛咳、面唇舌运动、言语清晰度、音调音量等症状有所改善，Frenchay构音障碍评价量表评分为8~17分者为有效，计8例；构音障碍症状基本无变化，Frenchay构音障碍评价量表评分为0~7分者为无效，计2例。总有效率为93.3%。[曹煜，温小华，丁雅珊，等."督脉四针"配合"踝三针"治疗中风后构音障碍30例.中国针灸，2017，37（02）：148+152.]

五、胆经四透治疗偏头痛

1.胆经四透

《针灸处方学》中设头部病证处方，以合谷、太冲、风池、太阳、阿是穴组成。偏头痛加胆经四透、足临泣、外关以和解少阳、祛风通络止痛。胆经走行于头部两侧，胆经四透是治疗偏头痛的有效组穴，可以治疗各种原因导致的偏头痛，诸穴透刺，扩大刺激范围，增强临床疗效。

2.临床研究

选取2014年9月~2015年2月于保康医院针灸门诊就诊的28例患者。男12例，女16例；年龄21~65岁；病程最短1个月，最长10年。诊断参照2004年国际头痛协会（IHS）标准。

选胆经四透（颔厌透悬颅、曲鬓透率谷、率谷透天冲、浮白透头窍阴）、风池、天牖、百会、合谷。局部皮肤常规消毒，用0.3mm×40mm毫针沿皮刺胆经四透0.5~1寸，进针后行小幅度捻转，使局部产生酸胀感。余穴采用常规针刺操作，均以局部产生酸胀感为度，留针30分钟，每日1次，10日为一疗程。

结果：治疗1~2个疗程后，治愈（症状消失，随访半年无复发）19例，好转（头痛发作次数减少或头痛程度明显减轻）9例，总有效率100%。[贺亚娇，李志道，吕福全，等.李志道治疗偏头痛28例.实用中医药杂志，2016，32（4）：370-371.]

六、前臂背侧六穴治疗肱骨外上髁炎

1.前臂背侧六穴

李志道教授据临床经验创立"按解剖学选穴"这一选穴方法，在《针灸处方学》中描述为"在辨证论治的基础上，根据病情，结合解剖部位选穴"，并分为按局部解剖选穴、按神经节段选穴、按神经干走向和分布选穴三类。李教授根据解剖学选穴，并配合肌腹刺法创前臂背侧六穴。前臂背侧六穴中，桡侧三穴局部有桡侧腕长伸肌、桡侧腕短伸肌、指伸肌，尺侧三穴局部有小指伸肌、尺侧腕伸肌，以及在肘后部的肘肌。针刺前臂背侧六穴可以改善肘关节的屈伸功能。

2.临床研究

选取2012年6月~2013年5月于天津市南开医院针灸科门诊就诊的肱骨外上髁炎患者，共32例病例，其中男9例，女23例；年龄35~69岁；病程最短1个月，最长3年。全部患者伸肌腱牵拉试验（mills征）阳性，伸肌腱抗阻试验阳性，肱骨外上髁局部按压明显疼痛。排除肱骨小头剥脱性骨软骨炎、腕管综合征、肘关节内翻性失稳。

选取患侧前臂外侧肌腹进行针刺。针刺前臂背侧六穴操作：选取长50mm的一次性无菌毫针，垂直于前臂肌腹方向进针，针尖朝向尺侧、桡侧均可，同一侧线的3个点进针方向相同，与皮肤呈30°角进针，刺入肌腹约40mm，采用捻转平补平泻法，得气后留针30分钟，期间每10分钟行针1次。隔日治疗1次，10次为1个疗程，治疗1个疗程后评定疗效。

结果：治愈19例，好转11例，无效2例，有效率达93.8%。治疗前VAS评分为6.95 ± 1.05，治疗后为1.12 ± 2.01，治疗前后进行比较，t=2.813，$P<0.05$，差异具有统计学意义。[马先林，李志道，徐立，等.刺肌腹法治疗肱骨外上髁炎32例.中国针灸，2014，34（5）：459-460.]

七、股后五穴、股前九穴治疗膝关节骨性关节炎

1. 股后五穴、股前九穴

李志道教授根据解剖学选穴，并配合肌腹刺法创股后五穴、股前九穴。股后五穴局部分布有股后皮神经以及由坐骨神经肌支支配的股二头肌长头、半腱肌、半膜肌、大收肌，股前九穴局部分布有股四头肌（股直肌、股中间肌、股内侧肌和股外侧肌）以及股神经。两组组穴配合，可以通过提高肌力，治疗膝关节屈伸不利。

2. 临床研究

选择2020年1月~2021年5月于天津市滨海新区杭州道街向阳社区卫生服务中心治疗的100例膝关节骨性关节炎（KOA）患者，按照随机数字表法随机分为两组，治疗组采用针刺股前九穴治疗，对照组采用常规针刺治疗。两组治疗前、治疗3周后、治疗后3个月和治疗后6个月分别采用视觉模拟评分法（VAS）进行疼痛评分，以及膝关节评分量表（LKSS）进行功能评分。

试验组：选定针刺部位，患侧局部常规消毒，取0.30mm×75mm一次性无菌针灸针，针尖朝膝关节方向45°~60°快速进针，针至皮下宜慢推，不行针，防止强刺激使肌张力过高；肌肉松弛无力者可予捻转手法以促进肌肉收缩。视患者肌肉丰厚程度深刺2.0~3.0寸至局部酸胀。先针刺股后五穴，快针针刺后不留针；再针刺冲门穴，以针感放射至大腿前侧、膝关节及小腿内侧为度。最后针刺股前九穴，留针30分钟。每周5次，3周为1个疗程。

对照组：辨证取膝关节周围腧穴及压痛点，内膝眼、犊鼻、阳陵泉、阴陵泉、足三里、血海、鹤顶、梁丘等穴位。常规消毒后，取0.30mm×45mm一次性无菌针灸针常规刺入，采用平补平泻法，以酸胀沉重感为度。每次留针30分钟，留针期间每10分钟行针1次，每周5次，3周为1个疗程。

结果：两组KOA患者治疗3周后、治疗后3个月、治疗后6个月VAS评分均较其治疗前降低，差异均有统计学意义（$P<0.05$），说明两种治法均可缓解患者膝关节疼痛。与对照组比较，治疗组治疗3周后、治疗后3个月、治疗后6个月VAS评分均降低，且差异均有统计学意义（$P<0.05$），表明治疗组较对照组膝关节疼痛明显减轻。两组KOA患者治疗3周后、治疗后3个月、治疗后6个月LKSS评分均较其治疗前升高，差异均有统计学意义（$P<0.05$），说明两种疗法均可改善患者膝关节功能。与对照组比较，LKSS评分均升高，且差异均有统计学意义（$P<0.05$），表明治疗组较对照组膝关节功能明显改善。［马先林，刘寨，兰阿勇，

等．股九针治疗膝关节骨性关节炎的临床疗效观察．中华针灸电子杂志，2023，12（1）：14-18.]

八、落枕四穴治疗颈椎病

1.落枕四穴

李志道教授创立落枕四穴：外劳宫、中渚、手三里、外关。《针灸处方学》设项部病证处方：后溪、金门、风池、颈夹脊以调和经气，落枕时配伍外劳宫、中渚、手三里、外关。经外奇穴外劳宫是治疗落枕的要穴。手少阳经"上贯肘，循臑外上肩"，手阳明经筋"绕肩胛，夹脊"，取中渚、外关、手三里调气血、疏经络。

2.临床研究

选30例2014年5月~9月来针灸理疗科就诊的颈椎病患者。其中男18例，女12例；年龄最小16岁，最大65岁；病程持续1个月~1年的5例，大于1~5年的18例，大于5~10年的7例。临床表现多以头枕、颈项、肩背、上肢等部位的疼痛以及进行性的肢体感觉和运动功能的障碍为主症，有时会伴有头晕、眼花、耳鸣、手麻等不适感，偶尔有心动过速、心前区时有疼痛的异常感觉。X线片检查可能会有不同程度的颈椎生理曲度改变、椎间隙变窄、椎体面硬化、骨赘形成等情况，也可见椎小关节紊乱如增生、硬化、失稳等颈椎异常改变，也可见颈椎X线检查无明显异常。特殊情况下，还可要求患者进行CT、MRI的相关检查，以明确病情，最终选择最合适的治疗方案。

取穴：手三里、外关、中渚、外劳宫。嘱患者选择舒适姿势坐于治疗床上，医者准确定位此组腧穴，用75%的乙醇局部常规消毒后，采用0.30mm×40mm的毫针分别直刺手三里、外关、中渚、外劳宫四个腧穴，根据患者的不同体型进行针刺，针刺深度20~30mm，之后运用互动式针刺法，两位医者同时以持续高频率、大幅度捻转手法行针，同时要求患者活动头及肩颈部至最不舒适的位置。行针以颈肩等局部不适症状明显缓解为度，留针20~30分钟。嘱患者合理选择枕头，保持良好睡姿，并且尽量避免颈部长时间处于某一姿势，以免加重病情。每周治疗3次，12次为1个疗程，1个疗程后评定疗效。

结果：疗程结束后，参照《颈椎病诊断疗效标准》中的有关疗效标准评定临床效果。原有症状消失，肌力正常，颈、肢体功能恢复正常，能参加正常劳动和工作为治愈，计8例；原有症状减轻，颈肩背疼痛减轻，肢体功能改善为好转，计20例；症状无改善为未愈，计2例。有效率达93.3%。[王俊婷，黄馨仪，李志道.李志道教授互动组穴治疗颈椎病.光明中医，2016，31（7）：931-932.]

索引